JN021464

2024年版

でわかる

医療事務

【実践対応】
ハンドブック

日本病院事務研究会 著

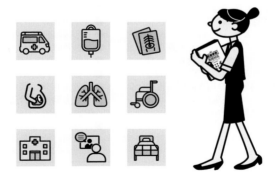

医学通信社

※　本書において，（『早見表』p.000）とあるのは，『診療点数早見表2024年度版』(医学通信社刊)のページ数を示すものです。

【参考文献】
● 『診療点数早見表』医学通信社
● 『診療報酬完全攻略マニュアル』医学通信社
● 『医事課のお仕事』医学通信社
● 『医療関連法の完全知識』医学通信社
● 『院内トラブル・スケッチ40幕』医学通信社
● 『医療機関はトラブルがいっぱい』医学通信社
● 『にぎやかなトラブルの雨音』医学通信社
● 『公費負担医療の実際知識』医学通信社
● 『公費負担医療の手引』全国保険医団体連合会
● 『厚生法規総覧』中央法規出版
● 『診療報酬Q＆A』医学通信社
● 『DPC点数早見表』医学通信社
● 『保険医のための審査，指導・監査対策』全国保険医団体連合会

● 『保険診療の手引』全国保険医団体連合会
● 『保険診療ルールBOOK』医学通信社
● 『"レセプト審査"の不可思議』医学通信社
● 『介護報酬パーフェクトガイド』医学通信社
● 『介護報酬早見表』医学通信社
● 『患者応対マナーBOOK』医学通信社
● 『月刊／保険診療』医学通信社
● 『労災・自賠責請求マニュアル』医学通信社
● 『労災保険　医療費算定実務ハンドブック』厚生労働省労働基準局労災補償部補償課編・労働調査会
● 『外国語救急医療ガイドブック』広島中央地域保健対策協議会・広島中央広域行政組合

目 次

第 1 章

医療関連
データBOX

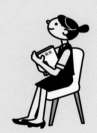

1　医療保険制度一覧

■医療保障の体系

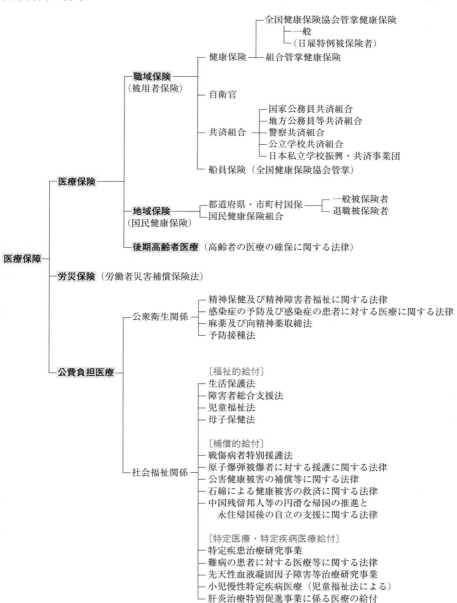

医療保障
├─ 医療保険
│　├─ 職域保険（被用者保険）
│　│　├─ 健康保険
│　│　│　├─ 全国健康保険協会管掌健康保険
│　│　│　│　├─ 一般
│　│　│　│　└─（日雇特例被保険者）
│　│　│　└─ 組合管掌健康保険
│　│　├─ 自衛官
│　│　├─ 共済組合
│　│　│　├─ 国家公務員共済組合
│　│　│　├─ 地方公務員等共済組合
│　│　│　├─ 警察共済組合
│　│　│　├─ 公立学校共済組合
│　│　│　└─ 日本私立学校振興・共済事業団
│　│　└─ 船員保険（全国健康保険協会管掌）
│　├─ 地域保険（国民健康保険）
│　│　├─ 都道府県・市町村国保 ─┬─ 一般被保険者
│　│　│　　　　　　　　　　　　　└─ 退職被保険者
│　│　└─ 国民健康保険組合
│　└─ 後期高齢者医療（高齢者の医療の確保に関する法律）
├─ 労災保険（労働者災害補償保険法）
└─ 公費負担医療
　├─ 公衆衛生関係
　│　├─ 精神保健及び精神障害者福祉に関する法律
　│　├─ 感染症の予防及び感染症の患者に対する医療に関する法律
　│　├─ 麻薬及び向精神薬取締法
　│　└─ 予防接種法
　└─ 社会福祉関係
　　├─〔福祉的給付〕
　　├─ 生活保護法
　　├─ 障害者総合支援法
　　├─ 児童福祉法
　　├─ 母子保健法
　　│
　　├─〔補償的給付〕
　　├─ 戦傷病者特別援護法
　　├─ 原子爆弾被爆者に対する援護に関する法律
　　├─ 公害健康被害の補償等に関する法律
　　├─ 石綿による健康被害の救済に関する法律
　　├─ 中国残留邦人等の円滑な帰国の推進と
　　│　　永住帰国後の自立の支援に関する法律
　　│
　　├─〔特定医療・特定疾病医療給付〕
　　├─ 特定疾患治療研究事業
　　├─ 難病の患者に対する医療等に関する法律
　　├─ 先天性血液凝固因子障害等治療研究事業
　　├─ 小児慢性特定疾病医療（児童福祉法による）
　　└─ 肝炎治療特別促進事業に係る医療の給付

■医療保険制度の概要一覧

（　）＝法別番号	社会保険（職域保険）				
	全国健康保険協会管掌健康保険（日雇特例被保険者を除く）（01）	組合管掌健康保険（06）	日雇特例被保険者（一般療養 03，特別療養費 04）	特定健康保険組合（63），特例退職（72-75）	船員保険（02）
法の種類	健康保険法				船員保険法
保険者	全国健康保険協会〔地方厚生（支）局〕	各健康保険組合	全国健康保険協会〔地方厚生（支）局〕	各特定健康保険組合各特定共済組合	全国健康保険協会〔地方厚生（支）局〕
対象者	・主として中小企業が該当・健康保険組合が設立されていない事業所の従業員が対象（従業員常時 5 人以上の事業所及び 1 人以上の法人事業所）	・主として大企業が該当（一部の私立大学）・健康保険組合が設立されている事業所の従業員が対象・従業員が常時 700 人以上の事業所同業種の複数企業が共同設立する場合は 3000 人以上の従業員	・健保適用の事業所に日々雇い入れられる者・使用される期間が 2 カ月間に通算して 26 日未満の雇用者など・期限を超えれば健保適用	・特定健康保険組合又は特定共済組合の退職者（年金受給資格者）で任意継続被保険者以外の人とその家族	・船舶所有者に雇われている船員例）船長・機関長・機関士・航海士・船舶通信士・甲板員・商船大学の学生・総トン数 5 トン未満の船舶，政令の定める 30 トン未満の漁船，又は川，湖，港のみを航行する船舶は含まれない）
給付割合	・療養の給付（義務教育就学 4 月～69 歳）：7 割・家族療養費（義務教育就学 4 月～69 歳）：7 割・義務教育就学前（6 歳 3 月末まで）　　：8 割		・高齢者（70 歳以上，現役並み所得者）　　：7 割・　〃　（70～74 歳，現役並み所得者を除く）：8 割		
医療給付（現物給付） 医療給付の内容	**業務上・通勤災害以外の病気・けが** ①**療養の給付**…受診時，保険医療機関の窓口に被保険者証を提示すれば，診察，治療，投薬，入院などの必要な療養を受けることができる。70 歳以上の人は，高齢受給者証も併せて提示する。提示することにより，本人はかかった医療費の 3 割（義務教育就学前までは 2 割）を一部負担金として支払う。 ②**入院時食事療養費**…入院時，食事の提供が行われた場合に，その費用額から患者の標準負担額（一般 460 円／1 食，その他 p.12 参照）を除いた部分が現物給付とされるもの。なお，特別メニューを希望した場合は，標準負担額の他に，特別料金が自己負担となる。 ③**入院時生活療養費**…療養病床に入院する 65 歳以上の患者は入院時食事療養費ではなく入院時生活療養費を負担する。食費（食材料費＋調理費）と住居費（光熱水費相当）の標準負担額を患者が負担し，残りは入院時生活療養費として保険者が負担する。 ④**保険外併用療養費**…保険診療に保険外のものがわずかでも含まれると，原則として保険が適用される診療も含め全額自己負担となる。ただし，次に示す厚生労働大臣の定める「評価療養」と「選定療養」であれば，併用が認められて保険が適用される部分（診察，投薬，入院料など基礎部分）は保険外併用療養費として現物給付（保険給付）し，保険適用の枠からはずれた部分については自費負担にすることとした。 　**評価療養**（①先進医療②医薬品の治験にかかる診療③医療機器の治験にかかる診療④再生医療等製品の治験にかかる診療⑤薬価基準収載前の承認医薬品の投与⑥保険適用前の承認医療機器の使用⑦保険適用前の承認再生医療等製品の使用⑧薬価基準に収載されている医薬品の適応外使用） 　**患者申出療養**　未承認薬の使用など患者からの申出に基づき個別に認可される保険外療養。保険導入評価の対象となる。 　**選定療養**（①特別の療養環境の提供②予約診療③患者希望の時間外の診療④200 床以上の病院の未紹介患者の初診⑤特定機能病院・許可病床数 400 床以上の地域医療支援病院の初診⑥200 床以上の病院の再診⑦特定機能病院・許可病床数 400 床以上の地域医療支援病院の再診⑧制限回数を超える医療行為⑨患者都合による長期入院（180 日超）⑩前歯部の材料差額⑪金属床総義歯⑫小児う蝕の治療後の継続管理） ⑤**療養費**…やむをえない事情で医療費を自己負担したとき，申請により払い戻しされることで償還払いともいう。海外で受けた診療（海外療養費），輸血のための生血代，コルセット等治療用装具，治療上効果ありと医師が認めた場合のあんま，灸，マッサージ代，柔道整復師の施術代など，保険者の承認のあるものは後で払い戻しされる。 ⑥**訪問看護療養費，家族訪問看護療養費**…医師（かかりつけ医）が訪問看護の必要性を認めた安定状態にある在宅難病患者，在宅末期がん患者等に対し，医師の指示を受けた訪問看護ステーションから派遣された看護師等により療養上の世話を受けた場合は，その費用から基本利用料を控除した部分が現物給付により現物給付される。なお，基本利用料は 70 歳以上はその費用の 1 割（一定以上所得者は 3 割），小学校就学前（6 歳 3 月末）までは 2 割，小学校就学（6 歳 4 月）以降と 70 歳未満は本人・被扶養者ともに 3 割。				

右欄外縦書き：1 制度等　医療保険

国家公務員共済組合 (31)	地方公務員等共済組合 (32)	公立学校共済組合 (34)	自衛官等 (07)	国民健康保険（地域保険）都道府県・市町村国民健康保険	国民健康保険組合	後期高齢者医療 (39)
共済組合法			防衛省職員給与法	国民健康保険法		高齢者医療確保法
各共済組合			各駐屯部隊等	都道府県と市町村（特別区含）	各国民健康保険組合	広域連合（全市町村，特別区）
国家公務員，地方公務員など 例) ・国家行政機関の職員（自衛官の被扶養者を含む） ・地方公務員（都道府県の職員） ・警視庁，警察庁など ・私立学校教職員 ・公立学校教職員			・自衛官 ・訓練召集中の予備自衛官等 ・自衛隊病院の自衛隊員の勤務者 ・防衛（医科）大学校の学生 ・各駐屯部隊の隊員 ★家族は31国家公務員共済組合（防衛省共済組合）の扱いとなる。	社保にも国保組合にも加入していない者 例) ・自営業 ・年金のみの生活者 ・特定の職業を持たない者 ・商業，漁業，農業の自営で，協会けんぽに加入していない者	社保に加入していない同一市町村内の同種の事業に従事する300人以上の人により組織される（ただし，市・町・村国保の運営を妨げない範囲内において）	・75歳以上の人及び65歳以上75歳未満で寝たきり等の者（要認定）

(注) 船員保険（02）は，船員保険法改正によって2010年1月から，これまで船員保険制度で実施された労災部分（職務上疾病・年金部門）は労災保険制度に，雇用保険部分（失業部門）は雇用保険制度に移行。

国民健康保険欄（下段）：給付割合は健康保険法と同様である。

後期高齢者医療欄（下段）：9割（一定以上所得者8割）（現役並み所得者7割）

高額医療・高額介護合算制度における世帯の負担度額（年額）

《70歳未満がいる世帯》

被用者又は国保＋介護保険（70未満がいる世帯）		負担限度額（年額）
●年収約1160万円以上	健保：標準報酬月額83万円以上 国保：年間所得901万円超	212万円
●年収約770万円〜1160万円	健保：同53万〜79万円 国保：同600万〜901万円	141万円
●年収約370万円〜770万円	健保：同28万〜50万円 国保：同210万〜600万円	67万円
●年収約370万円以下	健保：同26万円以下 国保：同210万円以下	60万円
●低所得者（住民税非課税）		34万円

《70歳以上の世帯》

対象者（70歳以上）		負担限度額（年額）
●年収約1160万円以上	標準報酬月額83万円以上 課税所得690万円以上	212万円
●年収約770万円〜1160万円	標準報酬月額53万〜79万円 課税所得380万円以上	141万円
●年収約370万円〜770万円	標準報酬月額28万〜50万円 課税所得145万円以上	67万円
●一般（年収約156万〜370万円）	標準報酬月額26万円以下 課税所得145万円未満	56万円
●低所得者II		31万円
●低所得者I		19万円

最下段：

共済組合（健康保険に同じ）	国民健康保険（健康保険に同じ（ただし，職務上外・通勤災害の区別はない））	後期高齢者医療（原則，健康保険の70歳以上に同じ）
健康保険に同じ	健康保険に同じ（ただし，職務上外・通勤災害の区別はない）	原則，健康保険の70歳以上に同じ

1 医療保険制度等

		全国健康保険協会管掌健康保険（日雇特例被保険者を除く）(01)	組合管掌健康保険 (06)	日雇特例被保険者（一般療養 03, 特別療養費 04）	特定健康保険組合 (63), 特例退職 (72-75)	船員保険 (02)
						社会保険（職域保険）
( ) ＝法別番号						
医療給付	給付期間	治るまで 資格喪失後に日雇特例被保険者（被扶養者）になったときは資格喪失後 6 カ月以内（特別療養給付）		①一般療養　給付を受け始めてから 1 年（結核性疾病は 5 年）以内 ②特別療養費　被保険者手帳交付日の属する月の初日から 3 カ月（交付日が月の初日の場合は 2 カ月）	(01)(06) に同じ	全国健康保険協会管掌健康保険に同じ
	入院時食事療養費 入院時生活療養費	p.12 に掲載				
	高額療養費	●70 歳未満：自己負担額が以下を超える場合，その超える額を支給する。 ■年収約 1160 万円以上　　　252,600 円＋（医療費－842,000 円）× 1% ■年収 700 万～ 1160 万円　　167,400 円＋（医療費－558,000 円）× 1% ■年収約 370 万～ 770 万円　　80,100 円＋（医療費－267,000 円）× 1% ■年収約 370 万円以下　　　　57,600 円 ■住民税非課税　　　　　　　35,400 円 ●70 歳以上：自己負担額が以下を超える場合，その超える額を支給する。 ■現役並み所得者 　　　①年収約 1160 万円～　　　252,600 円＋（医療費－842,000 円）× 1% 　　　②年収 770 万円～ 1160 万円　167,400 円＋（医療費－558,000 円）× 1% 　　　③年収 370 万円～ 770 万円　80,100 円＋（医療費－267,000 円）× 1% ■一般所得者（現役並み所得者・低所得者以外） 　　　世帯（入院・外来）57,600 円，個人（外来のみ）18,000 円（年間上限 14,4 万円） ■低所得者Ⅱ　世帯（入院・外来）24,600 円，個人（外来のみ）8,000 円 ■低所得者Ⅰ　世帯（入院・外来）15,000 円，個人（外来のみ）8,000 円				
	保険料の支払い方	保険料は被保険者の所得に応じて定められる。保険料は被保険者のみ				
	レセプト提出先	支払基金※1				
現金給付	傷病手当金	1 日につき　直近 12 カ月の平均標準報酬月額× 1/30 × 2/3 任意継続被保険者を除く 1.5 年分		1 日につき 最大月間標準賃金日額総額× 1/45，6 カ月（結核性 1.5 年）分	(01)(06) に同じ	1 日につき 標準報酬日額× 2/3 3 年分
	出産手当金※2	1 日につき　直近 12 カ月の平均標準報酬月額× 1/30 × 2/3 任意継続被保険者を除く 出産日以前 42 日（多胎妊娠の場合 98 日）から出産日後 56 日まで		1 日につき 最大月間標準賃金日額総額× 1/45，出産日以前 42 日（多胎妊娠の場合 98 日）から出産日後 56 日まで		1 日につき 標準報酬月額× 2/3 妊娠の判明した日から出産日までの分と出産日後 56 日まで
	休業手当金					
	出産育児一時金（本人）	1 児につき 500,000 円※3				
	出産育児一時金（家族）	1 児につき 500,000 円※3				
	移送費（家族移送費）	最も経済的な通常の経路及び方法により				
	埋葬料	一律 50,000 円				職務外の葬祭料には付加給付あり。 標準報酬月額の 2 カ月分（家族葬祭料は 1.4 カ月分）
	埋葬費	50,000 円 埋葬費の場合は，埋葬に要した実費。ただし 5 万円を限度とする。				

※ 1　被用者保険保険者・国保保険者・広域連合は，委託先変更の手続きを行えば，支払基金あるいは国保連合会のいずれに対しても審査・支払いを委託することが可能である。

※ 2　出産手当は出産（分娩）が予定日より遅れた場合は出産予定日以前 42 日（多胎妊娠の場合 98 日）から出産日後 56 日までとなり，出

2024 年 4 月現在

国家公務員共済組合 (31)	地方公務員等共済組合 (32)	公立学校共済組合 (34)	自衛官等 (07)	国民健康保険 （地域保険）		後期高齢者医療 (39)
				市町村・国民健康保険	国民健康保険組合	
全国健康保険協会管掌健康保険に同じ				治るまで		治るまで

①世帯合算〔同一月に同一世帯で複数の負担（70 歳未満では各 21,000 円以上の負担に限る）が生じた場合は，これを合算して世帯単位で高額療養費を支給〕
②多数回該当世帯の負担軽減（前 12 カ月間に高額療養費の支給が 4 回以上になった時には，4 回目以降の自己負担額が別に定められている）
③長期高額疾病患者の負担軽減（血友病，血液凝固因子製剤に起因する HIV 感染症，人工透析を行う慢性腎不全の患者については自己負担限度額は 1 万円。人工透析を要する上位所得者は 2 万円）等
④「限度額適用認定証」等を提示した場合，窓口での支払いは，高額療養費制度の自己負担限度額を上限とする（高額療養費の現物給付）。
⑤高額医療・高額介護合算制度：医療と介護の年間の自己負担限度額が設けられ，超過分について，医療保険制度からは高額介護合算費が，介護保険制度からは高額医療合算介護サービス費が払い戻される。

納入。保険料は源泉徴収される。				・保険料は世帯の所得と家族の加入者数による。 ・保険料は個人で納入。 ・保険料は世帯主，家族とも納入。	広域連合ごとに保険料が決められる。
				国保連合会※1	国保連合会※1
1 日につき 直近 12 カ月の平均標準報酬月額×1/22×2/3(任意継続被保険者を除く)1.5 年(結核性 3 年)分	同左	同左	(31) 国家公務員共済組合に同じ	（任意給付） ＊実施市町村なし	（任意給付）
1 日につき 直近 12 カ月の平均標準報酬月額× 1/22 × 2/3(任意継続被保険者を除く) 出産日以前 42 日(多胎妊娠の場合 98 日)から出産日後 56 日まで	同左	同左		（任意給付） ＊実施市町村なし	
1 日につき 標準報酬日額×50/100	同左	同左			
				条例・規約の定めるところによる。	

移送された場合の費用により算定した額の範囲内での実費（家族移送費も同様）

(01) に同じ					
(01) に同じ				条例・規約の定めるところによる。	条例の定めるところによる。

産が遅れた期間分も支給される。
※ 3　産科医療補償制度に加入していない医療機関で分娩した場合は 48 万 8000 円。

■医療保険の仕組み

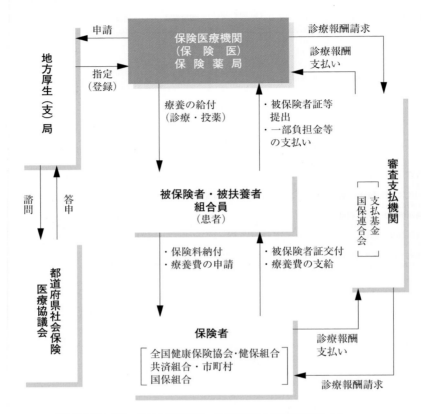

※　一部負担金等の支払いには入院時食事・生活療養費の標準負担額を含む。

❷ 法別番号一覧

■医療保険の法別番号

保険者		保険制度	対象者	法別番号	番号桁数
被用者保険（社保・職域保険）	協会けんぽ	全国健康保険協会管掌健康保険（日雇特例被保険者の保険を除く）	・主として中小企業が該当　従業員常時5人以上の事業所の者	01	8桁
	協会けんぽ	船員保険	・船舶所有者に雇用されている船員　・船員・機関長・機関士・航海士　・船舶通信士・甲板員　・商船大学の学生	02	
	協会けんぽ	日雇特例被保険者の保険　一般療養　特別療養費	・日雇労働者　・日雇労働者	03　04	
	各健康保険組合	組合管掌健康保険	・主に大企業従業員が該当　従業員常時700人以上の事業所の者	06	
	各駐屯部隊等	防衛省職員給与法による自衛官等の療養の給付	・自衛官・防衛大学の学生　・自衛隊病院勤務者（自衛隊員）　・訓練召集中の予備自衛官等　・各駐屯部隊の隊員　＊家族は防衛省共済組合（法別番号31）	07	
	各共済組合	国家公務員共済組合	・国家公務員	31	
		地方公務員等共済組合	・地方公務員	32	
		警察共済組合	・警察官	33	
		公立学校共済組合　日本私立学校振興・共済事業団	・公立学校教職員　・私立学校教職員及び日本私立学校振興財団職員	34	
	各健康保険組合	特定健康保険組合	・特例退職被保険者	63	
	各共済組合	国家公務員特定共済組合	・特例退職被保険者	72	
		地方公務員特定共済組合		73	
		警察特定共済組合		74	
		公立学校特定共済組合　日本私立学校振興・共済事業団		75	
国民健康保険	各市町村（特別区）	国民健康保険（一般国保）	・社保や国保組合に加入をしていない者　（商，農，漁業の自営業者・自由業者・年金生活者など）	なし	6桁
	各国民健康保険組合	国民健康保険組合（国組合）	・社保や一般国保に加入をしていない者で，同一市町村内の同種の事業に従事する300人以上で組織された者	なし	
後期高齢者	各後期高齢者医療広域連合	高齢者の医療の確保に関する法律による療養の給付	・区域内に住所を有する75歳以上の者　・65歳以上75歳未満の政令で定める程度の障害をもち，後期高齢者医療広域連合の認定を受けた者　・生活保護受給者は適用除外	39	8桁

※　その他の共済組合としては，日本たばこ産業共済組合の法別番号が35，日本電信電話共済組合の法別番号が36，日本鉄道共済組合の法別番号が37．

■保険者番号の区分とレセプトの書き方

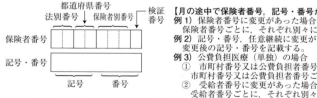

【月の途中で保険者番号，記号・番号が変更になった場合のレセプトの書き方】
例1）保険者番号に変更があった場合
　　　保険者番号ごとに，それぞれ別々にレセプトを作成する。
例2）記号・番号，任意継続に変更があった場合
　　　変更後の記号・番号を記載する。
例3）公費負担医療（単独）の場合
　　①　市町村番号又は公費負担者番号に変更があった場合
　　　　市町村番号又は公費負担者番号ごとに，それぞれ別々にレセプトを作成する。
　　②　受給者番号に変更があった場合
　　　　受給者番号ごとに，それぞれ別々にレセプトを作成する。

例4）医療保険と公費負担医療（併用）の場合
　①　保険者番号の変更はないが，同種の公費負担医療で住所変更により公費負担者番号に変更があった場合
　　　変更前の公費負担医療に係る分は第一公費として，変更後の公費負担医療に係る分は第二公費として取り扱う。
　②　月の途中から公費負担医療の併用となった場合などで，公費負担医療に係る点数と医療保険に係る点数が異なる場合
　　　「公費分点数」欄に公費負担医療に係る点数を記載する。
例5）保険種別の変更に伴う診療開始日について
　①　国民健康保険から健康保険の切り替えの場合
　　　変更後のレセプトは，変更があった日を診療開始日として記載し，摘要欄にその旨を記載する。
　②　後期高齢者医療制度に変更となったが，後期高齢者医療制度適用以前から診療を受けていた場合
　　　「以前」からの診療日を記載する。

■公費負担医療の法別番号（明細書の保険区分番号の優先順位）

区　　分		法別番号	制度の略称
戦傷病者特別援護法による	○療養の給付（法第10条関係）	13	―
	○更生医療（法第20条関係）	14	―
原子爆弾被爆者に対する援護に関する法律による	○認定疾病医療（法第10条関係）	18	―
感染症の予防及び感染症の患者に対する医療に関する法律による	○新感染症の患者の入院（法第37条関係）	29	
	○新感染症外出自粛対象者の医療（法第50条の3関係）		
心神喪失等の状態で重大な他害行為を行った者の医療及び観察等に関する法律による医療の実施に係る医療の給付（法第81条関係）		30	―
感染症の予防及び感染症の患者に対する医療に関する法律による	○結核患者の適正医療（法第37条の2関係）	10	（感37の2）
	○結核患者の入院（法第37条関係）	11	（結核入院）
精神保健及び精神障害者福祉に関する法律による	○措置入院（法第29条関係）	20	（精29）
	○精神通院医療（法第5条関係）	21	（精神通院）
障害者総合支援法による	○更生医療（法第5条関係）	15	―
	○育成医療（法第5条関係）	16	―
	○療養介護医療（法第70条関係）及び基準該当療養介護医療（法第71条関係）	24	―
麻薬及び向精神薬取締法による入院措置（法第58条の8関係）		22	―
感染症の予防及び感染症の患者に対する医療に関する法律による	○一類感染症等の患者の入院（法第37条関係）	28	（感染症入院）
	○新型インフルエンザ等感染症外出自粛対象者の医療（法第44条の3の2関係）		
児童福祉法による	○療育の給付（法第20条関係）	17	―
	○肢体不自由児通所医療（法第21条の5の29関係）及び障害児入所医療（法第24条の20関係）	79	―
原子爆弾被爆者に対する援護に関する法律による	○一般疾病医療費（法第18条関係）	19	―
母子保健法による養育医療（法第20条関係）		23	―
特定疾患治療費，先天性血液凝固因子障害等治療費，水俣病総合対策費の国庫補助による療養費及び研究治療費，茨城県神栖町における有機ヒ素化合物による環境汚染及び健康被害に係る緊急措置事業要綱による医療費及びメチル水銀の健康影響による治療研究費		51	―
肝炎治療特別促進事業に係る医療の給付		38	―
児童福祉法による小児慢性特定疾病医療支援（法第19条の2関係）		52	―
難病の患者に対する医療等に関する法律による	○特定医療（法第5条関係）	54	―
児童福祉法の措置等に係る医療の給付		53	―
石綿による健康被害の救済に関する法律による医療費の支給（法第4条関係）		66	―
特定B型肝炎ウイルス感染者給付金等の支給に関する特別措置法による定期検査費及び母子感染防止医療費の支給（法第12条第1項及び第13条第1項関係）		62	―
中国残留邦人等の円滑な帰国の促進及び永住帰国後の自立の支援に関する法律第14条第4項に規定する医療支援給付（中国残留邦人等の円滑な帰国の促進及び永住帰国後の自立の支援に関する法律の一部を改正する法律附則第4条第2項において準用する場合を含む）		25	―
生活保護法による医療扶助（法第15条関係）		12	（生保）

■検証番号の決め方

検証番号の決め方

(1) 法別番号，都道府県番号及び保険者別番号の末尾の桁を起点として順次2と1を乗ずる。

(2) (1) により算出した積の和を求める。ただし，積が2桁となるものについては，1桁目の数と2桁目の数字の和とする。

(3) 10と(2)により算出した数の下1桁の数との差を求める。これを検証番号とする。ただし，1の位の数が0のときは検証番号を0とする。

〔算出例〕

法別番号		都道府県番号		保険者別番号		
0	6	1	3	0	4	⑧ ←起点
×	×	×	×	×	×	×
2	1	2	1	2	1	2
0	6	2	3	0	4	+(1+6)=22

10 − 2 = 8 検証番号

保険者番号　| 0 | 6 | 1 | 3 | 0 | 4 | 8 | 8 |

検証番号はすべてこの方法によって決定される。

③ 医療保険給付と患者負担

■患者の負担と負担限度
医療保険では療養にかかった費用の全額が給付されるわけではなく，患者が負担しなくてはならない部分がある（主なものは以下）。
① **医療保険上の自己負担**（保険種別や年齢により給付割合が決まっており，給付されない部分が自己負担となる）
② **入院時食事療養費と入院時生活療養費の標準負担額**
③ **保険外併用療養費に係る特別の料金**

■保険給付と患者負担
医療保険における保険給付の割合と患者負担の割合は以下のとおり。

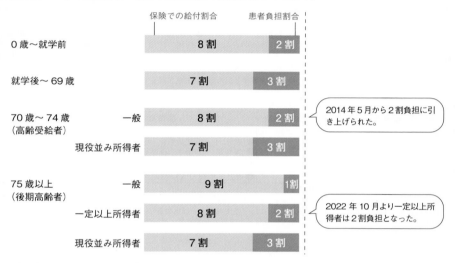

(1) **後期高齢者**…高齢者医療確保法による給付対象者。
(2) **高齢受給者**…健康保険により給付される。
(3) **現役並み所得者**…①健保：標準報酬月額 28 万円以上の者，②国保：課税所得 145 万円以上の者等（例外規定あり）
(4) **一定以上所得者**…①課税所得 28 万円以上，かつ②単身世帯は年収 200 万円以上，複数世帯は後期高齢者の年収合計 320 万円以上。なお，外来受診においては，施行後 3 年間（2025 年 9 月末まで），1 割負担の場合と比べた 1 月分の負担増を最大 3000 円とする措置がとられている。

1
医療保険
制度等

④ 入院時食事療養費・入院時生活療養費一覧

■食事療養・生活療養の費用と算定基準

2024 年 6 月現在

区分・費用	加算	算定基準
入院時食事療養（Ⅰ）（届）（1 食につき） （1）通常食　　670 円 （2）流動食のみ　605 円		①検食，②喫食調査，③食事せん・献立表作成，④適時・適温の食事提供——などが要件。
	●特別食加算 （1 食につき）76 円	◆医師の食事せんに基づく特別食（腎臓食，糖尿病食等）の提供
	●食堂加算 （1 日につき）50 円	◆1 床当たり 0.5m² 以上の食堂をもつ医療機関で，病棟・診療所単位で算定◆療養病棟は算定不可
入院時食事療養（Ⅱ）（1 食につき）（1）通常食　　　536 円 （2）流動食のみ　490 円		入院時食事療養費（Ⅰ）を算定する医療機関以外で算定
入院時生活療養（Ⅰ）（届） （1）食費（1 食につき） 　イ　通常食　　　584 円 　ロ　流動食のみ　530 円 （2）居住費（1 日につき）398 円		入院時食事療養（Ⅰ）と同じ要件。
	●特別食加算 （1 食につき）76 円	◆医師の食事せんに基づく特別食（腎臓食，糖尿病食等）の提供
	●食堂加算 （1 日につき）50 円	◆1 床当たり 0.5m² 以上の食堂をもつ医療機関で，病棟・診療所単位で算定◆療養病棟は算定不可
入院時生活療養（Ⅱ）（1）食費（1 食につき）　　450 円 （2）居住費（1 日につき）　398 円		入院時生活療養費（Ⅰ）を算定する医療機関以外で算定

※　複数メニューを選択した場合，1 食当たり 17 円を標準とした額を，1 日 3 回まで徴収できる。

■患者の食事療養に係る標準負担額

一般（70 歳未満）	70 歳以上の高齢者	標準負担額（1 食当たり）	
●一般（下記以外）	●一般（下記以外）	490 円	
		●（例外 1）指定難病患者・小児慢性特定疾患児童等 ●（例外 2）精神病床入院患者（※ 1）	280 円
●低所得者（住民税非課税）	●低所得者Ⅱ（※ 2）	●過去 1 年間の入院期間が 90 日以内	230 円
		●過去 1 年間の入院期間が 90 日超	180 円
該当なし	●低所得者Ⅰ（※ 3）	110 円	

※ 1　2015 年 4 月 1 日以前から 2016 年 4 月 1 日まで継続して精神病床に入院している患者
※ 2　低所得者Ⅱ：世帯全員が住民税非課税であって，「低所得者Ⅰ」以外の者
※ 3　低所得者Ⅰ：①世帯全員が住民税非課税で，世帯の各所得が必要経費・控除を差し引いたときに 0 円となる者，あるいは②老齢福祉年金受給権者

■患者の生活療養に係る標準負担額 （療養病床に入院する 65 歳以上の者が対象）

療養病床に入院する 65 歳以上の患者		食費（1 食）	居住費（1 日）
①一般の患者（下記のいずれにも該当しない者）	入院時生活療養（Ⅰ）を算定する医療機関	490 円	370 円
	入院時生活療養（Ⅱ）を算定する医療機関	450 円	
②厚生労働大臣が定める者（＝重篤な病状又は集中的治療を要する者等）（低所得者Ⅰ・Ⅱを除く）		生活療養（Ⅰ）490 円 生活療養（Ⅱ）450 円	370 円
③指定難病患者（低所得者Ⅰ・Ⅱを除く）		280 円	0 円
④低所得者Ⅱ（⑤⑥に該当しない者）		230 円	370 円
⑤低所得者Ⅱ（重篤な病状又は集中的治療を要する者等）	申請月以前の 12 月以内の入院日数が 90 日以下	230 円	370 円
	申請月以前の 12 月以内の入院日数が 90 日超	180 円	
⑥低所得者Ⅱ（指定難病患者）	申請月以前の 12 月以内の入院日数が 90 日以下	230 円	0 円
	申請月以前の 12 月以内の入院日数が 90 日超	180 円	
⑦低所得者Ⅰ（⑧⑨⑩⑪に該当しない者）		140 円	370 円
⑧低所得者Ⅰ（重篤な病状又は集中的治療を要する者等）		110 円	370 円
⑨低所得者Ⅰ（指定難病患者） ⑩低所得者Ⅰ／老齢福祉年金受給者	⑪境界層該当者（負担の低い基準を適用すれば生活保護を必要としない者）	110 円	0 円

5 高額療養費，高額介護合算療養費一覧

■高額療養費制度

　保険診療を受けた時，患者には自己負担が発生するが，その負担額には月ごとに限度額が設けられている。限度額を超えた部分は，「高額療養費制度」により保険給付される。なお，自己負担限度額は，患者の年齢や所得に応じて異なる。

（例）3割負担の患者（年収約370万〜770万円の人）が，1月に100万円の医療を受けた場合

←──────────── 医療費の総額100万円 ────────────→		
	←─── 窓口負担 ───→	
保険給付 70万円（医療費の7割）	8万7430円	21万2570円
	↑患者の負担	↑高額療養費

※患者の負担＝8万100円＋〔(100万円−26万7000円)×1%＝7330円〕＝8万7430円
※高額療養費＝100万円−(70万円＋8万7430円)＝21万2570円

■高額療養費の現物給付

　患者の一部負担金は，患者が医療機関に「限度額適用認定証」等を提示した場合には，高額療養費制度の自己負担限度額が上限となる（高額療養費の現物給付という）。患者は，この高額療養費等の現物給付を受けようとする場合，あらかじめ保険者に申請し，「限度額適用認定証」等の交付を受けておく必要がある。そうでない場合は，いったん患者が全額を支払い，後日保険者に申請して差額の給付を受けることになる（療養費払い）。
　なお，高額療養費等の給付相当額は，保険者から医療機関に支払われる。

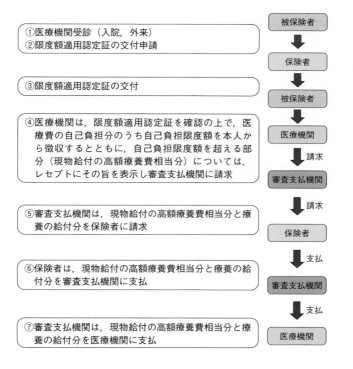

■患者の自己負担限度額

高額療養費制度（70 歳未満）

対象者		自己負担限度額 （月額）	多数該当
【区分ア】（年収約 1160 万円以上）	健保：標準報酬月額 83 万円以上 国保：年間所得 901 万円超	252,600 円＋（医療費－842,000 円）×1%	140,100 円
【区分イ】（年収約 770 万～1160 万円）	健保：同 53 万～79 万円 国保：同 600 万～901 万円	167,400 円＋（医療費－558,000 円）×1%	93,000 円
【区分ウ】（年収約 370 万～770 万円）	健保：同 28 万～50 万円 国保：同 210 万～600 万円	80,100 円＋（医療費－267,000 円）×1%	44,400 円
【区分エ】（年収約 370 万円以下）	健保：同 26 万円以下 国保：同 210 万円以下	57,600 円	
【区分オ】（住民税非課税）		35,400 円	24,600 円

★高額長期疾病患者（慢性腎不全，HIV，血友病の患者）：自己負担限度額（月）は 1 万円。ただし，人工透析を要する上位所得者（標準報酬月額 53 万円以上）は 2 万円

(1) 70 歳未満の自己負担限度額は，①医療機関ごと，②医科・歯科別，③入院・外来別――に適用。保険外併用療養費の自己負担分や入院時食事療養費・入院時生活療養費の自己負担分については対象外

(2) 多数該当：直近 1 年間における 4 回目以降の自己負担限度額（月額）

(3) 世帯合算：同一月に同一世帯で 2 人以上がそれぞれ 21,000 円以上の自己負担額を支払った場合，その合算額に対して高額療養費が適用される

高額療養費制度（70 歳以上）

対象者（70 歳以上）	自己負担限度額（月額）		多数該当
	世帯単位（入院・外来）	個人単位（外来）	
【現役並所得Ⅲ】（年収約 1160 万円以上） 標準報酬月額 83 万円以上／課税所得 690 万円以上	252,600 円＋（医療費－842,000 円）×1%		140,100 円
【現役並所得Ⅱ】（年収約 770 万～1160 万円） 標準報酬月額 53 万～79 万円／課税所得 380 万円以上	167,400 円＋（医療費－558,000 円）×1%		93,000 円
【現役並所得Ⅰ】（年収約 370 万～770 万円） 標準報酬月額 28 万～50 万円／課税所得 145 万円以上	80,100 円＋（医療費－267,000 円）×1%		44,400 円
【一般】（年収約 156 万～370 万円） 標準報酬月額 26 万円以下／課税所得 145 万円未満	57,600 円	18,000 円／年間上限 144,000 円	44,400 円
【低所得者Ⅱ】（住民税非課税）	24,600 円	8,000 円	
【低所得者Ⅰ】（住民税非課税／所得が一定以下）	15,000 円	8,000 円	

★高額長期疾病患者（慢性腎不全，HIV，血友病の患者）：自己負担限度額（月）は 1 万円

(1) 「低所得者Ⅱ」は世帯員全員が①市町村民税非課税者，あるいは②受診月に生活保護法の要保護者であって，自己負担限度額・食事標準負担額の減額により保護が必要でなくなる者

(2) 「低所得者Ⅰ」は世帯員全員が「低所得者Ⅱ」に該当し，さらにその世帯所得が一定基準以下

(3) 70 歳以上の自己負担限度額は，世帯単位（入院・外来含む）・個人単位（外来のみ）別――に適用。保険外併用療養費の自己負担分や入院時食事療養費・入院時生活療養費の自己負担分については対象外

(4) 多数該当：直近 1 年間における 4 回目以降の自己負担限度額（月額）

(5) 世帯合算：同一月に同一世帯内でかかった自己負担額の合算額に対して高額療養費が適用される

1 医療保険 制度等

■状況に応じた限度額の細かな規定

(1) 世帯単位での合算額の限度

0〜69歳の患者同士の合算：負担額が21,000円（合算対象基準額）を超える場合のみ，合算できる。

70〜74歳の患者同士，もしくは75歳以上の患者同士の合算：1人分の金額を問わずすべて合算してよい。入院分はもともと世帯単位での自己負担額が規定されている。外来分は，まず個人単位の自己負担限度額を適用し，なお残った負担額を入院に合算できる。

0〜69歳と70〜74歳の患者の合算：0〜69歳は，負担額が21,000円（合算対象基準額）を超える場合のみ，70歳以上と合算する。その額が0〜69歳の自己負担限度額を超えると高額療養費の支給対象となる。

0〜74歳と75歳以上の患者の合算：世帯合算できない。別々の自己負担限度額まで支払う。

(2) 複数月にわたって対象となる場合の限度額

高額療養費の支給を受ける月以前の12カ月に，すでに3回以上高額療養費の支給を受けている場合は，通常より低い限度額が設けられている（多数該当の自己負担限度額）。

《被保険者（高齢受給者・現役並み所得者かつ上位所得者），被扶養者（70歳未満）の世帯》

（2023年4月現在）

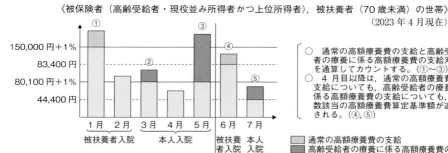

○ 通常の高額療養費の支給と高齢受給者の療養に係る高額療養費の支給双方を通算してカウントする。（①〜③）
○ 4月目以降は，通常の高額療養費の支給についても，高齢受給者の療養に係る高額療養費の支給についても，多数該当の高額療養費算定基準額が適用される。（④，⑤）

□ 通常の高額療養費の支給
■ 高齢受給者の療養に係る高額療養費の支給

(3) 高額医療・高額介護合算療養費制度〔医療保険と介護保険の自己負担を合算した額の限度額（年額）〕

《70歳未満がいる世帯》

被用者又は国保＋介護保険 （70歳未満がいる世帯）	負担限度額（年額）
【区分ア】（年収約1160万円以上） 健保：標準報酬月額83万円以上 国保：年間所得901万円超	212万円
【区分イ】（年収約770万〜1160万円） 健保：同53万〜79万円 国保：同600万〜901万円	141万円
【区分ウ】（年収約370万〜770万円） 健保：同28万〜50万円 国保：同210万〜600万円	67万円
【区分エ】（年収約370万円以下） 健保：同26万円以下 国保：同210万円以下	60万円
【区分オ】〔低所得者（住民税非課税）〕	34万円

(1) 世帯内の同一の医療保険の加入者について，毎年8月から1年間にかかった医療保険の自己負担額と介護保険の自己負担額を合算した額について適用される〔高額療養費や高額介護（予防）サービス費の支給を受けた場合はその額を除く〕

(2) 医療保険の自己負担額は，70歳未満では医療機関別，医科・歯科別，入院・通院別に21,000円以上の場合に限り合算の対象となる。保険外併用療養費の自己負担分や入院時食事療養費・入院時生活療養費の自己負担分については対象外

《70歳以上の世帯》

対象者	負担限度額（年額）
【現役並み所得者Ⅲ】（年収約1160万円以上） 標準報酬月額83万円以上／課税所得690万円以上	212万円
【現役並み所得者Ⅱ】（年収約770万円〜1160万円）標準報酬月額53万〜79万円／課税所得380万円以上	141万円
【現役並み所得者Ⅰ】（年収約370万円〜770万円）標準報酬月額28万〜50万円／課税所得145万円以上	67万円
【一般】（年収156万〜370万円）標準報酬月額26万円以下／課税所得145万円未満	56万円
【低所得者Ⅱ】	31万円
【低所得者Ⅰ】	19万円

(4) 長期高額疾病患者の軽減

長期にわたって高額な医療費が必要な患者について特別に設けられている限度額のこと。人工腎臓を実施している慢性腎不全の患者，血友病の患者，後天性免疫不全症候群の患者などが該当する。保険者に申請し，特定疾病療養受療証の交付を受けておく必要がある。

6 保険外併用療養費一覧

■保険外併用療養費

　被保険者が次に示す特別なサービス（選定療養）や保険導入前の医療（評価療養，患者申出療養）を受けた場合，その特別なサービスや医療についての料金が患者の自己負担とされ，基礎的医療に係る部分が保険外併用療養費として現物給付される。

■保険外併用療養費と患者負担

療養の給付 （保険給付）		療養の給付 （一部負担）	保険外併用療養費制度の 「特別の料金」（保険外）
			評価療養 ・患者申出療養・選定療養

←――――――――――基礎的医療――――――――――→

←―――保険から支給（保険外併用療養費）―――→←―――患者負担―――→

【請求例】（患者の年齢：50歳，入院日数：20日）
(1) 基礎的医療（入院医療費）：30万円（入院時食事療養費は省略）
(2) 選定療養（差額ベッド代）：1日1万円 ――の場合
→　①保険外併用療養費（保険給付分）＝30万円×0.7＝21万円
　　②療養の給付の「一部負担」＝30万円×0.3＝9万円
　　③選定療養の「特別の料金」＝1万円×20日×1.1（消費税）＝22万円
　　④患者の窓口負担額＝②9万円＋③22万円＝31万円
※　保険外併用療養費：②9万円は対象となるが，③22万円は対象外。

■保険外併用療養と消費税

A　評価療養・患者申出療養

←――――――――非課税――――――――→		
保険外併用療養費	患者一部 負担金	保険外負担金

B　選定療養

←――――――非課税――――――→		←――課税――→
保険外併用療養費	患者一部 負担金	保険外負担金

■保険外併用療養費一覧

(1) 評価療養

A　医療技術に係るもの

●先進医療

①必ずしも高度である必要はないが，既存の技術と異なった新しいものであり，既存の技術よりも優れた効果をもつ「先進技術」として承認されたものにつき，自費徴収と保険給付の併用が認められる。

②医療技術ごとに有効性・安全性が確認されたうえで，承認される。医療機関に求められる要件が設定され，医療機関の届出により実施可能となる。

③第2項先進医療と第3項先進医療がある。第3項先進医療は，医薬品医療機器等法未承認の医薬品・医療機器・再生医療等製品の使用を伴うもので，実施できる施設は特定機能病院，個別に認められた施設に限られる。

B　医薬品・医療機器・再生医療等製品に係るもの
【治験に係るもの】

●医薬品の治験に係る診療

①医薬品医療機器等法第2条第17項に規定する治験（人体に直接使用される医薬品に限る）に係る診療を行ったとき，検査・画像診断・投薬・注射に係る診療の費用を治験依頼者から徴収できる。

②治験の内容を患者等に説明することが医療上好ましくない場合等は対象とならない。

③毎年の定例報告の際に，治験の実施状況を地方厚生（支）局長に報告しなければならない。

●医療機器の治験に係る診療

①医薬品医療機器等法と医療機器の臨床試験の実施に関する基準による。

②患者への情報提供を前提とし，患者の自由な選択と同意によらなければならない。

③毎年の定例報告の際に，治験の実施状況を地方厚生（支）局長に報告しなければならない。

④手術・処置・歯冠修復および欠損補綴の前後1週間に行われた検査・画像診断，被験機器及び対象機器並びに診療報酬に設定されていな

い手術・処置・歯冠修復および欠損補綴・当
該治験に係る機器具等の費用は治験依頼者
の負担とする。
- ●再生医療等製品の治験に係る診療（詳細は，医
療機器の治験と同様）

【保険適用前の承認医薬品・医療機器等の使用】
- ●薬価基準収載前の承認医薬品の投与
① 保険適用されていないが，医薬品医療機器等
法で承認を受けた医薬品について，その投与
に係る薬剤料に相当する療養部分の費用を患
者から徴収できる。
② 特別の料金の徴収は，医薬品医療機器等法の
承認を受けた日から起算して 90 日以内に行わ
れた投薬にのみ認められる（一部例外あり）。
③ 文書により主な情報を患者に提供し，患者の
自由な選択と同意によらなければならない。
- ●保険適用前の承認医療機器・体外診断用医薬
品の使用
① 保険適用されていないが，医薬品医療機器等
法で承認を受けた医療機器又は体外診断用医
薬品について，その使用に係る薬剤料および
当該医療機器に係る費用等に相当する療養部
分の費用を患者から徴収できる。
② 特別の料金の徴収は，医療機器又は体外診断
用医薬品の保険適用希望書受理日から 240 日
以内の使用についてのみ認められる。
③ 文書により主な情報を患者に提供し，患者の
自由な選択と同意によらなければならない。
- ●保険適用前の承認再生医療等製品の使用
① 詳細は，承認医療機器の使用と同様。

【保険適用の医薬品・医療機器等の適応外使用】
- ●薬価基準に収載されている医薬品の適応外使用
① 薬価基準に収載されている医薬品の医薬品医
療機器等法上での用法・用量，効能・効果の
一部変更承認の申請につき，事前評価を開始
した医薬品の投与にあっては評価開始日から 6
月，一部変更承認の申請が受理された医薬品
の投与にあっては申請受理日から 2 年の範囲
内で，特別の料金を徴収することができる。
② 特別の料金については，当該医薬品について
薬価基準の別表に定める価格を基準とする。
③ ただし，薬価基準既収載の医薬品の追加効能・
用法に関し，公知申請分については，評価が
終了した時点から追加効能・用法を保険適用
とする。
- ●保険適用されている医療機器の適応外使用
① 保険適用されている医療機器の医薬品医療機
器等法上での承認事項（使用方法など）の一
部変更の承認申請につき，事前評価を開始し
た医療機器の使用にあっては評価開始から 6
月，一部変更承認の申請が受理された医療機
器の使用にあっては申請受理日から 2 年の範
囲内で，特別の料金を徴収することができる。

② 特別の料金については，社会的にみて妥当適
切な額とする。
- ●保険適用されている再生医療等製品の適応外使用
① 詳細は，医療機器の適応外使用と同様。

(2)　患者申出療養

C　患者からの申請によるもの
　未承認薬の使用など，患者からの申出に基づ
き，個別に認可される医療

(3)　選定療養

D　快適性・利便性に係るもの
- ●特別の療養環境の提供
【入院医療】
① 患者がプライバシーの確保や特別の療養環境
の提供を自ら希望して「特別療養環境室」に
入院したとき，保険外の部分を「差額ベッド料」
として徴収できる。
② 全病床数に占める差額病床の割合
　＊一般保険医療機関：全病床数の 5 割以下
　＊厚労大臣が承認する保険医療機関：5 割超も
可　＊特定機能病院以外の地方公共団体が開
設する保険医療機関：3 割以下　＊特定機能病
院以外の国が開設する保険医療機関：2 割以下
③ 要件…病室の病床数は 4 床以下，病室面積は 1
人当たり 6.4m^2 以上，病床ごとのプライバシー
確保のための設備，特別の療養環境として適
切な設備──を備えていること。
【外来医療】
① 一定の要件を満たす診察室等について，妥当
な範囲の費用徴収を認める。
② 要件…診察室の使用時間が概ね 1 時間を超え
る，完全な個室である，静穏な環境下である──
等。
【入院・外来共通】
① 徴収できない場合（1）…同意書による同意を
行っていない場合（同意書の内容が不十分で
ある場合を含む）
② 徴収できない場合（2）…救急患者や術後患者
等であって安静または常時監視を必要とする
者，感染症に罹患するおそれのある患者，集
中治療の実施や苦痛緩和を必要とする終末期
の患者──など，療養上の必要により入室さ
せる場合。HIV 感染者やクロイツフェルト・
ヤコブ病の患者の個室入室もまた「治療上の
必要」によるとされ，適用されない（患者が
特に特別室を希望した場合は除く）。
③ 徴収できない場合（3）…MRSA 等の感染患者
について院内感染防止のため，実質的に患者
の選択によらず入室させた場合など，病棟管
理の必要性等による入室の場合。
- ●予約診察
① 診察が保険医療機関において対面で行われる

1
医療保険
制度等

ものでなければ認められない。

②すべての病院・診療所で，患者の自主的な選択に基づく予約診察について，特別の料金を徴収できる。

③予約診察の時間は，延べ外来診療時間の8割程度までとする。

④予約患者は予約時間から30分以上待たせない，10分程度以上の診療時間を確保する，医師1人につき1日おおむね40人を限度とする。

●時間外診察

①すべての病院・診療所で，緊急性がないにもかかわらず患者の自己都合により診療時間外に受診した場合に，特別の料金を徴収できる。

②診察が保険医療機関において対面で行われるものでなければ認められない。

③徴収額は，診療報酬点数表の時間外加算の点数相当額を標準とする。

④徴収額と標榜診療時間帯を定めまたは変更する場合は地方厚生（支）局長に報告しなければならない。

⑤社会通念上時間外とされない時間帯であっても，当該医療機関の標榜時間帯以外であれば，診療報酬上の時間外加算とは異なり，費用の徴収は認められる。

E　医療機関の選択に係るもの

●一般病床200床以上病院の非紹介患者の初診

①他の保険医療機関等からの紹介ではなく一般病床200床以上の病院を受診した患者について，初診料とは別に，特別の料金を徴収できる。

②同時に2以上の傷病について初診を行った場合でも1回しか徴収できない。

●特定機能病院および一般病床200床以上の地域医療支援病院・紹介受診重点医療機関の初診

①他の保険医療機関等からの紹介なしに受診した患者について，7,000円（歯科医師による初診が5,000円）以上の支払を受ける（その場合，初診料から200点を控除する）。

②緊急やむを得ない場合や正当な理由がある場合は支払を求めなくてよい。

●一般病床200床以上病院の再診

①一般病床200床以上の病院で，患者に他院へ紹介する旨を申し出たにもかかわらず，引き続き当院での治療を希望する場合，外来診療料とは別に特別の料金を徴収できる。

②他院への紹介の申し出を行った当日は，特別の料金の徴収はできない。

●特定機能病院および一般病床200床以上の地域医療支援病院・紹介受診重点医療機関の再診

①他院に紹介する旨を申し出たにもかかわらず受診した患者について，3,000円（歯科医師による再診は1,900円）以上の支払を受ける（その場合，再診料から50点を控除する）。

②緊急やむを得ない場合や正当な理由がある場合は支払を求めなくてよい。

F　医療行為等の選択に係るもの

●制限回数を超える医療行為

①診療報酬上で回数制限がある診療行為のうち以下の項目について，医療上の必要性がほとんどないことを前提に，患者の要望と自由な選択で，制限回数を超えて行う場合に自費徴収と保険給付の併用が認められる。

②対象となる項目：腫瘍マーカー（AFP，CEA，PSA，CA19-9），心大血管疾患・脳血管疾患等・廃用症候群・運動器・呼吸器リハビリテーション料，精神科ショート・ケア，精神科デイ・ケア，精神科ナイト・ケア，精神科デイ・ナイト・ケア

●180日超入院

①一般病棟入院基本料（特別入院基本料等を含む），特定機能病院入院基本料（一般病棟に限る），専門病院入院基本料を算定する保険医療機関への入院期間が180日を超える患者（悪性腫瘍・人工呼吸器使用患者等を除く）について，入院基本料の基本点数の15%が保険給付外となり，その相当額の徴収が認められる。

②退院後，同一傷病により当該医療機関または他院に入院した場合（治療または治癒に近い状態になったあとの入院を除く）は，入院期間を通算する。

③ただし，退院した日から3カ月以上（悪性腫瘍等は1カ月以上）いずれの保険医療機関にも入院することなく，当該医療機関または他院に入院した場合は，新たな入院日を起算日として入院期間を計算する。

④また，同一の保険医療機関の介護療養病床等へ3カ月以上（悪性腫瘍等は1カ月以上）入院した後に転棟した場合も，その転棟日を起算日として入院期間を計算する。

⑤急性増悪のため，通算対象入院料を算定する病棟または介護療養病棟等から一般病棟に転棟させた場合，転棟日後30日間は特別の料金を徴収できない。

●長期収載品（後発医薬品のある先発医薬品）の処方・調剤：患者の希望により処方する場合，価格の低い後発医薬品との差額の一部を選定療養として患者負担とする（2024年10月～）。

●主として患者が操作等を行うプログラム医療機器の保険適用期間終了後の使用

●間歇スキャン式持続血糖測定器の使用

●医療上必要があると認められない，患者の都合による精子の凍結又は融解

●前歯部の材料差額，●金属床総義歯，●小児う蝕治療後の継続管理，●白内障に対する多焦点眼内レンズ

7 実費徴収可能な費用一覧

（平成17年保医発第0901002号「療養の給付と直接関係のないサービス等の取扱いについて」）

療養とは直接関係のない医療サービスについては，患者から料金を徴収することが認められている。

≪費用徴収する際の条件≫
①医療機関内の見やすい場所に，費用徴収するサービスの内容・料金を掲示する。
②費用徴収する際は，内容や料金について明確かつ懇切丁寧に説明し，同意を確認（署名必要）する。
③徴収する費用は，社会的に適切なものとする。
④他の費用と区別した内容のわかる領収書を発行する。
⑤「お世話料」「雑費」等のあいまいな名目での費用徴収は認められない。

A　実費徴収可のもの（療養の給付と直接関係のないサービス等）

(1)日常生活上のサービスに係る費用
　ア　おむつ代，尿とりパット代，腹帯代，T字帯代
　イ　病衣貸与代（手術，検査等を行う場合の病衣貸与を除く）
　ウ　テレビ代　エ　理髪代　オ　クリーニング代
　カ　ゲーム機，パソコン（インターネットの利用等）の貸出し
　キ　MD，CD，DVD各プレイヤー等の貸出し及びそのソフトの貸出し
　ク　患者図書館の利用料　等

(2)公的保険給付とは関係のない文書の発行に係る費用
　ア　証明書代

　　（例）産業医が主治医に依頼する職場復帰等に関する意見書，生命保険等に必要な診断書等の作成

　イ　診療録の開示手数料（閲覧，写しの交付等に係る手数料）
　ウ　外国人患者が自国の保険請求等に必要な診断書等の翻訳料

(3)診療報酬点数表上実費徴収が可能なものとして明記されている費用
　ア　在宅医療に係る交通費
　イ　薬剤の容器代（ただし，原則として保険医療機関から患者へ貸与するものとする）　等

(4)医療行為ではあるが治療中の疾病または負傷に対するものではないものに係る費用
　ア　インフルエンザ等の予防接種，感染症の予防に適応を持つ医薬品の投与
　イ　美容形成（しみとり等）
　ウ　禁煙補助剤の処方〔ニコチン依存症管理料の算定対象となるニコチン依存症（以下「ニコチン依存症」という）以外の疾病について保険診療により治療中の患者に対し，スクリーニングテストを実施し，ニコチン依存症と診断されなかった場合であって，禁煙補助剤を処方する場合に限る〕
　エ　治療中の疾病又は負傷に対する医療行為とは別に実施する検診（治療の実施上必要と判断し検査等を行う場合を除く）　等

(5)　その他
　ア　保険薬局における患家への薬剤の持参料及び郵送代
　イ　保険医療機関における患家等への処方箋及び薬剤の郵送代
　ウ　日本語を理解できない患者に対する通訳料
　エ　他院より借りたフィルムの返却時の郵送代
　オ　院内併設プールで行うマタニティースイミングに係る費用
　カ　患者都合による検査のキャンセルに伴い使用することのできなくなった当該検査に使用する

薬剤等の費用（現に生じた物品等に係る損害の範囲内に限る。なお，検査の予約等に当たり，患者都合によるキャンセルの場合には費用徴収がある旨を事前に説明し，同意を得ること）
　キ　院内託児所・託児サービス等の利用料
　ク　手術後のがん患者に対する美容・整容の実施・講習等
　ケ　有床義歯等の名入れ（刻印・プレートの挿入等）　等
　コ　画像・動画情報の提供に係る費用〔B010診療情報提供料（Ⅱ）を算定するべき場合を除く〕
　サ　公的な手続き等の代行に係る費用　等

B　実費徴収不可のもの（療養の給付と直接関係するもの）

(1)手技料等に包括されている材料やサービスに係る費用
　ア　入院環境等に係るもの

　　（例）シーツ代，冷暖房代，電気代（ヘッドホンステレオ等を使用した際の充電に係るもの等），清拭用タオル代，おむつの処理費用，電気アンカ・電気毛布使用料，在宅療養者の電話診療，医療相談，血液検査など検査結果の印刷費用代　等

　イ　材料に係るもの

　　（例）衛生材料代（ガーゼ代，絆創膏代等），おむつ交換や吸引などの処置時に使用する手袋代，手術に通常使用する材料代（縫合糸代等），ウロバッグ代，皮膚過敏症に対するカブレ防止テープの提供，骨折や捻挫などの際に使用するサポーターや三角巾，医療機関が提供する在宅医療で使用する衛生材料等，医師の指示によるスポイト代，散剤のカプセル充填のカプセル代，一包化した場合の分包紙代およびユニパック代　等

　ウ　サービスに係るもの

　　（例）手術前の剃毛代，医療法等において設置が義務付けられている相談窓口での相談，車椅子用座布団等の消毒洗浄費用，インターネットより取得した診療情報の提供，食事時のとろみ剤やフレーバーの費用　等

(2)診療報酬の算定上，回数制限のある検査等を規定回数以上に行った場合の費用（費用を徴収できるものとして，別に厚生労働大臣の定めるものを除く）

(3)新薬，新医療機器，先進医療等に係る費用
　ア　薬事法上の承認前の医薬品・医療機器（治験に係るものを除く）
　イ　適応外使用の医薬品（評価療養を除く）
　ウ　保険適用となっていない治療方法（先進医療を除く）　等

⑧ 意見書・文書料の費用請求方法一覧

	意見書・文書の種類	費用請求方法等
1	療養費の支給申請のための領収書，明細書	患者から自費徴収できない。
2	はり，きゅう，マッサージの施術に係る同意書または診断書	保険診療「療養費同意書交付料」（交付1回につき100点）で算定。
3	治療用装具の支給申請のための証明書	患者から自費徴収できない。
4	柔道整復の施術に係る保険医の施術同意書	患者から自費徴収できない。また保険診療の「療養費同意書交付料」として算定することもできない。
5	傷病手当金意見書	保険診療「傷病手当金意見書交付料」（交付1回につき100点）で算定。
6	健康保険法，国民健康保険法に基づく「出産育児一時金証明書」，「出産手当金証明書」	患者から自費徴収できる。
7	介護保険の施設系サービス（グループホーム，有料老人ホーム，ケアハウス）利用前の健康診断書	主治医からの情報提供等によっても必要な健康状態の把握ができない場合は，別途患者に健康診断書を求めるのは可能であり，その場合医療機関は求められた診断料を患者から自費徴収できる。
8	介護保険の居宅サービス（訪問介護，訪問入浴介護，通所介護，短期入所生活介護，介護老人保健施設における短期入所療養介護）利用前の健康診断書	サービス提供事業者が健康診断書の提出等の方法により患者の健康状態を把握する必要がないが，主治医からの情報提供等によっても必要な健康状態の把握ができない場合は，別途患者に健康診断書を求めるのは可能であり，その場合の費用は，患者とサービス提供事業者との協議により決められ医療機関に支払われる。
9	生活保護につき発行した証明書・意見書	患者から自費徴収できない。ただし，就職時の健康診断書等で福祉事務所長が必要と認めたものは福祉事務所宛に請求できる。
10	小児慢性特定疾患医療申請のための意見書	患者から自費徴収できる。
11	日本スポーツ振興センターへ提出する「医療等の状況」	日本医師会からの協力依頼により無償提供することとなっている。
12	身体障害者手帳交付申請手続きのための診断書	患者から自費徴収できる。
13	自立支援医療証（育成医療・更生医療）交付申請のための意見書等	指定自立支援医療機関療養担当規程により，必要な証明書又は意見書の交付を求められたときは，無償で交付することになっている。ただし，初回申請時の意見書については，患者から自費徴収できる。
14	自立支援医療（精神通院）の公費負担申請手続きのための診断書	患者から自費徴収できる。なお，生活保護法の被保護者の場合は，福祉事務所宛に請求する。
15	感染症法（第37条の2）〈結核〉の公費負担申請のための診断書（診断書のみ発行の場合）	社保本人・家族，国保本人・家族，生保患者の診断書のみの交付の場合は，診断書料100点のみを保険請求する（公費対象医療とはならない）。
16	感染症法（第37条の2）〈結核〉の公費負担申請のための診断書（申請代行した場合）および協力料	社保本人，国保本人・家族，生活保護，高齢者医療確保法の患者の場合，診断書料：100点，協力料：100点を保険請求する。社保家族の場合は，診断書料：100点のみを保険請求する（公費対象医療とはならない）。
17	特定疾患治療研究事業の公費負担申請の臨床調査個人票，意見書，診断書	患者から自費徴収できる。
18	難病医療助成制度の申請手続きのための臨床調査個人票（診断書）	患者から自費徴収できる。
19	先天性血液凝固因子障害等治療研究事業の公費負担申請のための診断書	患者から自費徴収できる。
20	肝炎治療特別促進事業によるB型・C型肝炎に係る医療費助成を受けるための診断書	患者から自費徴収できる。
21	予防接種健康被害救済制度の申請のための診断書等	患者から自費徴収できる。
22	医薬品副作用被害救済制度の救済給付のための診断書	患者から自費徴収できる。
23	公害健康被害補償制度の認定更新診断書，主治医診断報告書，医学的検査結果報告書	患者からの自費徴収も（公害）診療報酬請求もできない。診断書作成料，請求方法は，各市町村ごとに定められている。
24	公害保健福祉事業および環境保健事業参加に係る医師の意見書	
25	高齢運転者の認知症診断に係る文書料	患者から自費徴収できる。
26	職業安定所に提出する就業可能証明書	患者から自費徴収できる。
27	学校・保育園等に感染予防による出席停止を解除するための登校（園）許可証明書	患者から自費徴収できる。
28	学校での児童の食物アレルギーに関する医師の意見書	意見を求めた学校等から自費徴収できる。
29	保育園等に対する予薬指示書	患者から自費徴収できる。
30	被介護者のおむつ支給（市町村実施）申請のための証明書	患者から自費徴収できる。
31	保険診療に係る明細書	明細書発行が義務化されていない医療機関および明細書発行が義務化されているが「正当な理由」ありの届出医療機関においては，患者から実費徴収できる。なお，明細書の入手の妨げとなるような料金設定をしてはならないとされている。

（全国保険医団体連合会『保険診療の手引』より。一部改変）

9 診療関連記録の保存期間一覧

項目	保存期間（含内容）	根拠法令
診療録	診療完結の日から **5年間**	医師法第24条*³ 療養担当規則第9条等
診療に関する諸記録*¹	**2年間** 病院日誌，各科診療日誌，処方せん*²，手術記録，看護記録，検査所見記録，エックス線写真，入院・外来患者数の記録，入院診療計画書	医療法施行規則第20条第10号
帳簿等の保存（含フィルム）*¹	療養給付完結の日から **3年間** 療養の給付の担当（及び保険外併用療養費に係る療養の取扱い）に関する帳簿及び書類その他の記録（保険診療に係る諸帳簿）	療養担当規則第9条 療養担当基準（高齢者医療確保法）
エックス線写真	**2年間** **3年間** **5年間** **7年間**	医療法施行規則 療養担当規則 労働安全衛生規則第51条 じん肺法第17条

*1 生活保護法に係る診療の場合，診療および診療報酬の請求に関する帳簿および書類の保存期間は **5年**。（生活保護法）指定医療機関医療担当規程第9条。
*2 「処方せん」については，「保険薬局及び保険薬剤師療養担当規則」第6条では3年間の保存期間。
*3 違反した場合，同法33条の2により50万円以下の罰金が科される。

■電子媒体での保存が認められている文書と，保存の条件

文書の種類	規定されている法律等	保存のための条件
診療録	医師法第24条 歯科医師法第23条	①情報の真正性が確保されている ②情報の見読性が確保されている ③情報の保存性が確保されている
助産録	保健師助産師看護師法第42条	
診療に関する諸記録	医療法第21条，22条，22条の2	
病院の管理・運営に関する諸記録	医療法第22条，22条の2	
診療に関する帳簿等	療養担当規則第9条	
歯科技工士の指示書	歯科技工士法第19条	
調剤録	薬剤師法第28条 保険薬局及び保険薬剤師療養担当規則第6条	
救急救命処置録	救急救命士法第46条	
歯科衛生士の業務記録	歯科衛生士法施行規則第18条	

■個人情報の取扱い上の規定

　医療は，扱う個人情報の性質などから，特に適正な取扱いが求められている分野である。医療者には，各法により，「業務上知り得た秘密を他に漏らしてはならない」とする守秘義務規定があるほか，医療機関にも，個人情報保護法により主に以下のような規定がある。

利用目的の特定義務	個人情報の扱い方について規則を策定し，院内掲示やホームページで公表する
体制整備	個人情報保護推進委員会の設置や，従業員への教育，相談窓口の設置などを行う
安全確保の義務	漏えい，滅失または毀損の防止に努める
第三者提供の禁止義務	本人の同意のない第三者への個人情報提供を原則禁止する

⑩ 公費負担医療制度一覧

制度	目的	主体	申請手続
戦傷病者特別援護法	軍人軍属であった者に公務上の傷病に対する補償	国	本人→福祉事務所
原子爆弾被爆者に対する援護に関する法律	原爆被爆者に対する保健・医療・福祉にわたる総合的援護	国	本人→都道府県（保健所）
感染症予防及び感染症の患者に対する医療に関する法律（感染症法）	結核以外の感染症の発生の予防および蔓延の防止を図り、もって公衆衛生の向上および増進を図る	国・都道府県	保健所
	結核の予防と結核患者に対する適正な医療により福祉を増進する	国・都道府県	本人→保健所（37条，37条の2）
心神喪失者の医療・観察法	重大な犯罪行為を行ったが心神喪失などが理由で不起訴・無罪となった精神障害者に対し、指導を行うことで、社会復帰を促進する	国・都道府県	裁判官と精神科医の合議で決定
精神保健及び精神障害者福祉に関する法律（精神保健福祉法）	精神障害者等の医療・保護を行い，社会復帰促進・自立を援助し，その福祉増進および国民の精神保健の向上を図る	国・都道府県	本人→市町村長（29条）
障害者総合支援法	障害者および障害児が自立した生活を営むことができるよう支援を行う	市町村	本人または保護者→市町村
麻薬及び向精神薬取締法	麻薬・向精神薬の濫用による保健衛生上の危害を防止し，公共の福祉の増進を図る	国・都道府県	（医師の届出など）
児童福祉法	18歳未満の児童の福祉を保障する（一部20歳まで）	国・都道府県	保護者→保健所（20条）（21条の5）
母子保健法	母性および乳幼児の健康の保持増進を図り，国民保健の向上に寄与する	国・都道府県	保護者→保健所（20条）
難病の患者に対する医療等に関する法律（難病等医療費助成制度）	患者数が少なく原因不明、治療方法未確立の難病に対し研究事業を行い、医療費の負担軽減を図る	都道府県	本人→保健所，市町村
肝炎治療特別促進事業	B型・C型ウイルス性肝炎の治療を公費負担することにより早期治療を促進する	国・都道府県	本人→都道府県（保健所）
石綿による健康被害の救済に関する法律	中皮腫，気管支または肺の悪性腫瘍，その他石綿の吸収で発生した疾病患者の救済	国・都道府県	地方環境事務所保健所
公害健康被害の補償等に関する法律	大気汚染・水質汚濁による健康被害の補償を通じて被害者の迅速・公正な保護	都道府県・政令市	（被認定者が対象）
予防接種法	伝染病の予防接種と健康被害の救済	国・都道府県・市町村	本人→市町村
中国残留邦人等の円滑な帰国の促進及び永住帰国後の自立の支援に関する法律	戦後の混乱等により，中国に戻れず、日本に引き続き居住を余儀なくされた方への生活の安定	国・都道府県	本人→福祉事務所
生活保護法	生活困窮者に対し保護を行い，最低限の生活を保障することにより自立を助長する	国・都道府県	本人→福祉事務所

※1　公費負担医療の併用明細書では，本表における掲載順位に従い，掲載上位を第1公費，下位を第2公費とする。
※2　ただし，原爆の「19」（一般疾病）は，児童福祉法の「79」の次になる。
※3　感染症法の「10」（適正医療）と「11」（結核入院）は，医療観察法の「30」の次になる。また，「28」（1類感染症等）は，麻薬及び向精神薬取締法の「22」の次になる。

2024 年 4 月現在

給付内容	医療保険との関係	法別番号 [※1]	請求
健康保険とほぼ同じ。療養の給付（10条），更生医療（20条）。他に，療養手当・補装具の支給，国立保養所への収容など	公務上と認定された傷病については全額公費，それ以外は医療保険適用	13（療養給付） 14（更生医療）	療養券で医療給付基金・連合会へ診療報酬請求書提出
健康保険と同じ。認定疾病医療（10条），一般疾病医療（18条）。他に，健康診断の実施，各種手当の支給など	認定疾病は全額公費，一般疾病は医療保険の自己負担分に公費適用	18（認定疾病） 19（一般疾病） [※2]	手帳・認定書確認基金・連合会へ診療報酬請求書提出
新感染症，一・二類感染症に対する入院医療（指定医療機関）（37条）	新感染症は全額公費負担が原則一・二類感染症は保険給付優先，三・四・五類感染症は医療保険のみ適用	28（1類，2類感染症）（結核を除く）[※3] 29（新感染症）	基金・連合会に診療報酬請求書提出
結核患者の適正（通院）医療（37条の2）結核患者の入院（37条）	適正医療：公費負担100分の95，保険給付優先，残りを公費。結核患者の入院：全額公費，保険給付優先，所得に応じ費用徴収	10（一般医療） 11（入院医療）	患者票確認基金・連合会に診療報酬請求書提出
「医療観察診療報酬点数表」により算定。そこに定めのないものは，健康保険と同じ。		30	基金へ診療報酬請求書提出
健康保険と同じ。措置入院（29条）他に，医療保護入院，応急入院，任意入院等	措置入院：全額公費，保険給付優先，所得に応じ費用徴収	20（措置入院）	患者票・収容依頼書確認。基金・連合会へ診療報酬請求書提出
政令第1条に定める自立支援医療育成医療・更生医療・精神通院医療（5条）療養介護医療（70条）基準該当療養介護医療（71条）	保険優先，原則1割の自己負担，所得区分ごとに負担上限月額の設定あり，給付差について公費負担	21（精神通院） 15（更生医療） 16（育成医療） 24（介護医療）	基金・連合会に診療報酬請求書提出
健康保険と同じ。入院措置（58条の8）	全額公費，保険給付優先，所得に応じ費用徴収	22（麻薬中毒）	基金へ診療報酬請求書提出
健康保険と同じ。療育の給付（20条），障害児施設医療（24条の20），小児慢性特定疾病医療費助成（21条の5），措置等に係る医療の給付	保険優先，自己負担分に公費適用，保護者の所得に応じた負担あり	17（療育給付） 79（施設医療） 52（小児慢性） 53（措置）[※4]	療育券・受給者証確認。基金・連合会に診療報酬請求書提出
健康指導（10条），健康審査（12条），養育医療（未熟児）（20条）に公費適用他に母子健康手帳など	保険優先（12条，20条），自己負担分を都道府県または市町村が負担	23（養育医療）	養育医療券の確認。基金・連合会に診療報酬請求書提出
健康保険と同じ。1年ごとに更新，その他必要に応じ更新	保険優先，自己負担分に公費適用，限度額内における自己負担あり（重症患者等は全額公費負担，軽快者は公費負担対象外）	54（特定医療） 51（特定疾患）	基金・連合会に診療報酬請求書提出
対象患者の治療のための初・再診料，検査料，薬剤料，入院料等。有効期間は原則1年	保険優先，市町村民税額に応じた自己負担あり	38	基金・連合会に診療報酬請求書提出
健康保険と同じ。健康被害に係る医療費の給付（4条）	保険優先，自己負担分に公費適用	66	独立行政法人環境再生保全機構
療養の給付，障害補償費，遺族補償費，遺族補償一時金，児童補償手当，療養手当，葬祭料	認定疾病は全額公費負担	—	公害医療手帳の確認市区町村へ請求
健康被害の給付（12条）	医療保険による償還払い	—	医療保険による
健康保険と同じ。	生活保護法による医療扶助と同様である。	25（医療支援給付・介護支援給付）	生活保護法による医療扶助と同様である。
健康保険と同じ。医療扶助（15条）他に，生活扶助，教育扶助，住宅扶助など	国保は生保の受給と同時に資格を失う。社保は併用の場合，自己負担分についてのみ生保が適用される	12（医療扶助・介護扶助）	医療券確認。基金に診療報酬請求書提出

※4　小児慢性特定疾患医療の「52」は，難病医療の「54」（一部，特定疾患治療研究事業の「51」）の前に，措置等に係る医療の給付の「53」は，肝炎治療特別促進事業「38」の次になる。
注）基金＝社会保険診療報酬支払基金，連合会＝国民健康保険連合会

11 公費負担医療の概要

■費用負担別にみる公費負担医療制度

公費負担医療制度を費用負担のパターン別にみると，主に次の3種類に分けられる。

①全額公費負担…原爆援護法（認定疾病），戦傷病者特別援護法，感染症法（新感染症）など。

100％が公費対象
公費 100％

②公費負担対象で医療保険優先，窓口負担なし（保険診療の自己負担相当額を公費負担）…生活保護法，原爆援護法（一般疾病），精神保健福祉法（措置入院）など。

100％が公費対象	
医療保険優先 70％（一般）	公費 30％

※　所得に応じた負担がある制度もあり。

③公費負担対象で医療保険優先，窓口負担あり（保険診療の自己負担相当額から公費負担医療の患者自己負担を引いた額が公費負担）…感染症法（結核患者の適正医療），障害者総合支援法，難病法など。

95％が公費対象		
医療保険優先 70％（一般）	公費 25％	自己負担 5％

90％が公費対象		
医療保険優先 70％（一般）	公費 20％	自己負担 10％

80％が公費対象		
医療保険優先 70％（一般）	公費 10％	自己負担 20％

※　所得に応じて負担上限額設定。

■感染症法の結核

(1) 37条の2：適正医療（法別番号「10」）

一般の結核患者（通院患者）を対象に，結核治療の医療費を公費負担するもの。

《結核の通院医療の公費対象とされる医療費の負担割合》

医療保険 70％	公費 25％	患者負担 5％

※　生活保護併用の場合は，医療保険と感染症法（結核適正医療）が優先され，患者自己負担分の5％が生活保護の医療扶助の対象となる。

《給付内容》結核治療（下記の①～④）に限る。

①化学療法（抗結核薬，抗結核薬併用剤・副腎皮質ホルモン剤）

②外科的療法およびこれに必要な処置その他の治療並びに病院，診療所への入院

③骨関節結核の装具療法およびこれに必要な処置その他の治療並びに病院，診療所への入院

④前記それぞれの医療に必要なエックス線検査（直接撮影，透視，断層撮影その他の特殊撮影），CT撮影，結核菌検査（塗抹・培養検査，薬剤感受性検査），副作用を確認するための検査

※　初診料，再診料，医学管理等については公費医療の対象外である。

《医療機関》指定医療機関

(2) 37条：入院医療（法別番号「11」）

都道府県知事により，多数と接触する業務に就いており，結核を伝染させるおそれが大きいため，従業禁止措置をとられた者，また，結核患者が同居人に伝染させるおそれのあるため，結核診療所への命令入所措置を受けた者に対する医療費を公費負担するもの。

《負担割合》全額公費負担対象で医療保険優先

医療保険 70％	公費 30％

※　所得税額により自己負担あり，年額147万円以下：0円，147万円超：上限月2万円。

《給付内容》健康保険による給付内容＋移送

《医療機関》指定医療機関

■生活保護法（法別番号「12」）

生活保護法に基づく扶助の一つに「医療扶助」がある。現物給付が原則だが，現金給付となる場合もある。指定医療機関で医療を受ける場合には，福祉事務所発行の医療券が必要となる。各種医療保険およびその他の公費負担制度は生活保護法に優先するため，患者自己負担分に生活保護の医療扶助が適用される。

ただし，国民健康保険については生活保護法が適用された日から被保険者資格を失うので，他の公費負担医療が併用されない場合は原則として全額生活保護法の医療扶助で給付される。

《負担割合》全額公費負担対象で医療保険優先

①生保と医保の併用の場合

医療保険 70%	生保 30%

②生保単独の場合

公費 100%

③生保＋医保＋感染症法（結核）（37条の2）

医療保険 70%	感染症法（結核）25%	生保 5%

※1　他の公費負担医療制度併用の場合は，医療保険と他法が優先され，患者自己負担分についてのみ医療扶助の対象となる（腎透析患者を除く）。

※2　生活保護の対象者で，腎透析を行っている患者について，腎透析については更生医療から，その他については生活保護からの助成となる。

《給付内容》健康保険による給付内容
《提出証明書》患者は医療機関に生活保護の医療券・調剤券，結核の患者票を提示
《医療機関》指定医療機関

④生保＋難病医療に関する法律（難病）

難病（特定医療費）100%

※　難病の公費（特定医療費）対象の医療のみの場合は難病単独で請求する。

《給付内容》健康保険による給付内容
《提出証明書》患者は医療機関に生活保護の医療券，難病の受給者証を提示
《医療機関》指定医療機関
《その他》難病医療の対象外の医療費があれば難病と生活保護の併用で請求する。

■戦傷病者特別援護法（法別番号「13」，「14」）

軍人・軍属等であった者の公務上の傷病に対し，医療費が公費負担となる。戦傷病者手帳の交付を受けていることが要件。

①療養の給付「13」の対象者…公務上の傷病（因果関係のある併発症含む）について療養の必要な戦傷病者。

②更生医療「14」の対象者…公務上の傷病によって，別に定められた程度の視覚障害，聴覚障害，言語機能障害，中枢神経機能障害，肢体不自由の状態にあって，更生のための医療を必要とする戦傷病者。

《負担割合》全額公費（国費）負担（公費優先）

公費 100%

《給付内容》健康保険による給付内容
《提出証明書》患者は医療機関に戦傷病者手帳と療養券（更生医療は更生医療券）を提示
《医療機関》指定医療機関

■障害者総合支援法

(1) 自立支援医療（更生医療）（法別番号「15」）

身体障害者の自立と社会への参加の促進を図るため，その更生のために必要な医療の給付を行う。

《給付の対象者》身体障害者手帳を持つ満18歳以上の者で，福祉事務所が認める者。

《対象疾患》視覚・聴覚・平衡機能障害，肢体不自由，心臓機能障害（心臓移植後の抗免疫療法に限る），腎臓機能障害，小腸機能障害，肝臓機能障害（肝臓移植後の抗免疫療法に限る）等。

医療の範囲：当該障害に対し確実な医療の効果が期待できる者に限る。内臓の障害については，手術により障害を補い，または程度が軽減する見込みがあるものに限るとし，内科的治療のみの者は対象外。

医療の内容：健康保険による給付内容＋移送

《給付内容》医療保険を優先し，原則1割の自己負担額を控除した額が給付される。

《医療機関》指定自立支援医療機関

《医療機関の取扱い》「自立支援医療受給者証」および「自己負担上限額管理票」と「被保険者証」を確認し，医療費の1割（負担上限額がある場合は上限額まで）を窓口で徴収する。

人工透析を受けている患者については「特定疾病療養受療証」（⑱）の確認も必要。「自己負担上限額管理票」は生活保護や中間所得世帯の高額治療継続（重度かつ継続）非該当者は不要である。

医療保険（一般）70%	更生医療	自己負担

― 原則1割（上限額あり）

(2) 自立支援医療（育成医療）（法別番号「16」）

身体に障害のある児童に対し，生活能力を得るため必要な医療の給付を行う。

《給付の対象者》18歳未満の児童で身体上の障害を有する者，または現在の疾患を放置すると将来障害を残すと認められる者で手術等により，効果を期待できる者。

《対象疾患》視覚・聴覚・平衡機能障害，肢体不自由，心臓機能障害，腎臓機能障害，小腸機能障害，肝障害，免疫機能障害等。

《給付内容》医療保険を適用，その給付の残りが給付される。

《医療機関》指定自立支援医療機関

《医療機関の取扱い》「自立支援医療（育成医療）受給者証」と「被保険者証」を確認し，受給者証に記入された自己負担額を窓口で徴収する。

医療保険（一般）70%	育成医療	自己負担額

― 原則1割（上限額あり）

(3) 自立支援医療（精神通院医療）（法別番号「21」）

精神障害者の適正な医療の普及を図るため，精神障害の通院医療の給付を行う。

《給付の対象者》精神障害者またはてんかんを有する者で，通院治療を継続的に必要とする状態の者。

　ア　医療の範囲：精神障害およびそれに起因して生じた病態に対して行われる通院医療。

　イ　医療の内容：健康保険の給付の対象となる診療，調剤および訪問看護

《給付内容》医療保険を優先適用し，自己負担額（原則1割）を控除した額が給付される。

《医療機関》指定自立支援医療機関（精神通院医療）

《医療機関の取扱い》「自立支援医療受給者証」（精神通院）および「自己負担上限額管理票」と「被保険者証」を確認し，医療費の1割を窓口で徴収する。

医療保険（一般）70%	精神通院医療	

― 自己負担（原則1割）上限額あり

■児童福祉法

療育医療（入院）（法別番号「17」）

結核により長期入院が必要な18歳未満の児童に対し，入院治療と学習の援助を公費負担とする制度。結核だけでなく，結核に起因する併発疾病も対象となるが，通院の場合は認められない。

《負担割合》全額公費負担対象で医療保険優先

　　　①医保＋感染症法（結核）（37条の2）＋療育医療

医療保険 70%	感染症法（結核）25%	児童福祉法 5%

※ 感染症法第 37 条の 2 と併用の場合は，当該医療については医療保険と感染症法が優先され，5%の患者自己負担分についてのみ児童福祉法の療育医療によって負担される。

②医保＋感染症法（結核）（37 条）＋療育医療

医療保険 70%	感染症法（結核入院）30%

※ 感染症法第 37 条と併用の場合は，当該医療については医療保険と感染症法が優先され，児童福祉法の療育医療による負担はない。この場合，所得税額による自己負担あり。年額 147 万円以下：0 円，147 万円超：上限月 2 万円。

《給付内容》健康保険による給付内容＋移送＋学習に必要な学用品＋入院に必要な日用品。
《提出証明書》患者は医療機関に「療育券」を提示。
《医療機関》指定医療機関

■原子爆弾被爆者に対する援護に関する法律

広島と長崎に投下された原爆被爆者について，その医療と健康診断，介護費用等を公費で負担する制度。医療を受ける場合は，被爆者健康手帳と認定書が必要。
《給付内容》健康保険による給付内容。
《医療機関》指定医療機関

(1) 認定疾病医療（法別番号「18」）

下記の疾病に該当し，現に医療を必要とすると認定された者（認定被爆者）に対する医療給付。全額国費によって負担される。
《認定疾病》再生不良性貧血，白血病・肺がん・甲状腺がん・皮膚がんなどの悪性新生物，肝機能障害，原爆白内障，熱傷瘢痕，近距離早期胎内被爆症候群。
※ その他の疾病も公費負担の対象になる場合がある。
《負担割合》全額公費（国費）負担（公費優先）

公費 100%

《提出証明書》患者は医療機関に被爆者健康手帳と認定書を提示

(2) 一般疾病医療（法別番号「19」）

被爆者を対象とした，ほとんどすべての傷病に対する医療給付。
《負担割合》全額公費負担対象で医療保険優先

医療保険 70%	公費 30%

《提出証明書》患者は被爆者健康手帳と医療保険の保険証を提示。

■精神保健福祉法（措置入院）（法別番号「20」）

精神障害者等の入院医療および保護を行い，社会復帰や自立の促進を援助する制度で，措置入院（緊急措置入院含む）について公費負担により医療給付が行われる。措置入院とは，入院させなければ，精神障害のために自傷他害のおそれがある場合，都道府県知事が強制的に指定病院に入院させ，公費負担により医療給付を行う制度。
医療保護入院（法第 33 条），応急入院（法第 33 条の 4），任意入院（法第 22 条の 3）については公費負担の対象外となる。
《提出証明書》患者は医療機関に患者票を提示。
《負担割合》全額公費負担対象で医療保険優先

医療保険 70%	公費 30%

※ 所得税額により自己負担あり。年額 147 万円以下：0 円，147 万円超：上限月 2 万円。

《給付内容》健康保険による給付内容＋移送
《医療機関》指定医療機関

■麻薬及び向精神薬取締法（法別番号「22」）

　麻薬中毒者に必要な医療を公費負担で給付するもの。ここでいう麻薬中毒とは，麻薬，大麻，あへんの慢性中毒者であり，その他の薬物の中毒者は含まれない。

《負担割合》 全額公費負担対象で医療保険優先

医療保険 70%	公費 30%

　※　所得税額により自己負担あり。年額147万円以下：0円，147万円超：負担上限額月2万円。

《給付内容》 健康保険による給付内容（入院医療に限る）
《届出義務》 精神保健指定医が受診者を麻薬中毒と診断した場合，すみやかに患者の居住地の都道府県知事に届け出る。
《医療機関》 指定医療機関

■母子保健法（養育医療）（法別番号「23」）

　養育医療（法第20条）とは，出生児の体重が2000g以下で，運動，呼吸，循環器，消化器機能が弱く，異常の見られる未熟児に対する医療を公費で負担するもの。
　養育医療のほか，保健指導（法第10条），健康診査（法第12条）についても公費負担の対象となる。

《負担割合》 全額公費負担対象で医療保険優先

医療保険 70%	公費 30%

　※　保護者に負担能力が認定された場合は，自己負担金が課せられる。

《給付内容》 健康保険による給付内容（入院医療に限る）
《提出証明書》 未熟児の保護者が医療機関に養育医療券を提示。
《届出義務》 未熟児の退院時に未熟児の氏名，退院後の保護者居住地等を市町村長に通知。
《医療機関》 指定医療機関

■中国残留邦人等の医療支援給付（法別番号「25」）

　中国残留邦人等の円滑な帰国の促進及び永住帰国後の自立の支援に関する法律に基づき，中国残留邦人等の老後の生活の安定を図るための制度である。

《対象者》
(1)　日本に永住帰国した中国残留邦人（樺太残留邦人含む）で，世帯の収入が一定の基準に満たない者であり，次の①〜③のいずれの要件も満たす者（特定中国残留邦人等という）及びその配偶者。
　　要件は，① 1911年4月2日〜1946年12月31日までに生まれた者（特例あり），②永住帰国した日から1年以上日本に住所を有する者，③ 1961年4月1日以降に初めて永住帰国した者
(2)　支援給付を受けている中国残留邦人等が死亡した場合の配偶者
(3)　支援給付に係る改正法施行前に60歳以上で死亡した特定中国残留邦人等の配偶者で，法施行の際に生活保護を受けている者

《負担割合》 全額公費負担対象で医療保険優先（生活保護法による医療扶助と同様）
《給付内容》 生活保護法による医療扶助と同様。
《提出証明書》 患者が選定した医療機関に医療券が直接送付される。また，患者本人には「本人確認書」が交付されるので，医療機関ではそれも併せて確認する。
《医療機関》 生活保護法の指定を受ける場合は中国残留邦人等支援法の指定手続きを併せて行う。

■感染症法

　感染症の予防と感染症の患者への医療を行い，公衆衛生の向上と増進を図ることを目的とした制度。(1)新感染症・指定感染症の患者に対する医療，(2)一類・二類感染症の患者に対する医療については，その医療費が公費負担される。

《給付内容》 健康保険による給付
《医療機関》 指定医療機関（公費対象外の三類〜五類感染症の診療は一般の医療機関でも可）
《届出義務》 一類〜四類感染症の患者，疑似症患者，無症状病原体保有者については，直ちに感染原因・

経路・地域・感染者の氏名，職業などを最寄りの保健所に届け出る。
　　五類感染症のうち定点把握対象の疾患は指定医療機関が，全数把握の対象となる25疾患については全医療機関が7日以内に最寄りの保健所に届け出る。

(1)　新感染症，指定感染症（法別番号「29」）

《負担割合》全額公費負担（公費優先）

公費 100%

　※　所得税額により自己負担あり。年額147万円以下：0円，147万円超：負担上限額月2万円。

　新感染症は，人から人へと伝染すると認められる疾病であって，すでに知られている感染性の疾病と明らかに異なり，当該疾病にかかった場合の病状の程度が重篤で，その疾病の蔓延により国民の生命，健康に重大な影響を与えるおそれがあると認められるもの。指定感染症は，一，二，三類感染症を除いた，すでに知られている感染症で，法律で規定する措置のすべてまたは一部を準用しなければ，国民の生命および健康に重大な影響を与えるおそれのあるものとして政令で定めるもの。

(2)　一類・二類感染症（法別番号「28」）（対象疾病は p.32 参照）

《負担割合》医療保険給付の残りの部分を公費負担

医療保険 70%	公費 30%

　※　所得税額に応じて自己負担が課せられる。

■肝炎治療特別促進事業に係る医療の給付（法別番号「38」）

■〈ウイルス性肝炎のインターフェロン治療〉

　B型・C型ウイルス性肝炎は治療が奏効すれば肝硬変や肝癌など重篤な疾病を予防することが可能だが，医療費は高額である。本制度は，早期治療促進の観点から，治療に係る医療費を助成する。

《対象者》B型・C型ウイルス性肝炎の患者〔医師の診断書をもとに都道府県知事（認定協議会が実施）が認定〕であって，当該疾患に関して保険医療の給付を受けている者（他の法令による公費負担医療給付が行われる者を除く）

《負担割合》全額公費負担対象で医療保険優先

医療保険（一般）70%	公費 30%

（公費負担の一部が自己負担とされている）

　※1　世帯の市町村民税（所得割）課税年額により自己負担あり。①年額23万5000円未満：自己負担限度額（月額）1万円，②年額23万5000円以上：自己負担限度額（月額）2万円。
　※2　都道府県によっては自己負担について付加給付をしている場合がある。
　※3　肝炎治療促進治療研究事業において2018年12月より「肝がん・重度肝硬変治療研究事業」が追加。

《給付内容》①B型・C型ウイルス性肝炎の根治を目的として行うインターフェロン治療，②B型肝炎の核酸アナログ製剤治療，③C型ウイルス性肝炎のインターフェロン及びリバビリン併用治療，④ペグインターフェロン・リバビリン及びテラプレビルまたはシメプレビルによる3剤併用療法，⑤インターフェロンフロー治療〔レジパスビル／ソホスブビル配合錠（商品名：ハーボニー配合錠）による治療〕（初回・再治療，保険適用の範囲内），⑥セロタイプ2（ジェノタイプ2）のC型慢性肝炎に対するインターフェロンフリー治療〔オムビタスビル水和物・パリタプレビル水和物・リトナビル配合剤およびリバビリン（レベトールカプセル200mgに限る）併用療法〕等に係る医療費。

　当該治療を行うために必要となる初診料，再診料，検査料，入院料等については助成の対象となるが，当該治療と無関係な治療は助成の対象外。

《助成の期間》原則として同一患者について1年以内で治療予定期間に即した期間。
《提出証明書》患者は，肝炎治療受給者証，肝炎治療自己負担限度月額管理票を医療機関に提示する。
《医療機関》指定医療機関

■難病法（法別番号「54」），特定疾患治療研究事業（法別番号「51」）

　原因が不明であって治療方法も確立していないベーチェット病などの「難病」に対する医療の確立・普及を図るとともに，その医療費の負担軽減を目的として推進されている事業である。法改定に伴い新たな法制番号「54」が設定された（これまでの特定疾患治療研究事業も一部継続されている）。対象

疾患が何回か増やされたが，生活保護の患者を除き重症者等にも自己負担が設定された。その後も追加がされて，2024 年 6 月 1 日現在，341 疾患が対象となっている（近く，3 疾患が新たに追加され，341 疾患となる見込み）（『早見表』p.252）。

　　患者は，都道府県知事から交付される「特定疾患医療受給者証」を医療機関窓口で提示する。

※　難病法：「難病の患者に対する医療等に関する法律」のことで，これ以下も「難病法」と表記する。

(1) 難病医療（特定医療費）：法別番号 54

　　自己負担限度額は，所得に応じた 6 区分（生活保護患者含む）で，負担上限月額まで徴収する。

《負担割合》

医療保険 70%	公費	

難病（54, 51）
一部負担金
（生活保護を除く）

※　公費により基本的に 1 割は助成され 2 割負担。負担上限月額が定められている。

《対象疾病》 341 疾患が対象
《提出証明書》 患者は医療機関に受給者証・医療券を提示。
《医療機関》 都道府県知事と契約した指定医療機関

(2) 旧法より継続される特定疾患治療による助成：法別番号 51

　　①スモン，②難治性の肝炎のうち劇症肝炎（更新に限る。新規不可），③重症急性膵炎（更新に限る。新規不可），④プリオン病（ヒト由来乾燥硬膜移植によるクロイツフェルト・ヤコブ病に限る）は引き続き特定疾患治療費として給付される。そのため法別番号は「51」のまま変更はない。また患者負担は軽減はされているものの所得等に応じた一部負担が生じて，負担上限月額まで徴収する。

指定難病の自己負担【単位：円】

階層区分 ※医療受給者証には，【 】内の標記で記載されます。	階層区分の基準 《医療保険上の世帯で算定します》		患者負担割合：2 割		
			自己負担上限額 d（外来＋入院＋薬代＋訪問看護の費用）		
			一般	高額かつ長期 ※ 1	人工呼吸器等装着者※ 2
生活保護【A】	—		0	0	0
低所得Ⅰ【B1】	市町村民税 非課税 （世帯）※ 3	本人年収 ～ 80 万円	2,500	2,500	1,000
低所得Ⅱ【B2】		本人年収 80 万円超～	5,000	5,000	
一般所得Ⅰ【C1】	市町村民税 課税以上 7.1 万円未満		10,000	5,000	
一般所得Ⅱ【C2】	市町村民税 7.1 万円以上 25.1 万円未満		20,000	10,000	
上位所得【D】	市町村民税 25.1 万円以上		30,000	20,000	
入院時の食費			全額自己負担		

※ 1　高額かつ長期とは：医療費が月に 5 万円を超える月が年間 6 回以上。
※ 2　人工呼吸器等装着者とは：支給認定を受けた指定難病により，継続して常時，人工呼吸器その他生命維持管理装置を装着する必要があり，かつ，日常生活動作が著しく制限されている者に該当する旨の都道府県による認定を受けた者。
※ 3　市町村民税非課税世帯：均等割と所得割のいずれもが非課税世帯。患者又は保護者の年収により階層区分低所得Ⅰか所得Ⅱが決まる。

12 病院の病床種別と主な基準一覧

		一般病床	療養病床	精神病床		感染症病床	結核病床
定義		精神病床，感染症病床，結核病床，療養病床以外の病床	主として長期にわたり療養を必要とする患者を入院させるための病床	精神疾患を有する者を入院させるための病床		感染症法に規定する一類感染症，二類感染症および新感染症の患者を入院させるための病床	結核の患者を入院させるための病床
				1) 大学病院等※1	2) 1) 以外の病院		
人員配置基準		医師 16：1 看護職員 3：1 薬剤師 70：1	医師 48：1 看護職員 4：1 看護補助者 4：1 薬剤師 150：1 理学療法士および作業療法士 病院の実情に応じた適当数	医師 16：1 看護職員 3：1 薬剤師 70：1	医師 48：1 看護職員※2 4：1 薬剤師 150：1	医師 16：1 看護職員 3：1 薬剤師 70：1	医師 16：1 看護職員 4：1 薬剤師 70：1
構造設備	必置施設	・各科専門の診察室 ・手術室 ・処置室 ・臨床検査施設 ・X線装置 ・調剤所 ・給食施設 ・診療に関する諸記録 ・分べん室および新生児の入浴施設※3 ・消毒施設 ・洗濯施設 ・消火用の機械または器具	一般病床の必置施設に加え， ・機能訓練室 ・談話室 ・食堂（1人当たり1m²以上） ・浴室	一般病床の必置施設に加え， ・精神疾患の特性を踏まえた適切な医療の提供および患者の保護のために必要な施設		一般病床の必置施設に加え， ・機械換気設備 ・感染予防のためのしゃ断その他必要な施設 ・一般病床の消毒施設のほかに必要な消毒設備	一般病床の必置施設に加え， ・機械換気設備 ・感染予防のためのしゃ断その他必要な施設 ・一般病床の消毒施設のほかに必要な消毒設備
	病床面積	6.4m²／床以上 既 設：4.3m²／床以上	6.4m²／床以上	6.4m²／床以上 既設：4.3m²／床以上		6.4m²／床以上 既 設：4.3m²／床以上	6.4m²／床以上 既 設：4.3m²／床以上
	廊下幅	1.8m 以上 （両側居室 2.1m） 既設：1.2m以上 （両側居室 1.6m）	1.8m 以上 （両側居室 2.7m） 既設：1.2m以上 （両側居室 1.6m）	1.8m 以上 （両側居室 2.1m） 既設：1.2m以上 （両側居室 1.6m）	1.8m 以上 （両側居室 2.7m） 既設：1.2m以上 （両側居室 1.6m）	1.8m 以上 （両側居室 2.1m） 既設：1.2m以上 （両側居室 1.6m）	1.8m 以上 （両側居室 2.1m） 既設：1.2m以上 （両側居室 1.6m）

（厚生労働省資料より）

※1　大学病院（特定機能病院および精神病床のみを有する病院を除く）のほか，内科，外科，産婦人科，眼科および耳鼻咽喉科を有する 100 床以上の病院（特定機能病院を除く）のこと。
※2　当分の間，看護職員 5：1，看護補助者を合わせて 4：1。
※3　産婦人科または産科を有する病院に限る。
※4　病床面積・廊下幅は内法での測定による。

13 感染症届出一覧

類型	疾病名	対応	届出
新感染症	現在，対象となる感染症は定められていない	原則入院 （入院勧告）	全医療機関の全数届出義務
指定感染症	すでに知られている感染性の疾病（一・二・三類感染症および新型インフルエンザ等感染症を除く）であって政令で定めるもの	一～三類に準ずる扱い	
新型インフルエンザ等感染症 （2疾患）	新型インフルエンザ，再興型インフルエンザ	状況に応じて入院 特定業務への就業制限	
一類感染症 （7疾患）	エボラ出血熱，クリミア・コンゴ出血熱，痘そう（天然痘），南米出血熱，ペスト，マールブルグ病，ラッサ熱	原則入院 （入院勧告）	
二類感染症 （7疾患）	急性灰白髄炎，結核，ジフテリア，重症急性呼吸器症候群（病原体がコロナウイルス属SARSコロナウイルスであるものに限る），中東呼吸器症候群（病原体がベータコロナウイルス属MERSコロナウイルスであるものに限る），鳥インフルエンザ〔病原体がインフルエンザウイルスA属インフルエンザAウイルスであってその血清亜型が新型インフルエンザ等感染症の病原体に変異するおそれが高いものの血清亜型として政令で定めるもの（H5N1，H7N9）（特定鳥インフルエンザ）〕	状況に応じて入院（入院勧告） 結核 状況に応じて入院または外来	
三類感染症 （5疾患）	コレラ，細菌性赤痢，腸管出血性大腸菌感染症，腸チフス，パラチフス	特定業務への就業制限	
四類感染症 （44疾患）	E型肝炎，ウエストナイル熱，A型肝炎，エキノコックス症，黄熱，オウム病，オムスク出血熱，回帰熱，キャサヌル森林病，Q熱，狂犬病，コクシジオイデス症，サル痘，重症熱性血小板減少症候群（病原体がフレボウイルス属SFTSウイルスであるものに限る），腎症候性出血熱，西部ウマ脳炎，ダニ媒介脳炎，炭疽，チクングニア熱，つつが虫病，デング熱，東部ウマ脳炎，鳥インフルエンザ〔特定鳥インフルエンザ（H5N1，H7N9）を除く〕，ニパウイルス感染症，日本紅斑熱，日本脳炎，ハンタウイルス肺症候群，Bウイルス病，鼻疽，ブルセラ症，ベネズエラウマ脳炎，ヘンドラウイルス感染症，発しんチフス，ボツリヌス症，マラリア，野兎病，ライム病，リッサウイルス感染症，リフトバレー熱，類鼻疽，レジオネラ症，レプトスピラ症，ロッキー山紅斑熱，ジカウイルス感染症	感染源動物の輸入禁止，駆除等	
五類感染症 （50疾患）	**(A) 全数把握対象（24疾患）** アメーバ赤痢，ウイルス性肝炎（E型肝炎およびA型肝炎を除く），カルバペネム耐性腸内細菌科細菌感染症，急性弛緩性麻痺（急性灰白髄炎を除く），急性脳炎（ウエストナイル脳炎，西部ウマ脳炎，ダニ媒介脳炎，東部ウマ脳炎，日本脳炎，ベネズエラウマ脳炎およびリフトバレー熱を除く），クリプトスポリジウム症，クロイツフェルト・ヤコブ病，劇症型溶血性レンサ球菌感染症，後天性免疫不全症候群（エイズ），ジアルジア症，侵襲性インフルエンザ菌感染症，侵襲性髄膜炎菌感染症，侵襲性肺球菌感染症，水痘（入院例に限る），先天性風しん症候群，梅毒，播種性クリプトコックス症，破傷風，バンコマイシン耐性黄色ブドウ球菌感染症，バンコマイシン耐性腸球菌感染，百日咳，風しん，麻しん，薬剤耐性アシネトバクター感染症	**(A) 無**	定点観測
	(B) 定点把握対象（26疾患） RSウイルス感染症，咽頭結膜熱，A群溶血性レンサ球菌咽頭炎，感染性胃腸炎，水痘，手足口病，伝染性紅斑，突発性発しん，ヘルパンギーナ，流行性耳下腺炎，インフルエンザ（鳥インフルエンザおよび新型インフルエンザ等感染症を除く），急性出血性結膜炎，流行性角結膜炎，性器クラミジア感染症，性器ヘルペスウイルス感染症，尖圭コンジローマ，淋菌感染症，感染性胃腸炎（病原体がロタウイルスであるものに限る），クラミジア肺炎（オウム病を除く），細菌性髄膜炎（髄膜炎菌，肺炎球菌，インフルエンザ菌を原因として同定された場合を除く），マイコプラズマ肺炎，無菌性髄膜炎，ペニシリン耐性肺炎球菌感染症，メチシリン耐性黄色ブドウ球菌感染症，薬剤耐性緑膿菌感染症，新型コロナウイルス感染症	**(B) 無**	

注）　表中の疾患は原則として全医療機関報告であるが，五類（B）は定点となっている医療機関のみが報告する。

医療体制 （入院担当）	医療費負担	法別番号	届出事項
特定感染症指定医療機関（厚生労働大臣指定） 注　上記は第1，2種も担当	全額公費負担	29	①～⑪は下欄①，②，及び④～⑫と同じ ⑫　新感染症と疑われる所見 （診断後直ちに最寄りの保健所へ届出）
第2種感染症指定医療機関	医療保険適用（申請により自己負担分は公費負担）	28	①　当該者の氏名，年齢，性別，住所（当該者が未成年の場合はその保護者の氏名及び住所） ②　当該者の職業 ③　感染症の名称及び当該者の病状 ④　診断方法 ⑤　当該者の所在地 ⑥　初診年月日及び診断年月日（死体検案年月日及び死亡年月日） ⑦　病原体に感染したと推定される年月日（感染症の患者にあっては発病したと推定される年月日を含む）　⑧　（推定される）感染原因 ⑨　（推定される）感染経路 ⑩　（推定される）感染地域 ⑪　診断（検案）した医師の氏名及び住所（病院又は診療所の名称及び所在地） ⑫　その他感染症のまん延の防止及び当該者の医療のために必要と認められる事項 （診断後直ちに最寄りの保健所へ届出）
第1種感染症指定医療機関（都道府県知事指定） 注　上記は第2種も担当	医療保険適用（申請により自己負担分は公費負担）	28	
第2種感染症指定医療機関	同上	28	
指定医療機関	医療保険適用，自己負担ありの場合もある		
一般の医療機関	医療保険適用（自己負担あり）		
同上	同上		
同上	同上		①　当該者の年齢，性別（氏名は不要） ②　感染症の名称及び当該者の病状 ③　診断方法 ④　初診年月日及び診断年月日（死体検案年月日及び死亡年月日） ⑤　病原体に感染したと推定される年月日（感染症の患者にあっては発病したと推定される年月日）　⑥　（推定される）感染原因 ⑦　（推定される）感染経路 ⑧　（推定される）感染地域 ⑨　診断（検案）した医師の氏名及び住所（病院又は診療所の名称及び所在地） （診断後7日以内に最寄りの保健所へ届出，麻しん・風しんはできるだけ早く届出） 患者又は死亡した者の年齢，性別その他厚生労働省令で定める事項 ※指定届出医療機関のみ （診断又は検案した日の属する週の翌週の月曜日並びに属する月の翌月の初日に都道府県知事へ届出）

14 労働者災害補償保険制度の概要

　労災保険とは，業務上または通勤途中による労働者の負傷・疾病・障害または死亡に対して，労働者やその遺族のために，必要な保険給付を行う制度である。

■保険者と保険加入者，給付対象者
　政府が保険者の保険であり，保険加入者は事業主，被保険者（給付対象）はすべての労働者となる。なお，労働者には正社員のほか，パート・アルバイト・派遣職員・シルバー人材センターの会員等なども含まれる。また，自営業者や一人親方等については「特別加入者制度」があり，一般労働者と同様の給付が受けられる。

■業務災害と通勤災害
　業務災害とは，労働者の業務上の負傷，疾病，障害または死亡のこと。業務と傷病等との間に一定の因果関係があるものを指す。
　一方，通勤災害とは，労働者が通勤により被った負傷，疾病，障害または死亡をいう。この場合の「通勤」とは，就業に関し，以下①～③の移動を合理的な経路および方法により行っている際に発生したものでなくてはならない（移動の逸脱・中断が日常生活上必要な行為で最小限度のものである場合は，逸脱・中断の間を除き「通勤」となる）。
　①住居と就業の場所との間の往復，②就業の場所から他の就業の場所への移動，③単身赴任先住居と帰省先住居との間の移動

■労災保険の附帯事業
　被災労働者の社会復帰支援や遺族への援護などを目的として，労災保険では，①アフターケア，②労災病院等の設置・運営，③外科後処置，④義肢その他の補装具の支給，⑤特別支給金の支給，⑥労災就学等援護費の支給——等を行っている。

■労災保険指定医療機関とそれ以外の医療機関
　労災保険指定医療機関では，「療養補償給付」が現物給付（診察・治療などの医療サービスが直接受けられる）されるが，非指定医療機関では，現金給付（医療機関の窓口で，患者が医療費を現金で支払い，あとでその費用の還付を受ける）になる。

■保険給付の手続き
　保険給付を受けるには，被災労働者または遺族が，所属事業場の所在地を管轄する労働基準監督署長に提出しなくてはならない。医療機関では，そうした案内も必要である。

給付の種類			請求書の様式	提出先
療養（補償）給付	指定医療機関	業務災害	療養補償給付及び複数事業労働者療養給付たる療養の給付請求書（5号）	病院や薬局等を経て所轄労働基準監督署長
		通勤災害	療養給付たる療養の給付請求書（16号の3）	
	非指定医療機関	業務災害	療養補償給付及び複数事業労働者療養給付たる療養の費用請求書（7号）	所轄労働基準監督署長
		通勤災害	療養給付たる療養の費用請求書（16号の5）	
休業（補償）給付	業務災害		休業補償給付・複数事業労働者休業給付支給請求書（8号）	
	通勤災害		休業給付支給請求書（16号の6）	
障害（補償）給付	業務災害		障害補償給付・複数事業労働者障害給付支給請求書（10号）	
	通勤災害		障害給付支給請求書（16号の7）	
遺族（補償）給付	業務災害		遺族補償年金・複数事業労働者遺族年金支給請求書（12号）	
	通勤災害		遺族年金支給請求書（16号の8）	
	業務災害		遺族補償一時金・複数事業労働者遺族一時金支給請求書（15号）	
	通勤災害		遺族一時金支給請求書（16号の9）	
葬祭料葬祭給付	業務災害		葬祭料又は複数事業労働者葬祭給付請求書（16号）	
	通勤災害		葬祭給付請求書（16号の10）	
介護（補償）給付	介護補償給付・複数事業労働者介護給付・介護給付支給請求書（16号の2の2）			
二次健康診断等給付	二次健康診断等給付請求書（16号の10の2）			病院または診療所を経て所轄労働局長

■労災保険給付の概要

業務災害・通勤災害による傷病等	

死亡

負傷
疾病

休業（補償）給付	療養（補償）給付	

傷病の療養のため労働することができず、賃金を受けられないとき

休業4日目から、休業1日につき給付基礎日額の60％相当額（＋特別支給金，給付基礎日額の20％相当額）

療養の給付	療養の費用
労災指定医療機関等で療養を受けるとき	労災指定医療機関等以外で療養を受けるとき
必要な療養の給付	必要な療養の費用の支給

※給付基礎日額

労働基準法の平均賃金に相当する額。平均賃金は，業務上または通勤による負傷・死亡の原因となった事故の発生日，もしくは医師の診断によって疾病の発生が確定した日の直前3カ月間に，被災労働者に支払われた賃金総額（ボーナス等除く）を，その期間の暦日数で割った1日当たりの賃金額のこと。

傷病（補償）年金

療養開始後1年6カ月経っても傷病が治らない（症状固定）で障害の程度が傷病等級に該当するとき

障害の程度に応じ，給付基礎日額の313日分〜245日分の年金（＋特別支給金，および特別年金）

治ゆ　　死亡

障害（補償）給付		遺族（補償）給付		葬祭料（葬祭給付）
一時金	年金	年金	一時金	労働者が死亡したとき
傷病が治ゆ（症状固定）して障害等級第8級から14級までに該当する身体障害が残ったとき	傷病が治ゆ（症状固定）して障害等級第1級から7級までに該当する身体障害が残ったとき	労働者が死亡したとき	労働者が死亡し，遺族（補償）年金を受け得る遺族がまったくいないとき等	315,000円に給付基礎日額の30日分を加えた額（その額が給付基礎日額の60日分に満たない場合は給付基礎日額の60日分）
障害の程度に応じ，給付基礎日額の503日分〜56日分の一時金（＋特別支給金）	障害の程度に応じ，給付基礎日額の313日分〜131日分の年金（＋特別支給金，および特別年金）	遺族の数等に応じ，給付基礎日額の245日分〜153日分の年金（＋特別支給金，および特別年金）	給付基礎日額の1000日分の一時金など（＋特別支給金）	

死亡

介護（補償）給付

障害（補償）年金または傷病（補償）年金の一定の障害により，現に介護を受けているとき

常時介護は上限177,950円（支出額が81,290円を下回る場合は81,290円）。随時介護は上限88,980円（支出額が40,600円を下回る場合は40,600円）。

二次健康診断等給付	
二次健康診断	特定保健指導
要件：一次健康診断で下記(1)(2)のいずれにも該当するとき (1) 血圧検査，血中脂質検査，血糖検査，腹囲またはBMI（肥満度）の測定のすべての検査において異常の所見があると診断されていること (2) 脳血管疾患または心臓疾患の症状を有していないと認められること	脳・心臓疾患の発生の予防を図るため，医師等により行われる栄養指導，運動指導，生活指導

15 自動車損害賠償責任保険の概要

■自賠責保険と任意保険

　自動車の運行に伴って起きる人身事故（傷害・死亡）＝人的損害を補償するために，自動車損害賠償法ではすべての自動車に対し強制的に保険に加入することを義務付けている。これが自動車損害賠償責任保険いわゆる「**自賠責保険**」である。

　この保険は自動車事故の加害者が被害者に対して負う損害賠償責任のうち，最低限のものを保険会社が塡補するという性格をもつ。

　加害者にとって強制保険＝自賠責保険で賄いきれない人的損害の自賠限度額超過部分および物損部分の補償をカバーする目的で設けられているのが**任意保険**である。いわば任意保険は**自賠責の上乗せ保険**といえる。

■加害者請求と被害者請求

　保険金の請求は建前からいうと，加害者が被害者にいったん損害賠償金を支払った後，保険会社が契約者である加害者に損害塡補として支払うというかたちが本来である。

　しかし自賠責では，その事故に関して加害者・被害者のどちらからでも保険金を請求することが可能である。

　加害者請求は，加害者が示談成立後被害者に賠償額を支払い，その額に応じた保険金額を保険会社に請求するもの。

　被害者請求では，示談成立後に被害者が保険会社に請求する以外にも，示談成立前でも損害額が多大になることが明らかな場合，当面の費用として一部の保険金を保険会社から被害者が直接受け取ることができる**仮渡金制度**が設けられている。

■健康保険・労災保険との関係

　通常，医療機関では交通事故の治療費を健保より高く設定している関係もあって，**自賠責保険による治療を優先**させているのが一般的である。しかし自動車事故による負傷者について，健康保険や労災保険で治療を行うことも可能だ。法律上，交通事故患者を健保で扱っていけないという規定はない。患者さんから健康保険で治療してほしいという申し出があった場合は，これを断ることはできない。労災に該当する交通事故の場合でも同様である。しかし，複数の保険から補償を重複して受けることはできない。

■任意保険による「一括払い」

　医療費の支払いに関し，現実に最も多いと思われるケースは，任意保険の保険会社が医療機関の治療費もその後の慰謝料などとまとめて支払う「**一括払い**」（任意一括，一括とも）といわれるスタイルである。強制保険と任意保険の会社が同じでも，あるいは異なった会社でも任意保険のほうで自賠保険を立て替えることにより一括で処理することが可能になる。

　この場合，保険会社から医療機関に対して「一括でお願いします」という連絡がくる。医療機関ではすべてのやり取りを任意保険の会社と行うことになるが，治療費の減額要求や支払いの引き延ばし等が健康保険に比べると目立つようだ。一企業との交渉になるので，事前に条件を十分に話し合っておくことも必要とされている。

■第三者の行為による傷病届

　被害者から健康保険でやってほしいという申し出を受けた場合，医療機関では，被害者である被保険者自身が「**第三者の行為による傷病届**」を加入している保険者に出す必要があることを説明することが大事である。

　医療機関ではこのような交通事故等の第三者の不当行為による傷病に対して保険診療を行った場合は，レセプトの「特記事項」欄に10番コードの「第三」を表示することになる。

■被害者請求と医療費の受任請求

　医療機関の立場からすると，加害者や被害者の支払い能力に不安を抱くようなケースもある。そうしたケースでは，被害者請求であれば，被害者から賠償額の請求・受領の権利を医療機関が委任を受けることも可能である。患者である被害者から委任状をもらい，医療機関が保険会社に医療費を直接請求する方法で**医療費の受任請求**という。

■自賠責保険の診療費算定基準

　1989年に日本医師会は日本損害保険協会および自動車保険料率算定会（現・損害保険料率算出機構）と協議して，**自賠責の算定基準**を労災保険診療費の算定基準に準じるかたちで取り決めた。

　この基準は三者間の申し合わせなので，医療機関レベルで必ずしも従わなければいけないというものではない。

　これによると自賠責保険の診療費は，労災保険の算定基準に準拠し，薬剤，「モノ」についてはその単価を**12円**とし，その他の技術料はこれに**20％を加算**した額を上限とするというものである。

図表1　交通事故の損害賠償の概要

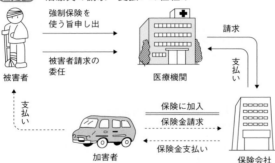

```
交通事故 ┌ 人身事故    ┌ 死亡事故 ┌ 葬儀費 ＝100万円
         │ ⇩         │         ├ 逸失利益＝得られたはずの利益
         │ 強制       │         └ 慰謝料 ＝本人400万円＋遺族（1人：550万円，2人：650万円，
         │ 保険       │                        3人以上：750万円）
         │ ＋         ├ 傷害事故 ┌ 積極損害＝診察料，看護料の治療関係費等
         │ 任意       │         ├ 休業損害＝収入減のあった場合1日6,100円
         │ 保険       │         └ 慰謝料 ＝1日4,300円
         │           └ 後遺症   ┌ 逸失利益
         │ 任意       │         └ 慰謝料 ＝障害等級による
         │ 保険
         │ のみ
         │ ⇧
         └ 物損事故   ┌ 車対車の事故
                     └ その他の事故＝店舗・商品，電柱，堀など
```

図表2　治療費の請求・支払いの仕組み

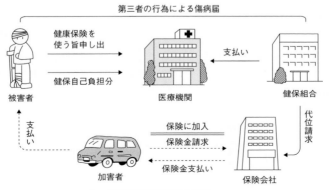

a.　強制保険の場合（120万円限度）

b.　健康保険を利用する場合

16 介護保険制度の概要

■介護保険制度の基本構成

(1) 介護保険制度とは，**市町村（および特別区）**を運営主体（保険者）とし，40歳以上の者すべてを被保険者として保険料を徴収する公的保険制度である。

(2) 被保険者は65歳以上の**第1号被保険者**と，40歳以上65歳未満の**第2号被保険者**から成る。第2号被保険者の場合，脳血管疾患など16の「**特定疾病**」*を有する者以外は介護サービスを受給できない。

(3) 認定審査により，受給権者は**7段階の要支援・要介護度（要支援1・2，要介護1〜5）**あるいは**自立**と認定される。要支援・要介護認定者にケアプランに基づく介護サービスが提供（給付）される。

(4) 介護サービスは，大きく**介護給付**と**予防給付**に分けられる。
　　介護給付には①**居宅サービス**（11種類），②**施設サービス**（3種類），③**居宅介護支援**（ケアプラン作成などのケアマネジメント），④**地域密着型介護サービス**があり，予防給付には①**居宅サービス**，②**介護予防支援**，③**地域密着型介護予防サービス**がある。そのほか，**住宅改修，特定福祉用具購入**も介護保険の給付対象（償還払い）となる。

(5) 訪問介護や訪問看護などの居宅サービスまたは地域密着型サービスには，要支援度や要介護度に応じた**支給限度基準額**が決められており（**図表1**），その限度額内において給付される（「居宅療養管理指導」等は限度額管理の枠外）。支給限度以上のサービスについては原則的に自費負担となる。

(6) 介護サービス提供者（サービス事業者）には，介護給付費単位数表に基づいて報酬が支払われる。原則，**9割が介護保険から給付**され，利用者の**自己負担は1割**（一定以上所得者2割）である。

※ **特定疾病**…がん（医師が一般に認められている医学的知見に基づき回復の見込みがない状態に至ったと判断したものに限る）／関節リウマチ／筋萎縮性側索硬化症／後縦靱帯骨化症／骨折を伴う骨粗鬆症／初老期

における認知症／進行性核上性麻痺，大脳皮質基底核変性症及びパーキンソン病／脊髄小脳変性症／脊柱管狭窄症／早老症／多系統萎縮症／糖尿病性神経障害，糖尿病性腎症および糖尿病性網膜症／脳血管疾患／閉塞性動脈硬化症／慢性閉塞性肺疾患／両側の膝関節または股関節に著しい変形を伴う変形性関節症

■要介護・要支援の認定と利用手続きの流れ

介護保険の給付を受けるためには，被保険者は市町村の行う要介護度の訪問調査を受け，要介護・要支援者の認定を受けなくてはならない。

(1) 市町村窓口に要介護認定・要支援認定申請
(2) 調査…①日常生活動作に関する訪問調査
　　　　　②申請者の主治医の意見書
(3) 介護認定審査会の審査・要介護認定・要介護区分認定（→申請から30日以内に結果を通知）
(4) 被保険者が施設サービス利用か在宅サービス利用かを選択
(5) ケアプラン作成
　　①施設サービス…施設職員が作成
　　②居宅介護サービス…被保険者自ら，または居宅介護支援事業者が作成
　　③介護予防サービス…ケアプラン作成は地域包括支援センターに限られる

■介護給付の種類とサービス事業者

介護保険の「**介護給付**」は要介護者を対象とするもので，(1)**居宅サービス**，(2)**施設サービス**，(3)**居宅介護支援**（ケアプラン作成などのケアマネジメント），(4)**地域密着型介護サービス**に分類できる。これらのサービスを行う事業者となるためには，みなし指定等の例外を除き，(1)〜(3)については**都道府県知事の指定**が，(4)については**市町村長の指定**が必要である。その指定を受けるためには，一部の例外を除き，「**法人格**」を有していることが条件となる。

(1) **居宅サービス**は，①訪問介護，②訪問入浴介護，

図表1 居宅介護サービス費等区分支給限度基準額（2024年4月現在）

項目		内容
1. 区分支給限度基準額の適用対象サービス		①居宅サービス（訪問介護，訪問入浴介護，訪問看護，訪問リハ，通所介護，通所リハ，福祉用具貸与，短期入所生活介護，短期入所療養介護）もしくはこれに相当するサービス，②地域密着型サービス（夜間対応型訪問介護，認知症対応型通所介護，小規模多機能型居宅介護等）もしくはこれに相当するサービス，③介護予防サービスもしくはこれに相当するサービス，④地域密着型介護予防サービスもしくはこれに相当するサービス，⑤短期利用
2. 区分支給限度額管理期間		1カ月（暦月単位）
3. 要介護認定期間中に要介護状態区分が変更された場合の区分支給限度額の上限の算定方法		変更月の重い方の要介護状態区分に応じた支給限度額を適用
4. 要介護状態に応じた区分支給限度基準額	要支援1	5,032 単位／月
	要支援2	10,531 単位／月
	要介護1	16,765 単位／月
	要介護2	19,705 単位／月
	要介護3	27,048 単位／月
	要介護4	30,938 単位／月
	要介護5	36,217 単位／月

③訪問看護，④訪問リハビリテーション，⑤居宅療養管理指導，⑥通所介護，⑦通所リハビリテーション，⑧短期入所生活介護，⑨短期入所療養介護，⑩特定施設入居者生活介護，⑪福祉用具貸与——の11種類ある。サービスを行うためには「**指定居宅サービス事業者**」（みなし指定等の例外を除き都道府県知事が指定）になる必要がある。指定を受けるためには，各サービスごとに定められた人員・設備・運営の3基準を満たす必要がある。

(2)　**施設サービス**は「**介護保険施設**」が行うもので，①**介護老人福祉施設**，②**介護老人保健施設**，③**介護医療院**の3種類がある。

(3)　**居宅介護支援**（ケアマネジメント）とは，利用者のニーズに合わせて**介護支援専門員**（ケアマネジャー）が居宅サービス計画（ケアプラン）を作り，各種サービス事業者などと調整を行うものである。居宅介護支援を行うためには「**指定居宅介護支援事業者**」になる必要がある。

(4)　**地域密着型介護サービス**とは，自宅や地域での在宅生活が継続できるよう認知症ケアの充実を図るもので，「通い」「訪問」「泊まり」を組み合わせて提供するサービスである。①定期巡回・随時対応型訪問介護看護費，②夜間対応型訪問介護，③地域密着型通所介護費，④認知症対応型通所介護，⑤小規模多機能型居宅介護，⑥認知症対応型共同生活介護，⑦地域密着型特定施設入居者生活介護，⑧地域密着型介護老人福祉施設入所者生活介護サービス，⑨複合型サービス——の9種類がある。

■予防給付の種類とサービス事業者

介護保険の「**予防給付**」は要支援1・2の者を対象とするもので，(1)**居宅サービス**，(2)**介護予防支援**，(3)**地域密着型介護予防サービス**に分類できる。事業者の要件は介護給付と同様である。

(1)　**居宅サービス**の種類は9種類。

(2)　**介護予防支援**は要支援1・2の者に対する予防給付のケアプランを作成し，サービス提供の管理・調整等をするもので，ケアプラン作成は地域包括支援センターが行い，サービス提供の管理・調整等は地域包括支援センターもしくは同センターが委託した居宅介護支援事業者が行う。

(3)　**地域密着型介護予防サービス**には，①介護予防認知症対応型通所介護，②介護予防小規模多機能型居宅介護，③介護予防認知症対応型共同生活介護——の3種類がある。

■医療機関と介護サービス

「**法人格**」を有していれば，医療機関も介護サービス事業者の指定を受けることができる。なお，居宅サービスのうち**通所リハビリ**（介護予防含む），**短期入所療養介護**（介護予防含む）については，法人格を有していなくても（個人立でも）指定を受けることができる。また，保険医療機関の場合，訪問看護（介護予防含む），訪問リハビリ（介護予防含む），居宅療養管理指導（介護予防含む）については，居宅サービス事業者として指定されたものとみなされるので指定を受ける必要はない。

■介護医療院の基準

従前の介護療養病床（療養機能強化型）相当のサービス（Ⅰ型）と，老人保健施設相当以上のサービス（Ⅱ型）の2つのサービスが設定されている。

■費用負担の仕組み

(1)介護保険料，(2)公費，(3)利用者の自己負担により賄う。保険料と公費は利用者負担を除いた額の50%ずつになるよう決められている。

被保険者の保険料

第1号被保険者の保険料は市町村ごとに決められる。所得に応じた複数の段階に分かれ，軽減，割り増し措置が取られる。第2号被保険者の保険料は医療保険料に上乗せされる。

公費負担

国：都道府県：市町村の比率を，2：1：1とする。

利用者の自己負担

■居宅サービス
①介護サービス費の1割・2割・3割。
②日常生活費の全額。
③通所サービスや短期入所サービスでの食事提供にかかる食材料費（標準負担額相当の額）。
④特別なサービスの費用。
⑤支給限度額以上のサービス費用。

■施設サービス
①介護サービス費の1割・2割・3割。
②施設入所者の居住費，食費。
③理美容代・日常生活費の全額。

図表2　介護保険サービスの自己負担割合

■世帯に65歳以上の者が1人の場合（単身者含む）

本人の合計所得	年金収入＋その他の合計所得	自己負担割合
160万円未満		1割
160万円以上220万円未満	280万円未満	1割
	280万円以上	2割
220万円以上	280万円未満	1割
	280万円以上340万円未満	2割
	340万円以上	3割

■世帯に65歳以上の者が2人以上の場合

本人の合計所得	年金収入＋その他の合計所得	自己負担割合
160万円未満		1割
160万円以上220万円未満	346万円未満	1割
	346万円以上	2割
220万円以上	346万円未満	1割
	346万円以上463万円未満	2割
	463万円以上	3割

※　自己負担額が一定の上限額を超えた場合は，高額介護サービス費や高額居宅支援サービス費として，超えた分が払い戻される（低所得者には，軽減された上限額が設定されるほか，同世帯に複数の要介護者等がいるときは，世帯単位で上限額が設定される）。

■2024年度の介護報酬改定

「介護療養施設サービス」が廃止された。「高齢者虐待防止措置未実施減算」，「業務継続計画未策定減算」などが新設された。

17 地域包括ケア・地域医療構想

■地域包括ケアシステムの背景

　地域包括ケアシステムとは，地域住民に対して，保健・医療・介護・福祉サービスを関係者が連携・協力して一体的に提供する仕組みのことである（図表1）。

　地域包括ケアシステムが提唱されるようになった背景には，日本社会の急速な高齢化と社会保障費の膨張（財政の窮乏化）の問題がある。

　2025年には団塊の世代の多くが75歳を迎え後期高齢者になることから，体制の構築が必要とされるようになった。一方，社会保障費は毎年膨らみ続け，国の政策経費の4割強を占めている。政府は2020年度までに国・地方の基礎的財政収支を黒字にする目標を掲げ，社会保障費抑制に舵を切った。

　政府は2012年，**社会保障・税一体改革大綱**を閣議決定し，2025年度における医療・介護提供体制の将来像（**2025年モデル**）を提示。2013年8月の**社会保障制度改革国民会議**の報告書では，「医療の機能分化を進めるとともに急性期医療を中心に人的・物的資源を集中投入し，後を引き継ぐ回復期等の医療や介護サービスの充実によって総体としての入院期間をできるだけ短くして，早期の家庭復帰・社会復帰を実現し，同時に在宅医療・在宅介護を大幅に充実させ，地域での包括的なケアシステムを構築する」との提言があった。その方針に沿って改革が進み，**医療・介護総合確保推進法**（一括法）に至る。

■地域包括ケアシステムの要素

● システムの構成要素は，①介護・リハビリテーション，②医療・看護，③保険・予防，④生活支援・福祉サービス，⑤住まいと住まい方——の5つに整理され，一体的な提供が掲げられた。

●「自助を基本としながら，互助・共助・公助の順で取り組んでいく」としている。

● 24時間・365日を通じて包括的にサービスを提供することとされ，迅速なサービス提供のための単位として，概ね30分以内に必要なサービスが提供される日常生活圏域（具体的には中学校区）を想定。

● 自治体が地域の自主性や主体性に基づき，**地域の特性に応じたシステム**を作り上げるとした。

- **自助**：自ら働いて，または自らの年金収入等により，自らの生活を支え，自らの健康は自ら維持すること
- **互助**：近隣の助け合いやボランティア等のインフォーマルな相互扶助
- **共助**：社会保険のような制度化された相互扶助
- **公助**：所得や生活水準・家庭状況等の受給要件を定めて必要な生活保障を行う社会福祉等

■地域包括ケアシステムの具体的取組み

(1) **在宅医療・介護の連携推進**：地域の医療・介護の関係機関が連携して，包括的かつ継続的な在宅医療・介護の提供を行うことが必要とした。そのため市町村が中心となり，地域の医師会等と連携しなが

図表1　地域包括ケアシステム

○団塊の世代が75歳以上となる2025年を目途に，重度な要介護状態となっても住み慣れた地域で自分らしい暮らしを人生の最後まで続けることができるよう，住まい・医療・介護・予防・生活支援が一体的に提供される地域包括ケアシステムの構築を実現していきます。

○今後，認知症高齢者の増加が見込まれることから，認知症高齢者の地域での生活を支えるためにも，地域包括ケアシステムの構築が重要です。

○人口が横ばいで75歳以上人口が急増する大都市部，75歳以上人口の増加は緩やかだが人口は減少する町村部等，高齢化の進展状況には大きな地域差が生じています。
　地域包括ケアシステムは，保険者である市町村や都道府県が，地域の自主性や主体性に基づき，地域の特性に応じて作り上げていくことが必要です。

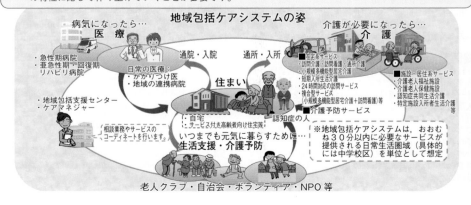

ら，地域の関係機関の連携体制構築を図っていく。

(2) **認知症施策の推進**：認知症になっても本人の意思が尊重され，できる限り住み慣れた地域で暮らし続けることができる社会の実現を目指し，**認知症ケアパス**の構築を基本目標とする。

(3) **地域ケア会議の充実**：医療と介護が密接に連携し，地域に必要なサービス資源の開発などに取り組むために設置されるのが**地域ケア会議**。構成員は行政職員，地域包括支援センター職員，介護サービス事業者，医療関係者，介護支援専門員等で，市町村や地域包括支援センターが主催して開催される。

(4) **生活支援・介護予防の充実**：生活支援サービスコーディネーターと連携しつつ，生活支援サービスの充実，介護予防の推進を図る。

(5) **介護予防事業の見直し**：住民運営の憩いの場を充実させ，人と人との繋がりを通じて参加者や通いの場が継続的に拡大していくような地域づくりを推進する。

(6) **地域包括支援センターの機能強化**：地域包括支援センターはシステムの中核的な機関として市町村が設置。地域の高齢者の相談窓口，地域の支援体制づくり，介護予防の必要な援助等が役割とされる。

■地域包括ケア病棟

2025年モデルの実現に向けて，2014年度診療報酬改定で，7対1病棟の削減とともに，その受け皿となる**地域包括ケア病棟**が創設された（**図表2**）。在院日数が短縮される急性期病棟からの患者の受け皿，地域の高齢者の軽症・中等症の救急の受け皿，リハビリによる在宅復帰支援を担う病棟としての役割をもつ。

■かかりつけ医機能の強化・機能分化

診療所や200床未満の病院で脂質異常症・高血圧・糖尿病・慢性心不全・慢性腎臓病・認知症のうち2以上を有する患者に指導・診療を行った場合の主治医機能を評価する**地域包括診療料・加算**，認知症以外に1以上の疾患を有する者を対象とした**認知症地域包括診療料・加算**が設けられている。

また，外来の機能分化の一環として，紹介状なしで特定機能病院，一般病床200床以上の地域医療支援病院・紹介受診重点医療機関を受診した場合の定額負担が設けられている。最低金額は初診料7000円，再診料3000円（2022年10月から適用）。

■在宅医療・介護連携推進事業

一括法のうち，改正介護保険法で地域支援事業として法制化された。事業内容は，地域の医療・介護サービス資源の把握，在宅医療・介護連携の課題抽出と対応の協議，在宅医療・介護連携支援センターの設置，在宅医療・介護サービスの情報の共有，関係者の研修，24時間365日のサービス提供体制の構築など。

■病床機能報告制度と地域医療構想

一括法に基づき，2014年10月から**病床機能報告制度**が始まった。病床機能区分を病期別に**高度急性期，急性期，回復期，慢性期**とし，一般病床・療養病床を有する病院と診療所が毎年指定された基準日時点の情

図表2　地域包括ケア病棟入院料

A308-3 地域包括ケア病棟入院料（1日につき）

・地域包括ケア病棟入院料1～4	2,838～2,102点
・地域包括ケア入院医療管理料1～4	2,838～2,102点
看護職員配置加算	150点
看護補助者配置加算	160点
看護補助体制充実加算1～3	190～165点
急性期患者支援病床初期加算	250～50点
在宅患者支援病床初期加算	580～380点
看護職員夜間配置加算	70点
夜間看護体制特定日減算	100分の5

（その他，療養病床の場合や施設基準を満たさない場合の減算あり）

報を都道府県に報告する。

病棟単位で報告する項目：医療機能〔高度急性期，急性期，回復期，慢性期の4つから，病棟ごとにその機能についての「現状」と「今後の方向」（6年先の予定）を報告〕，病床数・人員配置・機器，入院患者の状況，具体的な医療の内容（手術・処置等の件数。電子レセプトから自動集計され，11月下旬までに医療機関に結果が送られ，確認・追記する），重症患者への対応，疾患に応じたリハ・早期リハ

病院単位で報告する項目：病床数・人員配置・機器など，救急医療の実施

有床診療所単位で報告する項目：医療機能，病床数・人員配置・機器，入院患者の状況，有床診療所内の病床の役割，有床診療所の多様な機能（任意回答）

都道府県は報告で得られた情報をもとに**地域医療構想**をまとめる。構想区域は都道府県単位ではなく，二次医療圏をベースとした区域とされている。盛り込まれる内容は，構想区域ごとの2025年の医療需要と必要病床数の推計，そのための施策など。

医療需要の推計に当たっては，各医療機能の区分けを以下のように定めた。

・高度急性期：3000点以上（1人1日当たりの医療資源投入量，以下同）
・急性期：600点以上3000点未満
・回復期：175点以上600点未満
・慢性期：在宅医療等で対応することが可能と考えられる患者数を一定数見込むという前提に立ち，療養病床の入院受療率の地域差を縮小するよう地域が一定の幅のなかで目標を設定する

これらの点数を基準に医療機能別の推計入院患者数を算出し，それを病床稼働率で割り戻して病床必要量を算出する。病床稼働率は高度急性期75%，急性期78%，回復期90%，慢性期92%。

■地域医療構想調整会議

病床機能は各医療機関の自主的な転換を基本としているが，医療機関が病床機能および病床数について調整や協議を行う場として，都道府県主体の**地域医療構想調整会議**が設置された。協議がまとまらなかった場合は，知事の権限で過剰な病床機能への転換中止，休眠病床削減を要請できる。協議された内容は原則公開されるが，患者情報や医療機関の経営情報を扱う場合などは非公開とされる。

1 医療保険制度等

18 働き方改革と労務管理の基準一覧

■働き方改革

　近年，重大な社会問題となっている過労死問題などに対応するため，2019年4月1日から，働き方改革関連法が順次施行された。改革の主要項目は，①時間外労働の上限規制，②有給休暇の確実な取得，③正社員と非正規社員の間の不合理な待遇の禁止，④産業医・産業保健機能の強化——などが挙げられた（**図表1**）。

　①については，法律上，時間外労働の上限が原則として月45時間・年360時間となり，臨時的な特別の事情がなければこれを超えることができなくなる。臨時的な特別の事情があって労使が合意する場合（特別条項）でも，**図表2**の基準を守らなければならない。②の年次有給休暇制度については，**図表3**のような定めがある。

図表1　働き方改革関連法で定められた規制

- ・残業時間の上限規制：繁忙期でも100時間未満等の上限を設け，違反した場合に罰則を科す。
- ・勤務間インターバル制度：就業から始業まで一定の休息時間を確保する制度で，企業の努力義務とされた。必要な休息時間は労使の協議で決める。
- ・年次有給休暇消化：年間10日以上の年次有給休暇が与えられた労働者に，最低5日は消化させる。達成できなければ働き手1人当たり最大30万円の罰金が企業に課される。
- ・同一労働同一賃金：正社員と非正規社員の不合理な待遇格差の是正を企業に促す。企業に待遇差の内容や理由を非正社員に説明する義務を課す。
- ・中小企業の残業代の割増率引上げ：月60時間超の残業代について，中小企業の割増率25%を大企業と同じ50%に引き上げる。

図表2　臨時的な特別の事情があって労使が合意する場合の時間外労働の上限

- ①時間外労働が年720時間以内
- ②時間外労働と休日労働の合計が月100時間未満
- ③時間外労働と休日労働の合計について，「2カ月平均」「3カ月平均」「4カ月平均」「5カ月平均」「6カ月平均」がすべて1月当たり80時間以内

図表3　年次有給休暇の規定

- ①年次有給休暇が10日以上付与される労働者が対象（※パート労働者も含む）
- ②使用者は，労働者ごとに，年次有給休暇を付与した日（基準日）から1年以内に，5日について，取得時季を指定して年次有給休暇を取得
- ③対象労働者には管理監督者や有期雇用労働者も含む

図表4　医師の時間外・休日労働時間の上限

水準	上限時間		上限を超える場合の面接指導	休息時間の確保※
	月	年		
A（一般労働者と同程度）		960時間		努力義務
B（地域医療確保特例水準）	100時間未満	1860時間（2035年度末を目標に終了）	義務	義務
連携B（派遣先を含めると超える場合）				
C-1（臨床研修医・専攻医）		1860時間		
C-2（高度技能を習得する場合）				

※連続勤務制限28時間，勤務間インターバル9時間，代償休息確保

36協定：法律で決められた労働時間の限度は1日8時間・1週40時間と定められており，これを超えるには，労働基準法第36条に基づく労使協定，いわゆる「36協定」の締結・届出が必要。

■医師の時間外・労働時間の上限

　医療機関においては，医療の質の観点でも重要な改革であり，主要課題として①に関連する医師の労働時間短縮および健康確保のための措置，②関係職種の専門性の活用（タスクシフト／シェア，医師養成課程の見直し等），③勤務環境改善（産業医の面接や健康指導強化，女性医師等の仕事と家庭の両立支援等）——が挙がった。

　特に注目されたのが①医師の時間外・労働時間の上限規制だった。医師には「応召義務」をはじめとする業務の特殊性が認められており，2024年までの猶予期間が設けられた。2024年4月に適用された規制の内容は**図表4**のとおり。

　原則的には，医師も自動車運転業務の労働者と同様に「960時間／年」が上限だが，医療の特殊性に鑑みて，地域医療確保のためやむを得ない場合に適用されるB水準と，「集中的技能向上」を条件とするC水準が設けられ，これらの指定を受けた場合は，その業務に従事する医師に限り，より長い時間外労働が認められる。

　すべての医療機関は，自院がどの水準に当てはまるかを都道府県に申請し，指定を受ける必要がある（複数水準の届出可）。ただし，B・C水準の指定を受ける場合は，①都道府県から労働時間の状況や追加的健康確保措置の実施体制等の確認を受ける，②医療機関勤務環境評価センターに「医師労働時間短縮計画」（**図表5**）を提出して評価を受ける——の2つが要件となる。なお，B水準は2035年末での廃止を目標としているため，医療機関はA水準を目指した対策を行う必要がある。

■医師の宿日直許可

　宿日直許可のない当直については労働時間にカウントしなければならないため，許可を得ずに医師を当直させていると時間外労働の上限規制時間を超えてしまう。兼業・副業についても労働時間を正確に把握しなければならないことから，大学病院等から医師の派遣を受け入れている医療機関は，宿日直許可を取っていないと派遣元に影響を及ぼすため，医師の派遣を受け入れられなくなるおそれがある。

　また，B・C水準の指定を受ける際に必要な医療機関勤務環境評価センターの評価項目のうち，宿日直許可に係る3項目が必須項目であり，これらの条件を満たせなければ評価は保留となり，特例水準の指定を受けられない。

　宿日直許可の対象となる宿日直とは，常態としてほとんど労

図表5　労働時間短縮計画の記載事項

厚労省「医師労働時間短縮計画作成ガイドライン第1版」より抜粋

必須記載事項	任意記載事項
(1)労働時間（以下全項目について，①前年度実績，②当年度目標，③計画期間終了年度の目標を記載） ・年間の時間外・休日労働時間数の平均，最長，960〜1860時間の人数・割合，1860時間超の人数・割合 (2)労務管理・健康管理（以下全項目について，①前年度取組実績，②当年度取組目標，③計画期間終了年度の取組目標を記載） ・労働時間管理方法　・宿日直許可の有無を踏まえた時間管理 ・医師の研鑽の労働時間該当性を明確化するための手続き ・労使の話合い，36協定の締結　・追加的健康確保措置の実施 ・衛生委員会，産業医等の活用，面接指導の実施体制 (3)意識改革・啓発（以下の項目なら最低1つについて，①前年度取組実績，②当年度取組目標，③計画期間終了年度の取組目標を記載） ・管理者マネジメント研修　・働き方改革に関する医師の意識改革 ・医療を受ける者やその家族等への医師の働き方改革に関する説明	(1)タスク・シフト／シェア 　看護師／助産師／薬剤師／診療放射線技師／臨床検査技師等 (2)医師の業務の見直し 　外来業務／宿日直の体制や分担／宿日直の業務／主治医制 (3)その他の勤務環境改善 ・ICTへの設備投資　・さらなるチーム医療の推進 ・出産・子育て・介護など，仕事と家庭の両立支援 (4)副業・兼業を行う医師の労働時間の管理 ・副業・兼業先の労働時間も踏まえた勤務シフトの管理 ・副業・兼業先との勤務シフト調整，医師労働時間短縮の協力要請 (5)C-1水準を適用する臨床研修医及び専攻医の研修の効率化 ・教育カンファレンスや回診の効率化 ・効果的な学習教材・機材の提供による学習環境の充実 ・個々の医師に応じた研修目標の設定とこれに沿った研修計画の作成

働をする必要のない勤務であって，定時的巡視，緊急の文書または電話の収受，非常事態に備えての待機等を目的とするものに限る。宿日直がこのような「特殊な措置を必要としない軽度の又は短時間の業務」に限られ，かつ十分な睡眠を確保できるような場合，労働基準監督署に申請を行い，宿日直の許可（断続的な宿日直の許可）を得ることができる（**図表6**）。

宿日直許可を得た状態であれば，原則として「宿直中の時間」は労働時間から除外できる。しかし，許可を得ていない場合，許可を得ていても許可した回数を超えている場合，通常の勤務時間と同様様の業務に従事するような場合は，許可の効果が及ばないことから，労働時間として取り扱う必要がある。

宿日直許可の問題点

医師の時間外労働を減らそうと，宿日直許可を得ようとする医療機関が増えたが，下記のような問題点も指摘されている。
・一度許可を取れば，基本的に取り消されない。
・少人数で宿直に入って，許可対象ではない処置や手術を行う「隠れ宿日直」を行う医療機関がある。

■診療報酬上の評価と要件

・地域医療体制確保加算（520点）

2020年診療報酬改定で新設された。要件としては年間2000件以上の救急搬送などが挙げられるほか，病院勤務医の勤務状況の把握，責任者配置，病院勤務医の負担軽減の改善計画の策定などが要件とされている。

・医師事務作業補助体制加算

医師事務作業補助の業務は，勤務医の過重労働が深刻化した2000年頃より，勤務医の負担軽減を図ることを目的に自主的な取組みとして始められた。その後，2008年診療報酬改定で医師事務作業補助体制加算が新設され，医師のタスクシフト先として医師事務作業補助者が評価されるようになり，2020年改定では回復期リハ病棟や地域包括ケア病棟，精神科救急急性期治療病棟などに拡大された。

・看護補助体制加算

2015年から看護師の特定行為研修が始まった。研修を修了した特定看護師は医師のタスクシフト先として期待されているが，その業務のしわ寄せが一般の看護師にかかってしまう。そこで看護職員から看護補助

図表6　宿日直許可基準

(1)　一般的基準（昭和22.9.13発基第17号，昭和63.3.14基発第150号を要約）。
1．勤務の態様
①常態として，ほとんど労働をする必要のない勤務であり，定時的巡視，緊急の文書又は電話の収受，非常事態に備えての待機等を目的とするものに限る。
②原則として，通常の労働の継続は許可しない。したがって始業又は終業時刻に密着した時間帯に，顧客からの電話の収受又は盗難・火災防止を行うものについては，許可しない。
2．宿日直手当
宿日直勤務1回当たりの宿日直手当の最低額は，当該事業場において宿日直の勤務に就くことの予定されている他の労働者に対して支払われている賃金の1人1日平均額（家族手当，通勤手当，別居手当，別居手当，支払われる賃金，1カ月を超える期間ごとに支払われる賃金＝労働基準法上割増賃金の対象にならない賃金を除く）の1／3以上である。
3．宿日直の回数
許可の対象となる宿日直の勤務回数については，宿直は週1回，日直は月1回である。ただし，事業場に勤務する法律上宿日直を行いうるすべてのものに宿日直をさせても不足し，かつ勤務密度が薄い場合には，宿日直業務の実態に応じて週1回を超える宿直，月1回を超える日直についても許可して差し支えない。
4．その他
宿直勤務については，相当の睡眠設備を設置する。
(2)　医師・看護師等の許可基準（令和元基発0701第8号）。
宿日直中に従事する業務は，一般の宿直業務以外には，特殊の措置を必要としない軽度の又は短時間の業務に限る。例えば以下の業務等をいう。
・医師が，少数の要注意患者の状態の変動に対応するため，問診等による診察等（軽度の処置を含む。以下同じ）や，看護師等に対する指示，確認を行う。
・医師が，外来患者の来院が通常予定されない休日・夜間（例えば非輪番日など）において，少数の軽症の外来患者や，かかりつけ患者の状態の変動に対応するため，問診等による診察や，看護師等に対する指示，確認を行う。
・看護職員が，外来患者の来院が通常予定されない休日・夜間（例えば非輪番日など）において，少数の軽症の外来患者や，かかりつけ患者の状態の変動に対応するため，問診等を行うことや，医師に対する報告を行う。
・看護職員が，病室の定時巡回，患者の状態の変動の医師への報告，少数の要注意患者の定時検脈，検温を行う。

者へのタスクシフトを推進し，看護師の負担軽減を図る狙いから，2022年診療報酬改定で看護補助体制加算が新設された。

19　傷病名の基礎知識

■ICDとは何か

　ICDとは，WHO（世界保健機関）憲章に基づいて規定された「国際疾病分類（International Classification of Diseases）」の略称で，元々は「死因統計」を目的として，医学的に類似している疾患を区分して整理するための統計上の分類を示したもの。近年，「疾病統計」にも使用できるように国際的統一が図られた。

　現在，日本では，ICD-10（2013年版）に準拠した「疾病，傷害及び死因の統計分類」を作成し，厚労省の死因統計など統計法に基づく統計調査，DPCなど医学的分類として医療機関における診療録の管理等に活用されている。ICD-10（2013年版）は，2015年2月13日，総務省告示第35号により発出され，2016年1月に施行されたものである。さらに現在，ICD-11への改訂作業が進められている。

ICD-10の基本構造：ICD-10の基本構造は，通常5桁のアルファベットと数字で構成される（**図表1**）。なお，ICD-10はあくまで「分類」であるため，必ずどこかのコードに落とすことができる。そのため，ICD-10コードが付かない病名はない。

ダブルコーディング（二重分類）・システム：ある疾患のコードの最後に剣印（†）を付けると，それが「基礎疾患」であることを表す。また，その疾患から発現した特定の臓器部位における症状に星印（*）を付けると「発現症状」を表す。剣印（†）が付いたコードと星印（*）が付いたコードの組合せで疾患を表現する方法を「ダブルコーディング・システム」という。基礎疾患のみでコード化すると，症状が現れている専門領域の統計が十分取れないため，ICD-9からこの方式が導入された。

　なお，「†」，「*」が使用できる疾患は決まっていて，「†」，「*」で示されていないものは，原則，ダブルコーディングできない。

（例）Ⅱ型糖尿病性白内障のダブルコーディング
・基礎疾患としてコードした場合：E11.3†　2型＜インスリン非依存性＞糖尿病＜NIDDM＞，眼合併症を伴うもの
・発現した症状をコードした場合：H28.0*　糖尿病（性）白内障（共通4桁項目.3を伴うE10〜E14†）

　診断名によっては，単一のコードだけでは十分に情報を伝えられないにもかかわらず，ダブルコーディングが設定されていない場合がある。この場合は，コードを追加して情報を補うことがある。例えば，①感染病原体の分類が必要な場合や，②ホルモン活動性機能をもつ新生物である場合，③「精神および行動の障害」に，その原因となる身体的な疾病情報を追加する場合などが該当する。

■標準病名とは何か

　「標準病名」とは，財団法人医療情報システム開発センター（MEDIS-DC）が，厚労省からの委託を受けて開発した「ICD10対応電子カルテ用標準病名マスター」（以下「標準病名マスター」）における病名のこと。同マスターは，電子カルテで使用することを目的に作られたもので，"標準的な病名"とその"コード"などで構成されている。

　それとは別に，厚労省と社会保険診療報酬支払基金（支払基金）が，レセコン用の病名マスターとして提供しているのが「レセプト電算処理用傷病名マスター」（以下「傷病名マスター」）である。

　厚労省は，この2つの病名マスターの連携をMEDIS-DCに求め，2002年6月に改訂された「標準病名マスター Ver.2.10」からは，「標準病名マスター」と「傷病名マスター」の病名が一致するように改変され，両マスターの互換性が確保されるようになった。

　なお，2002年の診療報酬改定以降，医療機関がレセプトに記載する傷病名には，原則として「標準病名マスター」の収載病名を使用することとされている。

（1）　標準病名マスターの「テーブル」
　標準病名マスターは，①病名基本テーブル，②修飾語テーブル，③索引テーブル──で構成されている。
①**病名基本テーブル**：1つの病態に1つの病名表記を原則として構成されるテーブルで，標準病名マスターの基本テーブル。「病名表記」のほか「病名交換用コード」，ICD関連情報などの項目で構成される。
②**修飾語テーブル**：病名の表現に必要な，病気の部位（頭部，頸部等），病因（外傷性，感染性等），経過表現（急性，慢性等），状態表現（悪性，良性等）などを，「修飾語」として収めたテーブル。
③**索引テーブル**：病名基本テーブルの「病名表記」，修飾語テーブルの「修飾語表記」を引き出すための索引用語を集めたテーブル。同義，類義語のほか，異字体なども含まれる。日常多用される表現から「病名表記」を索引する際の大きな手助けになる。

（2）　4種類の「コード」
　「病名基本テーブル」に収録された病名には，以下4種類のコードが振られている。
①**病名管理番号**：病名ごとのユニークな管理番号。
②**病名交換用コード**：標準病名マスターの構造を基本づける最も重要なコード。このコードにより病態ごとの管理や他施設との情報共有ができる。
③**ICD分類コード**：各病名のICD-10（2013年版）分類の4桁コード（一部5桁に対応）。

図表1　ICD-10の基本構造

第Ⅺ章　消化器系の疾患	──── 章
虫垂の疾患（K35−K38）	──── 中間分類項目
K35　急性虫垂炎	──── 3桁分類項目
K35.2　汎発性腹膜炎を伴う急性虫垂炎	
K35.3　限局性腹膜炎を伴う急性虫垂炎	4桁細分類項目
K35.9　急性虫垂炎，その他及び詳細不明	

④レセ電算コード（傷病名コード）：病名ごとのユニークな電算処理用コード（7桁）。「傷病名コード」と共通番号になっている。

■ DPC コード病名とは何か

(1) DPC コード病名の選択

DPC で請求を行うためには，まず「DPC コード病名」を決定する必要がある。「DPC コード病名」は ICD-10 病名と紐付けられていて，「入院中医療資源を最も投入した傷病」を主治医が判断し，その病名を ICD-10 病名にすれば，該当する「DPC コード病名」が決定する。

(例) 医療資源投入病名が「肺癌」の場合

→ ICD-10 では「C33 気管の悪性新生物」に該当
→ DPC コード病名は「040040　肺の悪性腫瘍」に該当

複数の傷病をもつ患者でも，「医療資源を最も投入した傷病」は1つに絞らなければならない。そのため，どの傷病を選択するかによって，同一入院期間内の包括点数が大きく異なることがある。ときに，主治医が考える「医療資源を最も投入した傷病」と医療資源の

図表2　傷病名の主な「基幹語」の意味

腫瘍（〜腫）：組織の細胞が自律的に過剰に増殖するように変化したものを「腫瘍」（ICD-10 では「新生物<腫瘍>」。
悪性腫瘍（〜癌）（〜肉腫）：腫瘍には「悪性」のものと「良性」のものがあり，悪性のものを「悪性腫瘍」と呼ぶ。悪性腫瘍は，病理学的には「癌」と「肉腫」に分かれる。「癌」は，通常は器官・臓器の名前を付けて傷病名とする。「原発性」「続発性」「転移性」「進行性」などがあり，これらの修飾語が頭に付いて病名が作られる。
良性腫瘍（〜腫）：「良性腫瘍」には「癌」に対応するような言葉はなく，通常は「〜腫」という言葉を付けたり，または臓器の名前に「良性腫瘍」が付く。
炎症（〜炎）：人体組織が何らかの有害な刺激を受けて反応した状態のこと。炎症が原因の傷病名は通常「〜炎」と記し，「〜」の部分には器官・臓器名が入る。炎症の原因は，修飾語として前に付けるのが一般的で，例えば，ウイルス性肝炎，細菌性大腸炎，アレルギー性皮膚炎——などがある。
症（〜症）：「炎症」に近い病変が臓器や組織に起こる場合があり，「〜症」と表現される。
不全（機能不全）：機能がほぼ失われ，機能が果たせなくなった場合を「機能不全」という。傷病名としては，「機能」をとって臓器などの名前に「不全」を付ける。
障害（機能障害）：「機能不全」に対し，機能がまだ失われていないものを「機能障害」という。傷病名としては，「機能」をとって，「障害」という言葉を付ける。
症候群：複数の症状がまとまって出現し，それが一つの疾患であるらしい場合（その本態は明らかになっていない場合）に，「症候群」という言葉を使う。相互に関係がなさそうな症状が現れるもので，例えば，腹痛があって下痢があるような場合は，その関連性が明らかであるため「症候群」とはいわない。
疾患（〜疾患）：一群の似た疾患に対して一つの病名を付ける場合があり，その総括的な病名は，「〜疾患」というように名付けられる。
潰瘍，びらん：「潰瘍」は，粘膜や皮膚の表面がただれて，えぐれたような状態。消化管に発生することが多く，胃潰瘍，十二指腸潰瘍などがある。また，「潰瘍」よりも軽度で，表面がただれただけの場合は，「びらん」という言葉が使われる。
梗塞，塞栓，血栓，出血，動脈瘤：血管に関連するもの。「梗塞」とは，血管が詰まったために，その血管の支配領域の組織が死んだ状態。「塞栓」は血管に着目した病名だが，血管に着目すれば「塞栓」となり，詰まった原因が血液の塊の場合は「血栓」ともいう。また，「出血」を病名とする場合もあり，脳出血，胃出血などがある。

積算が大きく食い違うこともあり，注意が必要だ。

■傷病名の分類方法

(1) **器官・臓器による分類**：診療科の分類は「器官・臓器別」を基本としている。眼科は「眼」，耳鼻科は「耳」「鼻」，皮膚科は「皮膚」，循環器科は「心臓」，呼吸器科は「肺」「気管支」という器官・臓器を扱っている。この器官・臓器ごとの分類が，傷病名分類の一つの基礎になっている。

(2) **病因による分類**：傷病名が器官・臓器別だけで分類できるわけではない。「病因」による分類もまた重要だ。例えば「腫瘍」などは，脳や内臓，皮膚，骨，血液など身体のほとんどすべての部分に発生する。こうした「病因」となる傷病名は共通の特徴をもっているため，診断や治療については病因ごとに考えたほうが考えやすい。

(3) **症状・状態等による分類**：実際の臨床の場では，最初から傷病名を特定できる場合はむしろ稀。最初は，症状や状態がわかっているだけで何の傷病名かわからないことのほうが多く，そうした場合でも，カルテには何らかの傷病名を記載する必要がある。したがって，明確な傷病名だけでは実用上困る。このため，「症状や状態」も一種の傷病名であると考えておく必要があり，例えば，「意識障害」や「原因不明の発熱」「蛋白尿」なども傷病名として扱われている。

■傷病名の基本構成

傷病名の多くは，複数の言葉が組み合わされた複合体であり，基本構造は，①「基幹語」（基本病名）（図表2）＋②「修飾語」（部位・病因・経過・状態など）（図表3）で構成されている。

例えば「慢性骨髄性白血病」は，「白血病」という「基幹語」と，「慢性」「骨髄性」という「修飾語」によって構成されている。

図表3　傷病名の主な「修飾語」の意味

修飾語には，①場所に関する修飾語（部位・器官・臓器を特定），②時間に関する修飾語（急性・慢性などの別を特定），③原因に対する修飾語（原発性，続発性，感染性などの別を特定），④病変を詳述する修飾語（化膿性，潰瘍性，虚血性などの別を特定）——などがある。
①場所に関する修飾語：「異所性」「局所性」等
　場所を示す修飾語には，器官・臓器の名称，人体の部位の名称があり，骨折や創傷などを病名とする場合は，これらの修飾語と組み合わせて病名を構成する。また，「異所性」「局所性」「広汎性」「多発性」なども場所に関する修飾語である。
②時間に関する修飾語：「急性」「慢性」「間欠性」等
　最もよく使われるのは「急性」と「慢性」で，「亜急性」はその中間を示す修飾語である。
　「間欠性」は，間をおいてときどき起こるような場合に使う。間欠性振戦，間欠性房室ブロック，間欠熱などがある。このほか時間に関係あるものとしては，「進行性」「周期性」などの修飾語がある。
③原因に関する修飾語：「本態性」「器質性」等
　原因に関する修飾語には，「本態性」「器質性」「機能性」「原発性」「続発性」「先天性」「後天性」「遺伝性」「家族性」「真性」「偽性」「特発性」——などがある。
④病変を詳述する修飾語：「化膿性」「虚血性」等
　病変を詳述する修飾語には，「壊死性」「化膿性」「出血性」「びらん性」「潰瘍性」「結節性」「うっ血性」「虚血性」「陳旧性」——など多くのものがある。

⑳ ICD コーディングの基礎知識

　疾病コーディングとは，診療記録に記載されている診断名について疾病分類表を用いてコードを付与する作業である。疾病分類に使用されている分類表は，WHO の ICD-10 が一般的だ。診療情報をコード化することで疾病等の検索や多目的な統計の作成・分析などが容易になる。さらに決められたルールに従ってコード化することで，病院間・施設間のデータ比較はもちろんのこと，国際比較することも可能となる。

図表1　ICD-10 の分類体系と意味

大分類項目　　　　　　　　　　　　　　　　中間分類項目（抜粋）

全身症

Ⅰ　感染症および寄生虫症（A00-B99）
- 腸管感染症（A00-A09）
- 細菌性感染症（A15-A49）
- 主として性的伝播様式をとる感染症（A50-A64）
- スピロヘーター，クラミジア，リケッチア症，性的伝播様式をとるものを除く（A65-A79）
- ウイルス感染症（A80-B34）――等

Ⅱ　新生物（C00-D48）
- 悪性新生物（C00-C97）―原発性（C00-C75）
  - 続発性および部位不明（C76-C80）
  - リンパ・造血組織（原発性）（C81-C96）
  - 多部位（C97）
- 上皮内新生物（D00-D09）
- 良性新生物（D10-D36）
- 性状不詳または不明の新生物（D37-D48）

Ⅲ　血液および造血器の疾患ならびに免疫機構の障害（D50-D89）
Ⅳ　内分泌，栄養および代謝疾患（E00-E90）

解剖学的系統別の疾患

Ⅴ　精神および行動の障害（F00-F99）
Ⅵ　神経系の疾患（G00-G99）
Ⅶ　眼および付属器の疾患（H00-H59）
Ⅷ　耳および乳様突起の疾患（H60-H95）
Ⅸ　循環器系の疾患（I00-I99）
Ⅹ　呼吸器系の疾患（J00-J99）
Ⅺ　消化器系の疾患（K00-K93）
Ⅻ　皮膚および皮下組織の疾患（L00-L99）
XIII　筋骨格系および結合組織の疾患（M00-M99）
XIV　腎尿路生殖器系の疾患（N00-N99）

> ※ICD-11 では
> ①免疫機構の障害
> ②睡眠・覚醒障害
> ③性保健健康関連の病態
> ④エクステンションコード
> ⑤生活機能パターンに関する補助セクション
> ⑥伝統医学の病態・モジュール 1
> が新章として追加されている。

新生児・疾患・奇形・分娩

XV　妊娠，分娩および産じょく＜褥＞――流産（O00-O08）――等（O00-O99）
XVI　周産期に発生した病態（P00-P96）
XVII　先天奇形，変形および染色体異常（Q00-Q99）

XVIII　症状，徴候および異常臨床所見・異常検査所見で他に分類されないもの（R00-R99）

XIX　損傷，中毒およびその他の外因の影響（S00-T98）
- 部位別の損傷（S00-S99）
- 多部位または部位不明の損傷（T00-T14）
- 自然開口部からの異物侵入の作用（T15-T19）
- 熱傷および腐食（T20-T32）――等

XX　傷病および死亡の外因（V01-Y98）
- 交通事故（V01-V99）
- 不慮の損傷のその他の外因（W00-X59）
- 故意の自傷および自殺（X60-X84）――等

XXI　健康状態に影響を及ぼす要因および保健サービスの利用（Z00-Z99）
XXII　特殊目的用コード

注：第 XXI 章は人口動態統計には用いない。

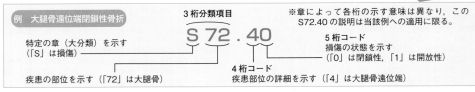

例　大腿骨遠位端閉鎖性骨折

S 72 . 40

3桁分類項目

※章によって各桁の示す意味は異なり，このS72.40 の説明は当該例への適用に限る。

- 特定の章（大分類）を示す（「S」は損傷）
- 疾患の部位を示す（「72」は大腿骨）
- 4桁コード　疾病部位の詳細を示す（「4」は大腿骨遠位端）
- 5桁コード　損傷の状態を示す（「0」は閉鎖性，「1」は開放性）

図表2　コーディングの手順──診療録のどこを読む？

コーディングするための一般的な手順

| 第1段階 | 基 本 | | 情報源 |

1. 退院時要約（サマリー）を読んで病名の確認および
全体的な情報を把握する
2. 診療録全体を読み，退院時要約情報の不足を補う

退院時要約
入院診療録1号紙
主訴，既往歴，家族歴
現病歴，入院時現症

| 第2段階 |

退院時要約（サマリー）から詳細な情報が
得られず正確な分類ができない場合

発生源(医師)に戻して確認することが基本

検査所見，病理所見
手術内容，治療経過など

例1　感染症の場合──病原体の確認
例2　脳血管疾患の場合──外傷性か非外傷性か確認
例3　脳梗塞の場合──狭窄・閉塞の部位の確認
例4　くも膜下出血の場合──どの血管の動脈瘤の破裂か確認
例5　外傷で外因の詳細が不明の場合
例6　診断名に記載がないが他院での手術情報等の把握
　　　既往歴として重要な補足情報が得られる場合がある
例7　他科受診して検査や治療しているのに診断名がない場合
例8　薬剤が不明の場合
例9　その他の情報源

検査報告書
医師記録，看護記録
読影報告書
手術記録，医師記録
医師記録，看護記録
他院情報提供書

他科受診依頼書・報告書
医師指示表，投薬・注射処方
クリニカルパス用紙
看護1号紙，患者プロフィール
医師・看護師経過記録
インフォームド・コンセント記録
体温表，看護サマリー
入院診療計画書

| 第3段階 | | コーディングを行う |

1. 主病名を選択しコーディングを行う
➡主要病態選択ルールを参照する
➡主病名が変更される時は医師に承認を得る
2. その他の病態のコーディングを行う
➡コーディングガイドラインを参照する
3. 死亡の場合，上記1，2に加えて原死因を選択する
➡原死因選択ルールを参照する（ICD 第1巻 p.50〜）
4. 手術名から ICD9CM によりコーディングを行う
5. 腫瘍の場合，ICD-O（第3版）によりコーディングを行う

死亡診断書

手術記録，看護師の術中記録
病理報告書，細胞診報告書

（日本診療情報管理士協会誌『メディカルレコード』第 29 巻 特集号「疾病分類マニュアル」より）

21 DPC/PDPS の基礎知識

急性期の入院医療に係る「診断群分類定額報酬算定制度」（DPC/PDPS：Diagnosis Procedure Combination/Per-Diem Payment System）は，これまでのいわゆる出来高払いによる点数表に代わって包括払いを導入・普及する目的でつくられた。特定機能病院等から収集した症例のデータをもとに日本独自の疾病分類を作成し，それに基づいて 2024 年 4 月現在，2477 の診断群分類（包括評価）ごとに 1 日当たりの定額点数が決められている。

DPC 対象病院では，対象となる患者についてはこの点数を算定したうえで，包括の範囲外とされる部分の出来高点数を加算して請求する。請求は患者ごとに主傷病名を決定し月単位で行い，レセプト様式は独自に定められたものを用いる。

■制度の概要

(1) 対象病院

2003 年 4 月のスタート時点では，計 82 の特定機能病院の一般病棟が対象とされた。

2003 年からデータ収集のための調査に協力していた 92 医療機関のなかから 2004 年 4 月，実施可能なところとして 62 病院が官報告示。4 月から 7 月の間に準備の整ったところから順次スタートし，2006 年 3 月までの 2 年間，試行というかたちで民間を含めた医療機関が参加することになった。

2024 年 6 月現在，対象病院は 1,786 施設にまで増加している。

(2) 対象患者

対象病院の**一般病棟に入院している患者**で，包括点数の設定された診断群分類に該当するものが算定対象となる。

ただし，以下の患者については包括算定の対象外とされ，従来どおり出来高での算定となる。

1. 入院後 24 時間以内に死亡した患者または生後 1 週間以内に死亡した新生児
2. 評価療養を受ける患者
3. 臓器移植を受ける患者
4. 急性期以外の特定入院料等算定患者（下記）
   - A106　障害者施設等入院基本料
   - A304　地域包括医療病棟入院料
   - A306　特殊疾患入院医療管理料

   - A308　回復期リハビリテーション病棟入院料
   - A308-3　地域包括ケア病棟入院料
     - (1)地域包括ケア病棟入院科 1 ～ 4
     - (2)地域包括ケア入院医療管理料 1 ～ 4（一部除外あり）
   - A309　特殊疾患病棟入院料
   - A310　緩和ケア病棟入院料
   - A319　特定機能病院リハビリテーション病棟入院料
   - A400　短期滞在手術等基本料 1
5. その他厚生労働大臣が別に定めるもの（新設された処置・手術等の算定患者等）

(3) 診断群分類（DPC）

ICD-10 に基づく 18 の主要診断群（MDC：Major Diagnostic Category，例えば神経系疾患，眼科系疾患等）に大別される 506 の基礎疾患を，入院理由，重症度，年齢，手術・処置等の有無，定義副傷病名などで分け，**2477 の診断群分類（DPC）について包括点数**を定めている。

(4) 包括の範囲

診断群分類に該当し包括算定となる場合でも，すべての点数が包括されているわけではない。対象患者については，包括点数と出来高点数の両者を合算した額での月単位の請求となる。

【包括点数に含まれるもの】

- 入院基本料〔重症児（者）受入連携加算，救急・在宅等支援病床初期加算，看護必要度加算，一般病棟看護必要度評価加算，入院栄養管理体制加算を除く〕
- 入院基本料等加算の一部（A200，204，204-3，207，207-2，207-3，207-4，214，218，218-2，234，234-2，243，244，245，252 ⇒これらは医療機関の機能に係るものとして別に加算係数を設定）
- 医学管理等（手術前医学管理料，手術後医学管理料に限る）
- 検査（カテーテル法による諸検査，内視鏡検査，血液採取以外の診断穿刺・検体採取料を除く。D026「注 4」検体検査管理加算，「注 5」国際標準検査管理加算に係数を設定）
- 画像診断〔画像診断管理加算 1 ～ 4，選択的動脈造影カテーテル法（主要血管）を除く〕
- 投薬，注射（G020 無菌製剤処理料を除く）
- リハビリテーション，精神科専門療法の薬剤料
- 処置（基本点数 1000 点未満の処置料等に限る）（一

主要診断群分類（MDC）

2024 年 4 月現在

MDC01	神経系疾患	MDC10	内分泌・栄養・代謝に関する疾患
MDC02	眼科系疾患	MDC11	腎・尿路系疾患及び男性生殖器系疾患
MDC03	耳鼻咽喉科系疾患	MDC12	女性生殖器系疾患及び産褥期疾患・異常妊娠分娩
MDC04	呼吸器系疾患	MDC13	血液・造血器・免疫臓器の疾患
MDC05	循環器系疾患	MDC14	新生児疾患，先天性奇形
MDC06	消化器系疾患，肝臓・胆道・膵臓疾患	MDC15	小児疾患
MDC07	筋骨格系疾患	MDC16	外傷・熱傷・中毒
MDC08	皮膚・皮下組織の疾患	MDC17	精神疾患
MDC09	乳房の疾患	MDC18	その他

図表1　DPC/PDPS の算定の基本

・診療報酬＝包括評価部分＋出来高部分

出来高部分 手術・麻酔の部で算定する薬剤・特定保険医療材料	→	**ドクターフィー（技術料）** 手術料，麻酔料，1000 点以上の処置料，心臓カテーテル法による検査，内視鏡検査，診断穿刺・検体採取，病理診断，病理学的検査判断，選択的動脈造影カテーテル手技，指導管理料，リハビリテーション，精神科専門療法　等
包括部分	→	**ホスピタルフィー（施設報酬）** 入院基本料，検査（内視鏡等の技術料を除く），画像診断（選択的動脈造影カテーテル手技を除く），投薬，注射，1000 点未満の処置料，手術・麻酔の部で算定する薬剤・特定保険医療材料以外の薬剤・材料　等

図表2　DPC 樹形図上の DPC コード決定までのプロセス

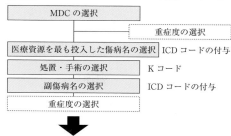

部例外あり）
・病理診断（N003 術中迅速病理組織標本作製を除く第 1 節病理標本作製料に限る）

【出来高で算定するもの】
・上記のほか，HIV 感染症患者に使用する抗 HIV 薬，血友病等の患者に使用する血液凝固因子製剤等の費用以外については，一般の診療報酬点数に基づいて出来高点数を積算して算定する。

■算定方法

包括対象患者 1 人ごとに，診断群分類点数表に定められた分類区分に応じてそれぞれの入院期間別点数(1 日当たりの点数)に医療機関別係数を掛けて算出する。

(1)　入院期間別点数

在院日数に応じて①**入院期間Ⅰ**（平均在院日数の 25 パーセンタイル値までの期間で，平均点数に 17% 加算），②**入院期間Ⅱ**（25 パーセンタイル値から平均在院日数までの期間で，①②の合計が平均点数と等しくなるような点数），③**入院期間Ⅲ**（平均在院日数を超えた日以降の期間で，②の 85％で算定）となっている。そして，平均在院日数の標準偏差の 2 倍を超える日以降はすべて出来高での算定となる。なお，2016 年改定からは，第Ⅲ日（包括算定の終了日）が入院日から 30 の整数倍になるよう調整されました。

(2)　医療機関別係数

①医療機関ごとの**激変緩和係数**（以前の各医療機関の医療費実績値に改定率等を反映させたものと等しくなるよう調整係数が設定されていたが，段階的に機能評価係数Ⅱに置き換えられ，2018 年度にはすべて廃止された。廃止に伴う激変緩和の対応として，改定年度のみ激変緩和係数が設けられた），②**基礎係数**（大学病院本院群，DPC 特定病院群，DPC 標準病院群という 3 つの医療機関群ごとに，基本的な診療機能を評価する係数），③入院基本料等加算のうち A200 総合入院体制加算など届出医療機関がその機能に応じて加算できる項目あるいは看護要員に関する施設基準等を

満たさない場合に減額される項目についての係数（**機能評価係数Ⅰ**），④地域医療係数・効率性係数・複雑性係数・カバー率係数により評価した係数（**機能評価係数Ⅱ**）。⑤機能評価係数Ⅱの 1 項目だった「救急医療係数」が廃止され，その評価手法を維持して独立した係数（**救急補正係数**）を設けている。

(3)　その他

特定入院料の一部で患者ごとに要件を満たした場合に算定する点数（救命救急入院料，特定集中治療室管理料など）の加算が規定されている。

前記分類区分ごとの入院期間別点数にそれぞれ該当する調整係数および日数を乗じることにより患者ごとの包括点数部分が算出される。

■請求方法

現行のレセプトと同様に**月単位**での請求となる。明細書は医科入院医療機関別包括評価用として定められている様式を用いる。様式には診断群分類決定の参考となる患者基礎情報欄が設けられ，また包括評価部分と出来高部分をそれぞれ分けて記載するようになっている。

どの診断群分類で請求するかは，1 入院中に**最も多くの医療資源を投入した**（費用のいちばんかかった）**傷病名**とされ，主治医が決定する。

(1)　請求に伴う留意事項

1. 請求時点で病名が確定していない場合：**入院の契機となった傷病名**
2. 月をまたいだ入院の途中で傷病名の変更があった場合：**退院時に差額を調整**
3. 診療報酬の請求方法は，患者の退院時に決定された請求方法をもって一の入院期間において統一します。一入院期間において診療報酬の請求方法が複数存在する場合は，退院（DPC 算定対象となる病棟等以外の病棟へ転棟する場合を含む）時に決定された請求方法により必要な請求を行います。

2
保険請求
臨床知識

■ DPC 樹形図の例

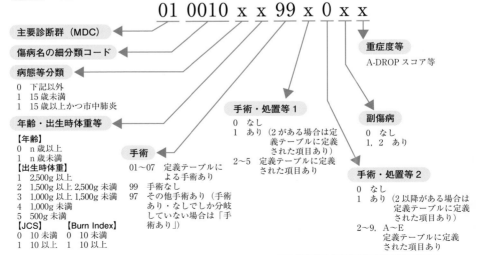

| 040150 | 肺・縦隔の感染，膿瘍形成 |

手術 → なし → 手術・処置等2 → なし → ❶617　040150xx99x0xx
　　　　　　　　　　　　　　　　　　あり → ❷618　040150xx99x1xx
　　　→ あり → 手術・処置等2 → なし → ❸619　040150xx97x0xx
　　　　　　　　　　　　　　　　　　あり → ❹620　040150xx97x1xx

樹形図番号	入院期間			A 日以下		A 日超 B 日以下		B 日超 C 日以下	
	A	B	C	入院期間①	点数／日	入院期間②	点数／日	入院期間③	点数／日
❶ 617	10	21	60	1 ～ 10 日	3,308	11 ～ 21 日	2,187	22 ～ 60 日	1,859
❷ 618	11	25	90	1 ～ 11 日	4,176	12 ～ 25 日	2,549	26 ～ 90 日	2,166
❸ 619	13	27	60	1 ～ 13 日	3,366	14 ～ 27 日	2,213	28 ～ 60 日	1,881
❹ 620	25	50	120	1 ～ 25 日	4,153	26 ～ 52 日	2,640	51 ～ 120 日	2,244

IDC 名称 (040150 に対応する傷病名)

A065	アメーバ性肺膿瘍
B450	肺クリプトコックス症
B659	住血吸虫症，詳細不明
B664	肺吸虫症
E321	胸腺膿瘍
E328	その他の胸腺の疾患
J850	肺のえ〈壊〉疽及びえ〈壊〉死
J851	肺炎を伴う肺膿瘍
J852	肺炎を伴わない肺膿瘍
J853	縦隔膿瘍
J86 $	膿胸 (症)
J985	縦隔の疾患，他に分類されないもの

手術

K497-2	膿胸腔有茎大網充填術
K498 $	胸郭形成手術 (膿胸手術の場合)
K502	縦隔腫瘍，胸腺摘出術
K502-2 $	縦隔切開術
K502-3	胸腔鏡下縦隔切開術
K507	肺膿瘍切開排膿術
K509-4	気管支瘻孔閉鎖術
K511 $	肺切除術
K513 $	胸腔鏡下肺切除術
その他の K コード	

手術・処置等 1　　　(※)

K013 $	分層植皮術
K013-2 $	全層植皮術
K015 $	皮弁作成術，移動術，切断術，遷延皮弁術
K016	動脈 (皮) 弁術，筋 (皮) 弁術
K0172	遊離皮弁術 (顕微鏡下血管柄付きのもの) その他の場合
K019	複合組織移植術

手術・処置等 2

J045 $	人工呼吸

図表3　診断群分類コード 14 桁の構成内訳

$$01\ 0010\ x\ x\ 99\ x\ 0\ x\ x$$

主要診断群 (MDC)

傷病名の細分類コード

病態等分類
- 0　下記以外
- 1　15 歳未満
- 1　15 歳以上かつ市中肺炎

年齢・出生時体重等
【年齢】
- 0　n 歳以上
- 1　n 歳未満

【出生時体重】
- 1　2,500g 以上
- 2　1,500g 以上 2,500g 未満
- 3　1,000g 以上 1,500g 未満
- 4　1,000g 未満
- 5　500g 未満

【JCS】　【Burn Index】
- 0　10 未満　0　10 未満
- 1　10 以上　1　10 以上

手術
- 01～07　定義テーブルによる手術あり
- 99　手術なし
- 97　その他手術あり (手術あり・なしでしか分岐していない場合は「手術あり」)

手術・処置等 1
- 0　なし
- 1　あり (2 がある場合は定義テーブルに定義された項目あり)
- 2～5　定義テーブルに定義された項目あり

重症度等
A-DROP スコア等

副傷病
- 0　なし
- 1，2　あり

手術・処置等 2
- 0　なし
- 1　あり (2 以降がある場合は定義テーブルに定義された項目あり)
- 2～9．A～E　定義テーブルに定義された項目あり

x：該当する項目がない場合に使用

図表4　DPC/PDPS で使用するレセプト様式とその記載法

診療報酬明細書
（医科入院医療機関別包括評価用）
　　　　　　令和　年　　月分

都道府県番号　　医療機関コード

| 1 医科 | 1 社・国　3 後期
2 公費　4 退職 | 1 単独
2 2 併
3 3 併 | 1 本入　7 高入一
3 六入
5 家入　9 高入7 |

保険者番号　　　　　　給付割合　10　9　8　7（　）

被保険者証・被保険者手帳等の記号・番号

氏名　　「x」の代わりに定義テーブルに基づく数字で差し支えない。

特記事項

保険医療機関の所在地及び名称

名　1男　2女　1明　2大　3昭　4平　5令　．．生

職務上の事由　1 職務上　2 下船後3月以内　3 通勤災害

分類番号	診断群分類区分	脳腫瘍（15歳以上）　頭蓋内腫瘍摘出術等 処置等1なし　処置等2あり　定義副傷病なし	転	診療実日数	保険	日
010010xx03x10x					公費① 公費②	日 日

| 傷病名
副傷病名 | ICD
10 | 傷病名
副傷病名 | | 帰 | | |

今回入院年月日　平成　　年　　月　　日　　　　今回退院年月日　平成　　年　　月　　日

患者基礎情報

傷病情報
「傷病名」欄には，診断群分類に該当する根拠となった「医療資源を最も投与した傷病名」（「医療資源を最も投与した傷病名」が確定していない場合には，「入院の契機となった傷病名」）とその対応しているICD-10コードを記載すること。

入退院情報
「副傷病名」欄には，「副傷病あり」の診断分類に該当している場合に，副傷病ありと判断した根拠となった傷病名及びその対応しているICD-10コードを記載すること。

診療関連情報
例2：「急性心筋梗塞（続発性合併症を含む），再発性心筋梗塞　経皮的冠動脈ステント留置術あり　処置1あり　処置2なし　定義副傷病なし」から「急性心筋梗塞（続発性合併症を含む），再発性心筋梗塞　経皮的冠動脈ステント留置術あり　処置1あり　処置2　3あり　定義副傷病なし」に変更の場合

6月25日入院，7月3日に診断群分類変更，7月10日退院

6月診療分　（050030x03000x）
　入院I　　3103×5＝小計…①
　入院II　 2201×1＝小計…②
6月請求分　6月医療機関別係数×（①＋②）＝合計…A

7月請求分　（050030x03030x）
　入院I　　3604×1＝小計…③
　入院II　 2949×6＝小計…④
　入院III　2430×4＝小計…⑤
7月分請求　7月医療機関別係数×（③＋④＋⑤）…B

6月調整分　3604×6＝小計…⑥
（6月医療機関別係数×⑥）－A＝小計…⑦

1 93　7月分請求　B＋⑦＝合計

包括評価部分

例1：脳腫瘍（15歳以上）　頭蓋内腫瘍摘出術等あり　処置1なし　処置2あり　定義副傷病なし
　　6月10日入院　7月14日退院

　入院I　　3344×14＝小計…①
　入院II　 2119×7＝小計…②
6月請求分　医療機関別係数×（①＋②）＝合計

　入院II　 2119×7＝小計…③
　入院III　1801×7＝小計…④
7月請求分　医療機関別係数×（③＋④）＝合計

1 93

出来高部分

診療行為別コード

負担区分コード

出来高部分の記載方法は，従来の記載方法と同様。

※高額療養費	円	※公費負担点数	点
		※公費負担点数	点

食事・生活

基準	円×	回	基準　（生）	円×	回
特別	円×	回	特別　（生）	円×	回
食堂	円×	回			
環境	円×	日	減・免・猶・I・II・3月超		

療養の給付

保険	請求	点	※決定	点	負担金額	円 減額　割（円）免除・支払猶予
公費①		点		点		円
公費②		点		点		円

食事・生活療養

保険	回	請求	円	※決定	円	（標準負担額）円
公費①	回		円		円	円
公費②	回		円		円	円

※　本例は2003年4月の告示をもとに，2024年6月現在の内容に修正したもの

22 保険請求・審査・支払いチャート

図表1　審査とレセプトの流れ

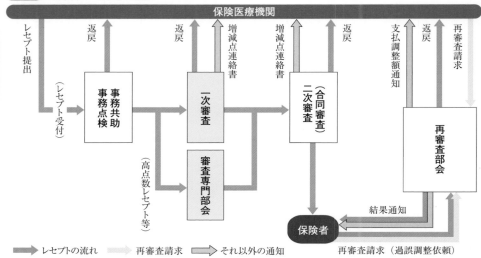

（全国保険医団体連合会『月刊保団連』No.859 より）

(1) レセプト（診療報酬明細書）

　医療機関が診療に要した料金を請求する際に，診療報酬点数表に基づいて作成する明細書。受診した患者に直接請求するのではなく，保険者（健康保険組合あるいは市町村）の代理機関である社会保険診療報酬支払基金か国民健康保険団体連合会に提出する。診療した翌月に提出し，翌々月に前記機関の審査委員会の審査を経て支払いが行われる。作成に人手と時間を要するため，"レセコン"と呼ばれるコンピューターが普及している。

(2) 審査

　保険者の代理機関である国民健康保険団体連合会や社会保険診療報酬支払基金の審査委員会が，保険医療機関から提出されたレセプトの内容を調べること。これにより，支払いを行うかどうかを判断する。

　提出されたレセプトは，まず事務職員が記号番号の誤りや資格喪失など事務上の過誤について点検し，記載もれが発見された場合にはこの時点で医療機関に返戻される。引き続き審査委員による審査が行われ，増減点があった場合は医療機関に対して増減点通知書（国保）や増減点連絡書（社保）が送付される。

　また，保険者（診療報酬支払側）の再審査による減点があった場合，再審査過誤連絡票（国保）や再審査等支払調整額通知票（社保）により通知される。

(3) 査定

　保険医療機関の診療報酬請求に対して，審査支払機関が審査し，適正な診療報酬額になるよう増減点すること。査定は減点がほとんどであり，医療機関は査定内容に不服がある場合，再審査請求ができる。

(4) 再審査請求

　支払基金や国保連合会の審査委員会によるレセプト審査結果への異議申立てのこと。減点査定に対して行う医療機関の再審査請求と，保険者が査定減点を行う再審査請求があるが，保険者によるものが圧倒的に多い。

医療機関のための査定減点対応要領

［医療機関］レセプトの提出

＊診療の翌月10日までに審査機関に提出する
＊11日以降に提出すると翌月審査となる
＊10日が土日の場合は都道府県により異なる

↓

［審査機関］事務職員による事務点検・事務共助

＊患者名，傷病名，保険者番号等のチェック
　→不備があれば，レセプトに返戻付せんを貼って医療機関に返戻する
＊レセプト点検→レセプト電算処理システムのチェック機能により，患者名・傷病名・請求先である保険者番号等の請求に必要な記載事項の事務点検が自動的に行われるとともに，診療内容が，国が定めた保険診療ルールに適合していない項目や，傷病名と医薬品の関連性のチェックが行われ，疑義のあるものにはマーキングや電子付せんが貼付される。その結果をパソコン画面上で表示・確認を行い，チェックができない事項については，データの抽出機能などを使用し，診療内容に疑問があるレセプトに当該疑問事項を入力する等の審査事務が行われている

↓

［医療機関］返戻への対応

＊記入もれ項目をレセプトに記載し，付せんを貼ったまま翌月提出分と一緒に再提出する

↓

［審査機関］審査（審査委員による一次審査）

＊8万点以上のもの等は重点審査の対象として細かく点検される

※38万点以上のレセプトは，各都道府県ではなく審査機関の「特別審査委員会」で審査される

＊診療内容が適切でないと判断されるものについては査定され，診療行為の適否が判断しがたいものや整備されていないものについては医療機関に返戻して再提出を求められるほか，必要に応じて診療担当者との面接懇談や来所訂正を行うこともある

↓

［審査機関］合同審査（二次審査）

＊法規上，審査は全体会議を経て決定される
＊従来の解釈が変更されるような場合は合同会議で周知徹底が図られる

↓

［医療機関］返戻への対応

＊摘要欄に追加の記載，またはデータの添付をし，付せんを貼ったまま翌月提出分と一緒に再提出する

↓

［審査機関］審査結果の通知

①**増減点連絡書**（審査の結果減点されたもの）
②**診療報酬相殺通知書**（保険者で調剤薬局のレセプトと突合した結果，薬剤料が医療機関から相殺されたもの）

③**再審査等支払調整額通知書**（保険者による再審査請求の結果，減点されたもの）

※**保険者による再審査請求**：審査機関の審査を通るとレセプトは保険者に送られる。そこで保険者もレセプトチェックを行い，疑義が生じた場合は，減点を要求する再審査請求を行う

↓

［医療機関］医療機関による再審査請求

＊審査の結果に納得がいかない場合，異議申立てを行い，復活を請求することができる
＊再審査は，厚労省通知等により，6カ月以内に申し出ることとされている。なお，保険者からの再審査請求による減点分については，医療機関側に不当利得返還請求権が生じるため，再審査請求の時効は10年とされている
①査定理由を確認する
②減点理由の詳細を知りたい場合は，電話で審査機関，保険医協会，医師会等に問い合わせる
③再審査請求書の提出：支払基金または国保連合会の再審査部会宛に提出する。提出日は特に決められていない
※診療内容に関することで1年前後経って減点された場合は，異議を申し立てることができる

↓

［審査機関］再審査と再審査結果の通知

＊復活が認められた場合，増点の内容が記載される。認められなかった場合は，「原審どおり」と記載される

↓

［医療機関］原審査どおりとなった場合の対応

手段1　再々審査請求する

支払基金は，再審査理由の書きもれがあった場合，新たな再審査理由による場合，審査機関の事務の誤りがあった場合——については再々審査請求が可能。国保は都道府県により異なる

手段2　質問書を送付する

審査委員長宛に書留等で質問書を送付し，回答を求める

手段3　懇談を申し出る

①面接懇談：元々は，審査委員会が必要と認めた場合に医療機関に出頭を求め行うもの（行政措置ではない）。逆に，医療機関からも任意の面談を申し出ることができる
②訪問面談：資格等の誤りの多い医療機関に対し，直接訪問し指導を行うこと

手段4　法的手段に訴える

＊減点査定の結果と診療報酬請求権の成否とは関係がないという最高裁の判例がある。そこで不当な減点については民事訴訟を起こして請求することができる。民事訴訟は，まず原告が訴状を作成して裁判所に提出することから始まる

2
保険請求
臨床知識

23 指導・監査，立入検査

■指導・監査の種類

　指導には，地方厚生（支）局と都道府県による「**集団指導**」「**集団的個別指導**」「**個別指導**」と，厚労省，地方厚生（支）局，都道府県による「**共同指導**」「**特定共同指導**」がある。指導大綱では，「個別指導」「共同指導」「特定共同指導」をまとめて「個別指導」と分類している。

集団指導：保険診療の取扱い，診療報酬請求事務，診療報酬の改定内容，過去の指導事例──等の講習。

集団的個別指導：講習・講演会方式の指導（集団部分）のあと，少数のグループごとに簡便な面接懇談方式で指導（個別部分）を行う。診療所の場合は届出標榜科目により12類型に区分し，類型ごとに1件当たりレセプトの平均点数の1.2倍以上かつ上位8%が対象。病院の場合は一般・大学・精神・老人病院の4区分で，1件当たりレセプトの平均点数の1.1倍以上かつ上位8%が対象。

個別指導：個別面接方式で行われる。指摘事項の程度により改善報告書の提出や診療報酬の自主返還という経済措置が取られる。**既指定保険医療機関に対する指導と新規指定保険医療機関等に対する指導**（開業後6カ月を経過した全医療機関が対象）がある。

共同指導：個別指導後に改善がみられない医療機関，支払基金からの情報提供等により共同指導が必要とされた医療機関が対象。

特定共同指導：複数の行政機関が共同で行う必要性が生じた医療機関を対象とする。例えば臨床研修指定病院，大学附属病院，特定機能病院，同一開設者で複数都道府県に所在といった特定の範囲に該当する場合または緊急性を要する場合。

監査：行政が不正・著しい不当を疑った医療機関に強制的に実施し，「取消処分」「戒告」「注意」のいずれかの行政処分を伴う。指導大綱では正当な理由なく個別指導を拒否した場合（正当な理由のない日程変更も含む）は監査を行うと定める。

立入検査：病院が法令に規定された人員と構造設備をもち，適正な管理を行っているかどうか病院に立ち入って行う検査。全病院を対象に原則年1回実施。

■個別指導

個別指導の対象と選考

　以下の選定基準により，全保険医療機関の4%程度の範囲内で選定委員会が決定する。①～⑧が優先され，⑨は減る場合もある。⑩は別枠。

①支払基金等，保険者，被保険者等からの情報で，指導が必要とされた場合
②個別指導で再指導や経過観察になり，その後，改善が認められない場合
③監査で戒告または注意を受けた場合
④正当な理由なく集団的個別指導を拒否した場合
⑤医療法の立入検査で問題があった場合
⑥検察や警察からの情報で指導が必要とされた場合

⑦他院等の個別指導・監査で指導が必要とされた場合
⑧会計検査院の実地検査で指導が必要とされた場合
⑨1件当たりの点数の高い保険医療機関等
⑩新規指定保険医療機関等

高点数の保険医療機関等（⑨）：集団的個別指導を受けた翌年度の実績がなお高点数の場合対象となる。妥当・適切と判断されたものは除外される。なお，平均点数の算出方法は明確には示されていない。

　個別指導の対象になった場合，事前に指導目的，指導日時・場所，出席者，準備する書類などが記載された通知書が送付される。通知は通常，指導日の3週間前（DPC病院は4週間前）。指導日変更を申し出ることができるが，やむを得ない正当な理由がなければ変更は認められない。

　また，健康保険法第73条等により，指導を拒否することはできない。指導大綱には，正当な理由なく個別指導を拒否した場合は監査を行うとある。

　個別指導の対象レセプトは，原則として指導日の直近3～6カ月間のうち連続する2カ月に来院した患者のなかから選ばれ，事前に通知される。協会けんぽの本人・家族，国保と後期高齢者医療の被保険者のなかから30～50人が指定されることが多い（新規指定医療機関は診療所10件，病院20件程度）。

　選ばれるのは，以下に当てはまる施設の場合が多い。①高点数，②傷病名が多い（常時8以上），③投薬数が多い，④実日数が多い，⑤疑い病名やレセプト病名と思われる傷病名が多い，⑥時間外・休日加算算定，⑦医学管理料算定，⑧在宅医療算定，⑨投薬・注射・検査が画一的，⑩医師・従業員向け等。

個別指導はどのように行われるか

　指導日1週間前までに「医療機関の現況」を提出する。医療機関の概要・組織図・平面図，職員数・保険医・看護師等の概要，入院患者数等を記入する。

　指導当日は，対象患者に係る以下のような診療関連書類の準備が求められる。

　カルテ，酸素の購入単価の算定基礎となる書類，審査支払機関からの返戻・増減点通知書，手術・麻酔台帳，リハビリテーション関係の記録，エックス線写真等，諸検査記録など関係書類，在宅療養指導記録（診療所のみ），特定保険医療材料，薬剤の購入関係書類，薬剤管理指導記録（病院のみ），薬剤情報提供に関する説明文書の写し，食事および寝具設備ならびに医療事務に関する関係帳簿類および委託契約書（無床診療所以外），患者ごとの一部負担金徴収に関する帳簿・日計表等（レセコンの出力帳票），入院申込書綴，特別療養環境室入院患者の同意書綴，入院患者外出・外泊許可簿綴，診療費請求書・領収書の控え，施設基準に関する関係帳簿，医療法に基づく立入検査関係綴（無床診療所以外），特定保険医療材料請求単価一覧表，保険外負担一覧表，様式等の見本

図表1 指導・監査の種類と概要

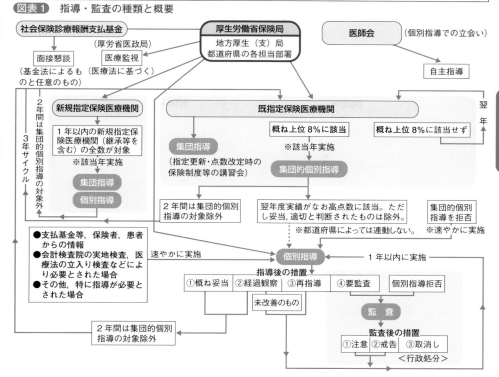

指導当日の場所, 形式, 時間等は以下のとおり。

診療所：指定された公的施設・医師会館・民間施設等で面接・懇談方式で2時間程度かけて行われる。新規指定医療機関は1時間程度。

病院：院内で6時間程度かけて行われる。ただし, 100床未満の場合, 診療所と同様の場所で行われることもある。新規指定医療機関は2時間程度。

医療機関側の出席者：診療所の場合は開設者および管理者である保険医のほか, 必要に応じて保険医等, 診療報酬請求事務担当者, 看護担当者が出席。病院の場合は開設者および管理者である院長, 勤務医, 事務長, 看護師長, 薬剤科長, リハビリテーション科長, 管理栄養士等が指導内容に応じて出席。

中立的な第三者の出席：地方厚生（支）局長が立会い役として医師1〜2名に依頼する。依頼先は主に医師会の保険担当理事。

弁護士の帯同：医療機関側が依頼するもので, 都道府県によっては認められる。**懇切丁寧な個別指導**が期待できるが, 弁護士は医療内容に踏み込んだ発言はせず, あくまで行政手続きに瑕疵があった場合に指摘するのが主な役目。

個別指導は, **①指導根拠の提示, 出席者の紹介, ②事務的な事項の確認, ③各医師への個別指導, ④指導後の講評**——という流れで行われる。病院の場合, ②のあとに**院内巡視（ラウンド）**, ③のあとに**各基**準等についての指導が実施される。

院内巡視では, 指導官（技官である医師・看護師）が院内を巡視し, ①院内掲示, ②標榜科目・診療時間等, ③届出が必要な医療を行っている場所, ④外来診療室, ⑤薬局・DI室, ⑥病棟——等の点検を行う。ラウンド後に実際の現場と準備資料が一致しているか, 再点検が行われる。

各医師の個別指導：指導医療官がカルテとレセプトを見ながら, **①カルテ・レセプトの様式, ②傷病名の記載と転帰, ③カルテの「既往症・原因・症状・経過」欄, 「処方・手術・処置」欄の記載, ④治療内容, ⑤保険請求**——等を点検する。逐次, 患者の病状, 治療内容の疑義について質問・指摘が行われ, 医療機関の保険医が質問・疑義に対しカルテを見ながら答えていく。

個別指導後の講評と措置, 医療機関の対応

講評：「カルテの様式・記載内容, 保険請求」等と「自主返還金」の項目に分けて口頭で講評され, 内容は後日, 当該保険医療機関宛に送付される。

措置：改善を求められた内容等によって, 下記①〜④の措置が規定されている。

①概ね妥当：当該指導終了。

②経過観察：レセプトによる経過観察が半年〜1年

間行われる。改善がみられた場合は指導終了，改善がみられない場合は再び個別指導の対象となる。
③**再指導**：1年以内に再び個別指導が実施される。
④**要監査**：監査要綱に定める要件に該当すると判断された場合，後日速やかに監査が行われる（明らかな不正または著しい不当が疑われる場合はただちに行われる）。

改善報告書：医療機関は指導後に送られてくる「指導の結果について」で，**「改善報告書」の提出**が求められる。指導内容への改善策を報告するもので，提出期限は通知後1ヵ月程度。様式の定めはない。「再指導」でなければ，提出をもって終了。

自主返還：「指導の結果について」に「自主返還に係る事項」が示されている場合は**「自主返還」**が求められる。指摘事項について1年間遡って全カルテを点検し，その結果を社保，国保に分けて書類にまとめて提出。提出期限は通知後1ヵ月程度で，返還分は診療報酬から差し引かれるか，各保険者に振り込むかたちで納める。指導大綱には自主返還に関する記述はなく，あくまでも医療機関が各保険者へ自主的に返還する形式となっている。

保険医療機関の取消し：個別指導の結果で取消し処分が下されることはなく，監査に移行したうえで，監査後の措置の一つとして実施されることがある。

■共同指導・特定共同指導

選定委員会が挙げた対象候補のなかから，厚労省，地方厚生（支）局，都道府県が協議のうえ決定。出席者は，地方厚生（支）局保険課と都道府県の担当者に加え，厚労省から保険局医療課課長補佐，特別医療指導監査官，医療指導監査官など。一病院であれば30名弱の大掛かりな人員体制で行われる。

事前準備：指導日の約3週間前に文書で通知され，対象レセプトの患者名も事前に通知される。医科の場合，共同指導が約30人分，特定共同指導が約50人分（対外比率はともに8:2）。DPC病院の場合，DPC算定レセプト（共同指導15人分・特定共同指導30人分）のほか，出来高算定による入院患者のレセプト（各9人分・10人分）と入院外の患者のレセプト（各6人分・10人分）も対象。

共同指導：指導の流れ，指導後の取扱い等は個別指導と同様だが，個別指導後に改善のみられない医療機関が含まれるため，個別指導より細かく，きびしい指導になると考えられる。

特定共同指導：1日半〔初日に個別指導（6時間），2日目午後に集団指導と講評（合わせて2時間）〕かけて行われる。

■監査

保険医療機関による不正，不当な診療または診療報酬請求が強く疑われる場合，的確に事実関係を把握するために行われる。該当するのは以下のケース。

架空請求：診療の事実がないものを診療したとして請求すること。
付増請求：実際に行った診療に行っていない診療を付増して請求すること。
振替請求：実際に行った診療を保険点数の高い別の診療に振り替えて請求すること。
二重請求：自費診療の費用を患者から徴収しているにもかかわらず保険請求も行うこと。

監査後の行政上の措置として，以下が挙げられる。

取消し処分：故意または重大な過失により，不正，不当な診療または診療報酬請求を行ったもの。
戒告：反復継続でない重い過失により，不正，不当な診療または診療報酬請求を行ったもの
注意：反復継続でない軽い過失により，不正，不当な診療または診療報酬請求を行ったもの。

返還金が生じた場合は保険者に通知し，支払基金等から医療機関に支払う診療報酬から控除する。むずかしければ医療機関が直接返還する。被保険者等が支払った一部負担金に過払いが生じている場合は，返還するよう指導がある。監査で「不正・不当の事実による返還金」が生じた場合，当該項目について原則5年間を遡って返還が指示される。

■立入検査（医療監視）

立入検査は医療法第25条に基づき行われる。その目的は，「病院等が医療法その他の法令により規定された人員および構造設備を有し，かつ適正な管理を行っているか否かについて」検査することで，病院を科学的で適正な医療を行う場に相応しいものとすること。

実施の流れは下記のとおり。

病院等への通知：10日〜1週間前に対象医療機関に立入検査を行う旨通知される。特に必要性が認められる場合は，予告なしで当日立入検査が行われる。
立入検査実施：「立入検査実施要綱」に基づき行われる。また，毎年通知により「院内感染防止対策」「医療事故防止」といった重点項目が示されている。
検査後の措置：不適合事項があった場合，当該施設の管理者に文書で通知があり，改善措置の状況を報告する必要がある。重大違反事項があった場合は，早急に不適合事項の改善を行うよう知事名で指導がある。前回までの指導事項が改善されていない施設には，施設の使用制限命令や管理者変更命令等の法令に基づく厳重な措置が講じられる。

24 特定疾患療養管理料等の対象疾患及び対象外疾患

【例示した疾患名】

　この一覧表に例示した疾患名は，主な対象疾患を掲載したものであり，すべての対象疾患を掲載したものではないことを予めご了承ください。また，特定疾患療養管理料等の対象疾患の解釈については，都道府県の各審査委員会において見解が多少異なることもあり得ますので，詳細は各審査機関にご確認ください。

　なお，一覧表において疾患名は原則として「標準病名」に統一しています（赤色文字の病名を除く）。

【表中の記号】

① 　特：B000 特定疾患療養管理料，F100・F400 特定疾患処方管理加算の対象疾患

　　　※　「肝疾患」については経過が慢性なものに限る〔表中，（※）と表記〕。

② 　ウイ：B001「1」ウイルス疾患指導料の対象疾患（肝炎はウイルス性であることが明らかな疾患のみ表示）

③ 　小特：B001「4」小児特定疾患カウンセリング料の対象疾患

④ 　難入：A210「1」難病患者等入院診療加算の対象疾患

⑤ 　難リ：H006 難病患者リハビリテーション料の対象疾患

⑥ 　皮Ⅰ：B001「8」皮膚科特定疾患指導管理料（Ⅰ）の対象疾患

⑦ 　皮Ⅱ：B001「8」皮膚科特定疾患指導管理料（Ⅱ）の対象疾患

⑧ 　生習：B001-3 生活習慣病管理料（Ⅰ），B001-3-3 生活習慣病管理料（Ⅱ）の対象疾患

⑨ 　×印：上記①〜⑧のいずれにも該当しない疾患

疾患名	IDC-10	算定可否	
数字・欧文			
1 型糖尿病	E10	生習	
2 型糖尿病	E11	生習	
AH アミロイドーシス	E858	難リ	
AIDS	B24	ウイ	難入
AIDS 関連症候群	B24	ウイ	難入
AIDS 検査陽性	R75	ウイ	難入
AL アミロイドーシス	E858	難リ	
A 型肝炎	B159	ウイ	
A 型劇症肝炎	B150	ウイ	
B 型インスリン受容体異常症	E13	生習	
B 型肝炎（※）	B169	特	ウイ
B 型肝炎ウイルス感染（※）	B169	特	ウイ
B 型急性肝炎	B169	ウイ	
B 型劇症肝炎	B169	ウイ	
B 型慢性肝炎	B181	特	ウイ
B 細胞リンパ腫	C851	特	
C 型肝炎（※）	B182	特	ウイ
C 型肝炎ウイルス感染（※）	B182	特	ウイ
C 型急性肝炎	B171	ウイ	
C 型劇症肝炎	B171	ウイ	
C 型慢性肝炎	B182	特	ウイ
DIC 症候群（播種性血管内凝固）	D65	×	
D 型肝炎（※）	B178	特	ウイ
E 型肝炎（※）	B172	特	ウイ
E 型劇症肝炎	B172	ウイ	
GM1 ガングリオシドーシス	E751	特／難リ	難入
GM2 ガングリオシドーシス	E750	特／難リ	難入
GM3 ガングリオシドーシス	E751	特	
HB ウイルス腎症（※）	B169	特	ウイ
HC ウイルス腎症（※）	B171	特	ウイ
HIV 感染症	B24	ウイ	難入
HIV 検査陽性	R75	ウイ	難入
I 細胞病	E770	特／難リ	難入
LDL リポ蛋白血症（高 LDL 血症）	E780	生習	
LE 皮疹	L930	皮Ⅰ	
LGL 症候群	I456	×	
MALT リンパ腫	C884	特	
MRSA 感染症	A490	難入	
NSAID 胃潰瘍	K259	特	
NSAID 十二指腸潰瘍	K269	特	
QT 短縮症候群	I498	特	

疾患名	IDC-10	算定可否	
RS3PE 症候群	M0600	難リ	
SLE（全身性エリテマトーデス）	M329	難リ	
SLE 眼底	M321	難リ	
S 状結腸炎	A099	×	
S 状結腸過長症	Q438	×	
TBG 異常症	E078	特	
TSH 受容体異常症	E078	特	
VLD リポ蛋白血症（脂質異常症）	E785	生習	
XO 症候群	Q969	特	
XXX 症候群	Q970	特	
XXY 症候群	Q980	特	
（あ）			
アヴェリス症候群	I650	特	
アカラジア（食道アカラジア）	K220	×	
亜急性海綿状脳症	A810	難入	難リ
亜急性硬化性全脳炎	A811	難入	難リ
亜急性甲状腺炎	E061	特	
亜急性膵炎	K859	×	
悪性関節リウマチ	M0530	難リ	
悪性高血圧症	I10	生習	
悪性黒色腫	C439	特	
悪性絨毛上皮腫（絨毛癌）	C58	特	
悪性腫瘍	C809	特	
悪性腫瘍合併皮膚筋炎	C809	特	難リ
悪性腎硬化症	I129	特	
悪性貧血	D510	×	
悪性リンパ腫	C859	特	
アシドーシス	E872	×	
アスパルチルグルコサミン尿症	E771	難入	難リ
アスペルガー症候群	F845	小特	
アセトン血性嘔吐症	R11	小特	
アダムス・ストークス症候群	I459	×	
アテローム血栓性脳梗塞	I633	特	
アテローム動脈硬化症	I709	×	
アトピー性紅皮症	L539	皮Ⅰ	
アトピー性喘息	J450	特	小特
アトピー性皮膚炎	L209	皮Ⅱ	
アナフィラキシー	T782	特	
アナフィラキシー様紫斑病（シェーンライン・ヘノッホ紫斑病）	D690	×	
アブサンス（欠神発作）	G403	×	
アミロイドーシス	E859	難リ	
アミロイドニューロパチー	E851	難リ	
アルカプトン尿症	E702	×	
アルカローシス	E873	×	

2 保険請求 臨床知識

疾患名	コード		
アルコール性胃炎	K292	特	
アルコール性肝炎（※）	K701	特	
アルコール性肝硬変（※）	K703	特	
アルコール性肝疾患（※）	K709	特	
アルコール性脂肪肝（※）	K700	特	
アルコール性ペラグラ	E52	×	
アルコール性慢性膵炎	K860	特	
アルツハイマー病	G309	×	
アルドステロン症（高アルドステロン症）	E269	特	
アルファリポ蛋白欠乏症	E786	特	
アレキサンダー病	E752	特	
アレルギー性胃炎	K296	特	
アレルギー性気管支炎	J450	特	小特
アレルギー性血管炎	D690	×	皮Ⅱ
アレルギー性じんま疹	L500	皮Ⅱ	
アレルギー性喘息（アトピー性喘息）	J450	特	小特
アレルギー性肉芽腫性血管炎	M301	×	
アレルギー性肺炎	J82	×	
アレルギー性鼻炎	J304	×	
安静時狭心症	I208	特	
（い）			
胃アトニー（胃腸虚弱）	K318	×	
イートン・ランバート症候群	C809	特	
胃炎	K297	特	
萎黄病（鉄欠乏性貧血）	D509	×	
胃潰瘍	K259	特	
胃潰瘍手術後			
胃潰瘍瘢痕	K259	特	
胃下垂	K318	×	
胃カタル（急性胃炎）	K291	特	
胃カルチノイド	C169	特	
胃癌	C169	特	
胃癌手術後			
胃空腸周囲炎	K291	特	
胃憩室症	K314	×	
胃痙攣	K318	×	
胃酸過多症（過酸症）	K318	×	
胃酸減少症（低酸症）	K318	×	
胃弛緩症（胃腸虚弱）	K318	×	
胃周囲炎	K291	特	
胃十二指腸炎	K299	特	
胃十二指腸潰瘍	K279	特	
萎縮腎	N26	×	
萎縮性胃炎	K294	×	
胃出血	K922	×	
胃上皮内癌	D002	特	
胃切除後症候群	K911	×	
胃穿孔	K255	特	
胃腺腫	D131	×	
異染性白質ジストロフィー	E752	特／難リ	難入
胃腸機能障害（消化不良症）	K30	×	
胃腸虚弱	K318	×	
胃腸神経症	F453	小特	
一過性黒内障	G453	特	
一過性全健忘	G454	特	
一過性脳虚血発作（TIA）	G459	特	
胃粘膜下腫瘍	K319	×	
胃のう胞	K318	×	
胃びらん	K259	特	
胃ポリープ	K317	×	
イレウス	K567	×	
インスリノーマ	D377	×	
インスリンレセプター異常症	E13	生習	
咽頭上皮内癌	D000	特	
陰のうヘルニア	K409	×	
（う）			
ウィリス動脈輪周囲炎	I677	特	
ウィリス動脈輪閉塞症（もやもや病）	I675	特	難リ
ウイルス性肝炎（慢性）	B199	特	ウイ
ウイルソン病	E830	特	
ウイルムス腫瘍	C64	特	
ウェーバー症候群	I679	特	
ウェジナー肉芽腫症	M313	難リ	
ウェルナー症候群	E348	×	

疾患名	コード		
ウォールマン病	E755	特／難リ	難入
ウォーターハウスフリードリクセン症候群	A391	×	
右脚ブロック	I451	×	
右室不全	I500	特	
右心不全	I500	特	
うっ血性心不全	I500	特	
うっ血肺（肺水腫）	J81	×	
うっ血	F329	小特	
運動時狭心症（労作性狭心症）	I208	特	
運動ニューロン疾患	G122	×	
運動発達遅滞	F82	小特	
（え）			
栄養失調	E46	×	
壊血	R02	×	
エリテマトーデス（紅斑性狼瘡）	L930	皮Ⅰ	
円形脱毛症	L639	皮Ⅱ	
嚥下性肺炎	J690	×	
炎症性多発性関節障害	M0640	難リ	
延髄外側症候群	I663	特	
延髄梗塞	I635	特	
延髄出血	I613	特	
延髄性うつ病	I663	特	
（お）			
横隔膜ヘルニア	K449	×	
黄色肝萎縮（肝萎縮）（※）	K729	特	
黄色腫症	E755	特	
黄色靭帯骨化症	M4889	難リ	
黄体機能不全	E283	×	
横紋筋腫	D219	×	
横紋筋肉腫	C499	特	
太田母斑	D223	×	
オステオポローシス（骨粗鬆症）	M8199	×	
オディ括約筋収縮	K834	×	
オリーブ橋小脳萎縮症	G238	難入	難リ
（か）			
カーレル病（形質細胞性骨髄腫）	C900	特	
外陰癌	C519	特	
外因性喘息	J450	特	小特
外陰部パジェット（ページェット）病	C519	×	
外陰ベーチェット病	M352	難リ	
壊血病（ビタミンC欠乏症）	E54	×	
外骨腫	D169	×	
回腸炎	A099	×	
海綿芽細胞腫	C719	特	
海綿静脈洞症候群	I676	特	
潰瘍性狼瘡	A184	特	難入
解離性障害	F449	小特	
解離性大動脈瘤	I710	×	
解離性脳動脈瘤	I670	特	
過換気症候群	F453	小特	
角結膜乾燥症	H188	×	
学習障害	F819	小特	
過コレステロール血症（高コレステロール血症）	E780	生習	
過酸症	K318	×	
下肢静脈炎	I803	×	
下垂体性TSH分泌亢進症	E058	特	
下垂体性甲状腺機能亢進症	E058	特	
下垂体性甲状腺機能低下症	E038	特	
下垂体腫瘍	D352	×	
ガストリノーマ	D377	特	
仮性球麻痺	G122	×	
家族性LCAT欠損症	E786	特	
家族性高コレステロール血症	E780	特	生習
家族性高コレステロール血症・ホモ接合体	E780	特	生習
家族性高トリグリセライド血症	E781	特	生習
家族性高リポ蛋白血症（1型〜5型）	E780〜E783	特	生習
家族性周期性四肢麻痺	G723	×	
カタプレキシー	G474	×	
過長結腸	Q438	×	
顎下腺癌	C080	特	
脚気	E511	×	
活動性慢性肝炎	K732	特	

疾患名	コード		
果糖血症	E741	×	
カナー症候群	F840	小特	
化膿性肝膿瘍（※）	K750	特	
化膿性髄膜炎（急性細菌性髄膜炎）	G009	×	
化膿性腹膜炎	K650	×	
過敏性血管炎	M310	×	
過敏性大腸炎（過敏性腸症候群）	K589	×	
過敏性腸症候群	K589	×	
過敏性肺臓炎	J679	×	
花粉症	J301	×	
カポジ肉腫	C469	特	
仮面うつ病	F328	小特	
ガラクトース血症	E742	×	
ガラクトシアリドーシス	E751	特 難リ	難入
顆粒球減少症	D70	×	
顆粒球肉腫	C923	特	
カルシウム代謝障害	E835	×	
カルシトニンの分泌過多	E070	×	
カルチノイド	C809	特	
肝悪性腫瘍	C229	特	
肝萎縮（※）	K729	特	
肝壊死（※）	K729	特	
肝芽腫	C222	特	
肝下垂症（※）	K768	特	
肝カルチノイド	C229	特	
肝癌（ヘパトーマ）	C220	特	
ガングリオシドーシス	E751	特	
間欠性跛行	I739	×	
眼瞼ヘルペス	B023	皮Ⅱ	
肝硬変症（※）	K746	特	
ガンサー症候群	F448	小特	
神崎病	E742	難入 難リ	
肝サルコイドーシス（※）	D868	特	
間質性肺炎	J849	×	
肝脂肪変性（脂肪肝）（※）	K760	特	
肝出血（※）	K768	特	
冠状弟脈（冠状動脈アテローム性硬化症）	I251	特	
冠状静脈フィステル（冠状静脈瘻）	I254	特	
冠状動脈アテローム（冠状動脈アテローム性硬化症）	I251	特	
冠状動脈アテローム性硬化症	I251	特	
冠状動脈狭窄症	I258	特	
冠状動脈血栓症	I251	特	
冠状動脈硬化症	I219	特	
冠状動脈閉鎖	I251	特	
冠状動脈細動（冠状動脈不全）	I248	特	
冠状動脈塞栓症	I240	特	
冠状動脈不全	I248	特	
冠状動脈瘤	I254	特	
冠状動脈瘤破裂	I219	特	
肝静脈閉塞症（※）	K765	特	
乾性胸膜炎	R091	×	
肝性昏睡（※）	K729	特	
乾燥症候群（シェーグレン症候群）	M350	難リ	
関節炎	M1399	×	
関節結核	A180	特	難入
関節リウマチ	M0690	難リ	
肝線維症（※）	K740	特	
汗腺癌	C449	×	
間代性痙攣	R568	×	
冠動静脈瘻	I254	特	
冠動脈硬化性心疾患	I251	特	
冠動脈石灰化	I251	特	
肝内結石症	K805	×	
肝内胆汁うっ滞（※）	K710	特	
肝のう胞	K768	特	
肝膿瘍（※）	K750	特	
肝浮腫（※）	K768	特	
肝不全（※）	K729	特	
眼ベーチェット病	M352	難リ	
ガンマ重鎖病	C882	特	
顔面神経麻痺（ベル麻痺）	G510	×	
顔面チック	F958	小特	

疾患名	コード		
乾酪性肺炎	A162	特	難入
寒冷じんま疹	L502	皮Ⅱ	
（き）			
期外収縮	I494	特	
気管支拡張症	J47	特	
気管支狭窄症	J980	×	
気管支結核	A164	特	難入
気管支結石症	J980	×	
気管支喘息	J459	特	小特
気管支喘息重積発作	J46	特	
気胸	J939	×	
気腫性肺のう胞	J439	特	
基底核変性症	G239	×	
気分障害	F34～F39	小特	
脚ブロック	I454	×	
逆流性食道炎	K210	×	
圧疹症	L412	皮Ⅰ	
急性A型肝炎（A型肝炎）	B15	ウイ	
急性B型肝炎（B型急性肝炎）	B169	ウイ	
急性C型肝炎（C型急性肝炎）	B171	ウイ	
急性E型肝炎（E型肝炎）	B172	ウイ	
急性HIV感染症候群	B230	ウイ	難入
急性アルコール性肝炎	K701	×	
急性胃炎	K291	特	
急性肝炎	B179	×	
急性細菌性髄膜炎	G009	×	
急性心内膜梗塞	I214	特	
急性心不全	I509	特	
急性腎不全	N179	×	
急性心膜炎	I309	×	
急性膵炎	K859	×	
急性多発性硬化症	G35	難入 難リ	難リ
急性汎発性腹膜炎	K650	×	
急性副腎不全症（副腎クリーゼ）	E272	×	
急性リウマチ熱	I00	×	
急性リンパ性白血病	C910	特	
球脊髄性筋萎縮症	G121	難入	難リ
球麻痺	G122	×	
境界型高血圧症	I10	生習	
橋梗塞	I635	特	
橋出血	I613	特	
狭心症	I209	特	
胸腺機能亢進症（胸腺症）	E329	×	
胸腺腫	D150	×	
胸腺症	E329	×	
胸腺肥大（胸腺腫大）	E320	×	
協調運動障害	R278	×	
強直性筋萎縮症（筋強直性ジストロフィー）	G711	×	
強直性脊椎炎	M45-9	×	
強皮症	M349	難リ	
胸膜炎	R091	×	
胸膜肥厚	J929	×	
虚血性心疾患	I259	特	
虚血性脳血管障害	I678	特	
虚血性脳卒中	I639	×	
巨細胞性甲状腺炎	E061	特	
拒食症	F508	小特	
巨人症	E220	×	
巨赤芽球性貧血	D531	×	
巨大結腸	K593	×	
魚鱗癬	Q809	皮Ⅰ	
ギラン・バレー症候群	G610	特	難リ
起立性調節障害	I951	×	
起立性調律障害	I499	×	
起立性低血圧症	I951	×	
筋萎縮性側索硬化症	G122	難入	難リ
筋緊張性障害	G711	×	
菌状息肉症	C840	特	
キンメルスチール・ウィルソン症候群	E142	生習	
（く）			
空腸癌	C171	特	
クッシング症候群	E249	×	
グッドパスチャー症候群	M310	×	

疾患名	コード		
クフス病	E754	特難リ	
くも膜下出血	I609	特	
クラインフェルター症候群	Q984	特	
クラッベ病	E752	特難リ	難入
クリュヴリエ・バウムガルテン症候群（※）	K766	特	
グルカゴノーマ	D377	×	
くる病	E550	×	
グレーブス病	E050	×	
クレスト症候群	M341	難リ	
クレチン病	E009	特	
クロイツフェルト・ヤコブ病	A810	難入	難リ
クロード症候群	I668	特	
クワシオルコル	E40	×	
（け）			
形質細胞腫	C903	特	
形質細胞性骨髄腫	C900	特	
痙性斜頸	G243	×	
痙性麻痺	G839	×	
軽躁病	F300	小特	
頸椎黄色靱帯骨化症	M4882	難リ	
頸椎後縦靱帯骨化症	M4882	難リ	
頸動脈狭窄（内頸動脈狭窄症）	I652	特	
頸動脈硬化症	I652	特	
珪肺結核	J65	特	難入
珪肺症	I628	×	
頸部脊柱管狭窄症	M4802	難リ	
頸部リンパ節結核	A182	特	難入
劇症肝炎	B199	ウイ	
下血	K921	×	
結核（結核後遺症及び陳旧性を除く）	A169	特	難入
結核腫	A169	特	難入
結核性アジソン病	A187	特	難入
結核性角膜炎	A185	特	難入
結核性胸膜炎	A165	特	難入
結核性硬結性紅斑	A184	特	難入
結核性虹彩炎	A185	特	難入
結核性腎盂腎炎	A181	特	難入
結核性中耳炎	A186	特	難入
結核性脳静脈炎	A178	特	難入
結核性リンパ節炎	A182	特	難入
血管芽細胞腫	D481	特	
血管脂肪腫	D179	×	
血管腫	D180	×	
血管周囲細胞腫（血管周皮腫）	D481	特	
血管周皮腫	D481	×	
血管肉腫	C499	特	
血管ベーチェット病	M352	難リ	
血色素症（ヘモクロマトーシス）	E831	×	
血腫脳室内穿破	I615	特	
血小板減少症	D696	×	
欠神発作（アブサンス）	G403	×	
血清肝炎（輸血後肝障害）	B199	特	ウイ
結節性黄色腫	E782	生習	
結節性甲状腺腫	E049	特	
結節性多発動脈炎	M300	難リ	
結節性動脈周囲炎（結節性多発動脈炎）	M300	難リ	
結節性痒疹	L281	皮I	
血栓性静脈炎	I809	×	
血栓性脳梗塞	I633	特	
結腸アトニー	K598	×	
結腸潰瘍	K633	×	
結腸過長症	Q438	×	
結腸癌	C189	特	
結腸狭窄症	K566	×	
結腸憩室炎	K573	×	
結腸上皮内癌	D010	特	
ゲルストマン・シュトロイスラー・シャインカー症候群	A818	難入	難リ
ゲルストマン症候群	F812	小特	
言語障害	F809	小特	
原発性アルドステロン症	E260	×	
原発性高血圧症（本態性高血圧症）	I10	生習	
原発性胆汁性肝硬変（※）	K743	特	

疾患名	コード		
原発性マクログロブリン血症	C880	特	
（こ）			
高HDL血症	E780	生習	
高LDL血症	E780	生習	
高アルドステロン症	E269	×	
高カイロミクロン血症	E783	生習	
膠芽腫	C719	特	
高ガストリン血症	E164	×	
硬化性狼瘡	A184	特	難入
高果糖血症（果糖血症）	E741	×	
高カリウム血症	E875	×	
睾丸結核（精巣結核）	A181	特	難入
交感神経芽細胞腫（神経節芽細胞腫）	C729	特	
高ガンマグロブリン血症	D892	×	
口顔面ジストニア	G244	×	
高グリセリド血症（高トリグリセライド血症）	E781	生習	
高グルカゴン血症	E163	×	
高血圧症	I10	特	
高血圧性心疾患	I119	生習	
高血圧性腎疾患	I129	生習	
高血圧性腎不全	I120	生習	
高血圧性脳症	I674	特	
高血圧性網膜症	H350	特	
膠原病	M359	×	
高コレステロール血症	E780	生習	
高コレステロール血症性黄色腫	E780	生習	
好酸球性肺炎	J82	×	
高脂血症	E785	生習	
後縦靱帯骨化症	M4889	難リ	
甲状腺炎	E069	特	
甲状腺機能亢進症	E059	特	
甲状腺機能低下症	E039	特	
甲状腺クリーゼ	E055	特	
甲状腺腫	E049	特	
甲状腺出血	E078	特	
甲状腺中毒症	E059	特	
甲状腺のう胞（甲状腺のう腫）	E041	特	
口唇ジスキネジア	G244	×	
梗塞前期性狭心症（不安定狭心症）	I200	特	
梗塞前症候群（不安定狭心症）	I200	特	
後天性免疫不全症候群（HIV感染含む）	B24	難入	ウイ
後頭蓋窩血腫	I618	特	
喉頭癌	C329	特	
喉頭結核	A164	特	難入
行動障害（素行障害）	F919	小特	
喉頭上皮内癌	D020	特	
高トリグリセライド血症	E781	生習	
膠肉腫	C719	特	
高尿酸血症	E790	×	
更年期症候群	N951	×	
紅斑性天疱瘡	L104	皮I	
紅斑性狼瘡（エリテマトーデス）	L930	皮I	
広範脊柱管狭窄症	M4800	難リ	
高比重リポ蛋白欠乏症	E786	特	
紅皮症	L539	皮I	
高ベータリポ蛋白血症（高コレステロール血症）	E780	生習	
硬膜外膿瘍	G062	×	
硬膜下出血	I620	特	
肛門癌	C210	特	
肛門狭窄	K624	×	
肛門周囲膿瘍	K610	×	
肛門出血	K625	×	
肛門脱	K622	×	
肛門部びらん	K628	×	
肛門ポリープ	K620	×	
高リポ蛋白血症	E785	特	
高レニン性高血圧症	I10	生習	
誤嚥性肺炎	J690	×	
ゴーシェ病	E752	特難リ	難入
股関節結核（関節結核）	A180	特	難入
骨結核	A180	特	難入
骨腫	D169	×	
骨髄腫症（形質細胞性骨髄腫）	C900	特	

疾患名	コード		
骨髄性白血病	C929	特	
骨髄線維症	D474	×	
骨線維腫	C419	特	
骨粗鬆症（骨多孔症）	M8199	×	
骨軟化症	M8399	×	
骨軟骨腫	D169	×	
骨軟骨肉腫	C419	特	
骨肉腫	C419	特	
骨パジェット（ページェット）病	M8899	×	
小人症（低身長症）	E343	×	
コレステロールエステル蓄積症	E755	特 難リ	難入
コレステロール血症（高コレステロール血症）	E780	生習	
混合型高脂質血症	E782	生習	
混合性結合組織病	M351	難リ	
コン症候群（原発性アルドステロン症）	E260	×	
（さ）			
細気管支拡張症	J47	特	
細菌疹	L403	皮I	
細菌性肝膿瘍（※）	K750	皮I	
細菌性髄膜炎	G009	×	
細動脈硬化性萎縮腎	I129	特	
サイトメガロウイルス性肝炎	B251	特	
臍ヘルニア	K429	×	
鎖肛	Q423b	×	
左室肥大	I517	×	
左室不全	I501	特	
左心不全	I501	特	
サラ病	E888	難入	難リ
三叉神経帯状疱疹	B022	皮II	
サンドホフ病（GM2ガングリオシドーシス2型）	E750	特 難リ	難入
（し）			
シアリドーシス	E771	特 難リ	難入
ジーベ症候群（※）	K700	特	
シェーグレン症候群	M350	難リ	
シェーンライン・ヘノッホ紫斑病	D690	×	
子宮癌	C55	特	
子宮筋腫	D259	×	
子宮頸部上皮内癌	D069	特	
糸球体腎炎	N059	×	
自己免疫性甲状腺炎	E063	特	
脂質異常症	E785	生習	
脂質代謝異常	E789	生習	
脂質蓄積障害（リピドーシス）	E756	特	
四肢麻痺	G825	×	
思春期情緒障害	F989	小特	
思春期早発症	E301	特	
視床出血	I610	特	
視神経脊髄炎	G360	難入	難リ
視神経脊髄型多発性硬化症	G360	難入	難リ
シスチン尿症	E720	×	
自然気胸	J931	×	
持続性身体表現性疼痛障害	F454	小特	
肢端紅痛症	I738	×	
湿性胸膜炎	J90	×	
紫斑病	D692	×	
自閉症	F840	小特	
脂肪異栄養症	E881	特	
脂肪肝（※）	K760	特	
脂肪腫	D179	×	
脂肪肉腫	C499	×	
シャイエ症候群	E760	難入	難リ
シャイ・ドレーガー症候群	G903	難入	難リ
ジャクソンてんかん	G401	×	
周期性嘔吐症（アセトン血性嘔吐症）	R11	小特	
周期性四肢麻痺	G723	×	
重鎮病	C882	×	
重症筋無力症	G700	難入	難リ
十二指腸炎	K298	特	
十二指腸潰瘍	K269	特	
十二指腸カルチノイド	C170	特	
十二指腸癌	C170	特	
十二指腸憩室症	K571	×	
十二指腸周囲炎	K298	特	
十二指腸穿孔	K265	特	
十二指腸腺腫	D132	×	
十二指腸乳頭炎	K298	特	
十二指腸びらん	K269	特	
十二指腸閉塞	K315	×	
十二指腸ポリープ	K317	×	
絨毛癌	C58	特	
絨毛上皮腫（絨毛癌）	C58	特	
出血傾向	D699	×	
術後甲状腺機能低下症	E890	特	
腫瘍随伴性天疱瘡	L108	皮I	
純粋性腺形成異常症	Q991	×	
上衣芽細胞腫	C719	特	
上衣腫	C719	特	
消化管カルチノイド	C269	特	
小窩性卒中	I668	特	
松果体芽腫	C753	特	
消化不良症	R101	×	
上行結腸カルチノイド	C182	特	
症候性捻転ジストニア	G242	×	
上室期外収縮	I494	特	
上室頻拍	I471	特	
掌蹠膿疱症	L403	皮I	
小腸カルチノイド	C179	特	
小腸軸捻転症	K562	×	
小児黄色腫症	E755	×	
小児型ポンペ病	E740	難入	難リ
小児心身症	F459	小特	
小児喘息	J450	特	小特
小児麻痺（脊髄性小児麻痺）	A803	×	
小脳梗塞	I635	特	
小脳出血	I614	特	
小脳動脈狭窄	I663	特	
小脳動脈塞栓症	I663	特	
小脳変性症	G319	×	
上皮腫	C809	特	
上皮内癌	D099	特	
上皮内黒色腫	D039	特	
静脈炎	I809	×	
食道アカラシア	K220	×	
食道炎	K20	×	
食道潰瘍	K221	×	
食道カルチノイド	C159	特	
食道癌	C159	特	
食道憩室	Q396	×	
食道痙攣	K224	×	
食道上皮内癌	D001	特	
食道平滑筋腫	D130	×	
ショック肺	J80	×	
徐脈	R001	特	
徐脈頻脈症候群	I495	特	
自律神経失調症	G909	×	
ジルベール症候群（ギルバート症候群）	E804	×	
脂漏性乾癬	L400	皮I	
脂漏性皮膚炎	L219	皮II	
腎萎縮（萎縮腎）	N26	×	
心因性胃痙攣	F453	小特	
心因性高血圧症	F453	特	小特
心因性呼吸困難発作	F453	小特	
心因性振戦	F444	小特	
心因性嘔気	I451	特	小特
心因性難聴	F446	小特	
腎盂腎炎	N12	×	
腎炎	N059	×	
腎芽細胞腫（ウイルムス腫瘍）	C64	特	
腎カルチノイド	C64	特	
腎感染症	N159	×	
腎機能低下	N289	×	
心筋炎	I514	×	
心筋虚血	I255	特	
心筋梗塞	I219	特	
心筋梗塞後症候群	I241	特	
心筋症	I429	×	

2　保険請求　臨床知識

心筋線維症	I514	×	
心筋不全	I509	特	
神経因性膀胱	N319	×	
神経芽腫	C749	特	
神経膠腫	C719	特	
神経症性障害	F40〜F48	小特	
神経節芽細胞腫	C729	特	
神経セロイドリポフスチン症	E754	特 難リ	難入
神経ベーチェット病	M352	難リ	
腎結核	A181	特	難入
腎硬化症	N26	×	
進行性核上性麻痺	G231	難入	難リ
進行性球麻痺	G122	難入	難リ
進行性筋萎縮（脊髄性筋萎縮症）	G122	難入	難リ
進行性筋ジストロフィー	G710	×	
進行性脂肪異栄養症	E881	特	
進行性全身性硬化症（全身性強皮症）	M340	難リ	
進行性リポジストロフィー（進行性脂肪異栄養症）	E881	特	
進行麻痺	A521	×	
深在性エリテマトーデス	L932	皮Ⅰ	
心室期外収縮	I493	特	
心室細動	I490	特	
心室粗動	I490	特	
心室頻拍	I472	特	
心室瘤	I253	特	
尋常性乾癬	L400	皮Ⅰ	
尋常性天疱瘡	L100	皮Ⅰ	
尋常性白斑	L80	皮Ⅱ	
尋常性狼瘡	A184	特	難入
心身症	F459	小特	
腎性高血圧症	I151	特	
新生児皮脂漏	L211	×	
腎性糖尿	E748	×	
振戦麻痺（パーキンソン病）	G20	難入	難リ
心臓横紋筋腫	D151	×	
心臓衰弱（慢性心不全）	I509	特	
心臓性浮腫	I500	特	
心臓喘息	I501	特	
心臓粘膜腫	D151	×	
心臓弁膜症	I38	×	
身体表現性障害	F459	小特	
心タンポナーデ	I319	×	
シンドラー病	E742	難入	難リ
心内血栓症	I513	×	
心内膜炎	I38	×	
心内膜下梗塞（急性心内膜下梗塞）	I214	特	
塵肺症	J64	×	
心肥大	I517	×	
深部カリエス	A180	特	難入
心不全	I509	特	
腎不全	N19	×	
心ブロック	I459	×	
心房期外収縮	I491	特	
心房細動	I489	特	
心房粗動	I489	特	
心房内血栓症	I513	×	
心房瘤	I253	特	
心膜炎	I319	×	
じんま疹	L509	皮Ⅱ	

（す）

膵萎縮	K868	×	
膵壊死	K868	×	
髄芽腫	C716	特	
膵癌	C259	特	
水腎症	N133	×	
膵石	K868	×	
水頭症	G919	×	
膵頭部カルチノイド	C250	特	
膵のう腫	D136	×	
水疱型先天性魚鱗癬様紅皮症	Q803	皮Ⅰ	
水疱性扁平苔癬	L431	皮Ⅰ	
水疱性類天疱瘡	L120	皮Ⅰ	

髄膜炎	G039	×	
髄膜炎菌性髄膜炎	A390	×	
髄膜出血	I608	特	
スチル病	M0820	×	
ステロイド潰瘍	K254	特	
ストークス・アダムス症候群	I459	×	
スピルマイヤー・フォークト病	E754	特 難リ	難入
スフィンゴリピドーシス	E753	特	
スモン	G620	難入	難リ
スリム病	B222	ウイ	難入
スルファターゼ欠損症	E752	特 難リ	難入

（せ）

性器結核	A181	特	難入
正色素性貧血	D649	×	
星状芽細胞腫	C719	×	
精上皮腫	C629	×	
成人T細胞白血病リンパ腫	C915	特	ウイ
成人T細胞リンパ腫	C915	特	ウイ
精神運動発作	G402	×	
成人型GM1ガングリオシドーシス	E751	特 難リ	難入
成人型GM2ガングリオシドーシス	E750	特 難リ	難入
成人型クラッベ病	E752	特 難リ	難入
成人型ポンペ病	E740	難入	難リ
成人スチル病	M0610	難リ	
成人もやもや病	I675	特	難入
性染色体異常	Q998	特	
精巣機能不全症	E291	×	
精巣結核	A181	特	
精巣セミノーマ	C629	特	
赤芽球ろう	D610	×	
脊索腫	C809	×	
脊髄炎	G049	×	
	G959	×	
脊髄小脳変性症	G319	難入	難リ
脊髄神経膠腫	C720	特	
脊髄性筋萎縮症	G122	難入	難リ
脊髄性小児麻痺	A803	×	
脊髄多発性硬化症	G35	難入	難リ
脊髄膿瘍	G061	×	
脊髄膜炎	G039	×	
脊髄麻痺	G838	×	
脊髄ろう	A521	×	
脊柱管狭窄症	M4809	難リ	
脊椎カリエス（脊椎結核）	A180	特	難入
脊椎結核	A180	特	難入
脊椎披裂症	Q059	×	
赤白血病	C940	特	
石綿肺	J61	×	
セザリー症候群	C841	特	
セスタン・シュネ症候群	I630	特	
舌癌	C029	特	
赤血球増加症	D751	×	
摂食障害	F509	小特	
セミノーマ（精上皮腫）	C629	特	
線維脂肪肉腫	C499	特	
線維腫	D219	×	
線維肉腫	C499	特	
穿孔性胃潰瘍	K255	特	
前交通動脈閉塞症	I668	特	
仙骨狭窄症	M4808	難リ	
線条体黒質変性症	G232	難入	難リ
全身性エリテマトーデス	M329	難リ	
全身性エリテマトーデス性脳動脈炎	M321	難リ	難入
全身性強皮症	M340	難リ	
喘息（気管支喘息）	I459	特	小特
喘息性気管支炎	I459	特	小特
喘息発作重積状態（気管支喘息重積発作）	I46	特	
前大脳動脈狭窄	I661	特	
前大脳動脈血栓症	I661	特	
前大脳動脈瘤	I671	特	

疾患名	コード		
先天性魚鱗癬（魚鱗癬）	Q809	皮I	
先天性筋無緊張症	G702	×	
先天性クレチン病（先天性甲状腺機能低下症）	E031	特	
先天性甲状腺機能低下症	E031	特	
先天性白皮症	E703	×	
先天性副腎過形成	E250	×	
先天性ヨード欠乏症候群	E009	特	
前立腺結核	A181	特	難入
前立腺肥大症	N40	×	
（そ）			
早熟症	E301	特	
早発閉経	E283	×	
早老症	E348	×	
塞栓性脳梗塞	I634	特	
続発性赤血球増加症	D751	×	
粟粒結核	A199	特	難入
鼠径部パジェット病	C445	特	
鼠径ヘルニア	K409	×	
素行障害	F919	小特	
組織球症候群	D763	×	
ゾリンジャー・エリソン症候群	E164	×	
（た）			
ターナー症候群	Q969	特	
帯状疱疹	B029	皮II	
苔癬状類乾癬	L411	皮I	
大腿ヘルニア	K419	×	
大腸アトニー（結腸アトニー）	K598	×	
大腸炎（慢性）	A099	×	
大腸潰瘍（結腸潰瘍）	A633	×	
大腸カルチノイド	C189	特	
大腸癌	C189	特	
大腸狭窄症（結腸狭窄症）	K566	×	
大腸転移症	K562	×	
大腸腺腫	D126	×	
大動脈硬化症	I700	×	
大動脈塞栓症	I741	×	
大動脈瘤	I719	×	
大脳萎縮症	G319	×	
大脳皮質基底核変性症	G238	難入	難リ
唾液腺癌	C089	特	
多系統萎縮症	G903	難入	難リ
多血症	D751	×	
多剤耐性結核	A169	特	難入
脱肛（肛門脱）	K622	×	
多動性障害	F909	小特	
ダノン病	E740	難入	難リ
多発性関節炎	M1300	×	
多発性筋炎	M332	難リ	
多発性血管炎	M319	×	
多発性硬化症	G35	難入	難リ
多発性骨髄腫	C900	特	
多発性神経炎	G629	×	
多発性動脈炎（結節性多発動脈炎）	M300	難リ	
多発性リウマチ性関節炎	M0690	難リ	
胆管炎	K830	×	
胆管癌	C240	特	
タンジール病（アルファリポ蛋白欠乏症）	E786	特	
胆汁性肝硬変（※）	K745	特	
単純性甲状腺腫	E040	特	
単純性慢性気管支炎	J410	特	
胆石症（胆のう結石症）	K802	×	
胆道ジスキネジア	K838	×	
胆のう炎	K819	×	
胆のうカルチノイド	C23	特	
胆のう癌	C23	特	
胆のう結石症	K802	×	
胆のう肥大	K828	×	
ダンピング症候群	K911	×	
（ち）			
腟癌	C52	特	
チビエルジュ・ワイゼンバッハ症候群	M348	難リ	
虫垂炎	K37	×	
中枢神経ループス	M321	難リ	
中枢性協調障害（協調運動障害）	R278	×	

疾患名	コード		
中枢性思春期早発症	E228	特	
中大脳動脈狭窄症	I660	特	
中大脳動脈血栓症	I660	特	
中大脳動脈閉塞症	I660	特	
中毒性胃炎	K296	特	
中毒性肝炎（※）	K716	特	
中毒性甲状腺腫	E050	特	
中皮腫	C459	特	
腸炎	A09	×	
腸潰瘍	K633	×	
腸管ベーチェット病	M352	難リ	
腸間膜のう腫	D201	×	
腸間膜リンパ節炎	I880	×	
腸管癒着	K660	×	
腸機能障害	K599	×	
腸狭窄	K566	×	
腸ジスキネジア	K598	×	
腸重積症	K561	×	
腸捻転症（小腸軸捻転症）	K562	×	
腸閉塞（イレウス）	K567	×	
腸麻痺	K560	×	
直腸炎	K628	×	
直腸カルチノイド	C20	特	
直腸癌	C20	特	
直腸出血	K625	×	
直腸上皮内癌	D012	特	
直腸腺腫	D128	×	
直腸脱	K623	×	
直腸ポリープ	K621	×	
直腸瘻	K604	×	
（つ）			
椎間板ヘルニア	M512	×	
椎骨動脈狭窄症	I650	×	
椎骨動脈症候群（椎骨脳底動脈循環不全）	G450	特	
椎骨動脈閉塞症	I650	特	
椎骨脳底動脈循環不全	G450	×	
痛風	M1099	×	
（て）			
低T3症候群	E039	特	
低アルファリポ蛋白血症	E786	特	
低カリウム血症	E876	×	
低カルシウム血症	E835	×	
低ガンマグロブリン血症	D801	×	
低血圧症	I959	×	
低血糖	E162	×	
テイ・サックス病（GM2ガングリオシドーシス1型）	E750	特	難入
低酸症	K318	×	
低色素性貧血	D509	×	
低脂血症	E789	特	
低出生体重児	P071b	×	
低身長症	E343	×	
低ベータリポ蛋白血症	E786	特	
低レニン性高血圧症	I10	生習	
デスモイド	D481	×	
鉄欠乏性貧血	D509	×	
デュシェンヌ型筋ジストロフィー	G710	×	
てんかん	G409	×	
天疱瘡	L109	皮I	
（と）			
動静脈瘻	I770	×	
洞徐脈	R001	特	
糖尿病	E14	生習	
糖尿病性壊疽	E145	生習	
糖尿病性筋萎縮症	E144	生習	
糖尿病性神経症	E144	生習	
糖尿病性腎症	E142	生習	
糖尿病性ニューロパチー	E144	生習	
糖尿病性白内障	E143	生習	
糖尿病網膜症	E143	生習	
洞頻脈	R000	×	
頭部脂漏	L210	×	
洞不整脈	I498	特	
洞不全症候群	I495	特	
動脈炎	I776	×	

2 保険請求
臨床知識

2
保険請求
臨床知識

疾患名	コード		
動脈血栓症	I749	×	
動脈硬化症	I709	×	
動脈硬化腎	I129	特	
動脈硬化性壊疽	I7021	×	
動脈硬化性冠不全	I251	特	
動脈硬化性脳症	I672	特	
動脈周囲炎（結節性多発動脈炎）	M300	難リ	
動脈塞栓症	I749	×	
動脈内膜炎	I776	×	
動脈瘤	I729	×	
特発性壊疽	R02	×	
特発性気胸	J931	×	
特発性大腿骨頭壊死	M8705	難リ	
特発性末梢性顔面神経麻痺	G510	×	
特発性門脈圧亢進症（※）	K766	特	
吐血	K920	×	
閉じこめ症候群	I679	特	
ドレッスラー症候群	I241	特	
（な）			
内頚動脈狭窄症	I652	特	
内頚動脈血栓症	I652	特	
内頚動脈塞栓症	I652	特	
内臓下垂	K634	×	
内分泌性高血圧症	I152	特	
那須・ハコラ病	E881	特	
ナルコレプシー	G474	×	
軟骨肉腫	C419	特	
（に）		特	難入
ニーマン・ピック病	E752	特	難入
肉腫	C499	特	
二次性高血圧症	I159	生習	
二次性高脂血症	E784	生習	
二分脊椎（脊椎披裂症）	Q059	×	
日本脳炎	A830	×	
乳癌	C509	特	
乳管内上皮内癌	D051	特	
乳腺腫	D24	×	
乳房パジェット（ページェット）病	C500	特	
尿毒症	N19	×	
尿崩症	E232	×	
認知症	F03	×	
（ね）			
ネザートン症候群	Q808	皮I	
粘液腫	D219	×	
粘液水腫	E039	特	
粘液水腫型先天性ヨード欠乏症候群	E001	特	
粘液膿性慢性気管支炎	J411	特	
（の）			
脳アミロイド血管症	E859	特	難リ
脳萎縮（大脳萎縮症）	G319	×	
脳壊死	I678	特	
脳炎	G049	×	
脳幹梗塞	I635	特	
脳幹多発性硬化症	G35	難入	難リ
脳幹部出血	I613	×	
膿胸	J869	×	
脳虚血症	I678	特	
脳虚血性発作（一過性脳虚血発作）	G459	特	
脳血管硬化症（脳動脈硬化症）	I672	特	
脳血管障害	I679	特	
脳血管発作	I64	特	
脳血管攣縮	G459	特	
脳血栓症	I669	特	
脳梗塞	I639	特	
脳梗塞後遺症	I693	特	
脳出血	I619	特	
脳出血後遺症	I691	特	
脳循環不全	I678	特	
脳水腫	G919	×	
脳性半身不随（片麻痺）	G819	×	
脳性麻痺	G809	×	
脳脊髄炎	G049	×	
脳脊髄膜炎（髄膜炎）	G039	×	
脳塞栓症	I669	特	

疾患名	コード		
脳卒中	I64	特	
脳卒中後遺症	I694	特	
脳底動脈狭窄症	I651	特	
脳底動脈血栓症	I651	特	
脳底動脈先端症候群	I635	特	
脳底動脈閉塞症	I651	特	
脳動静脈奇形	Q282	特	
脳動脈炎	I677	特	
脳動脈狭窄症	I669	特	
脳動脈硬化症	I672	特	
脳動脈閉塞症	I669	特	
脳動脈瘤	I671	×	
脳動脈瘤破裂	I609	特	
脳軟化症	I639	特	
脳梅毒	A521	×	
脳皮質下出血	I610	×	
脳浮腫	G936	×	
脳リピドーシスの認知症	E756	特	
（は）			
バーキットリンパ腫	C837	特	
パーキンソン病	G20	難入	難リ
パーキンソン病 Yahr1	G20	難リ	
パーキンソン病 Yahr2	G20	難リ	
パーキンソン病 Yahr3	G20	難入	難リ
パーキンソン病 Yahr4	G20	難入	難リ
パーキンソン病 Yahr5	G20	難入	難リ
バージャー病（ビュルガー病）	I731	特	
ハーラー症候群	E760	難入	難リ
肺壊疽	J850	×	
肺炎	J189	×	
肺化膿症	J852	×	
肺カルチノイド	C349	特	
肺癌	C349	特	
肺気腫	J439	特	
肺結核	A162	特	難入
肺好酸球浸潤症候群（好酸球性肺炎）	J82	×	
肺好酸球性肉芽腫	C966	特	
胚細胞腫	C809	特	
肺水腫	J81	×	
肺性心	I279	×	
肺線維症	J841	×	
肺塞栓症	I269	×	
ハイデンハイン疾患	A810	難入	難リ
肺動脈血栓塞栓症	I269	×	
梅毒性心内膜炎	A520	×	
梅毒性髄膜炎	A521	×	
梅毒性大動脈炎	A520	×	
梅毒性大動脈瘤	A520	×	
梅毒性脳動脈炎	A520 I681	特	
梅毒性パーキンソン症候群	A521	×	
肺のう胞	J984	×	
肺膿瘍	J852	×	
肺門リンパ節結核	A163	特	難入
肺門リンパ節腫脹	R590	×	
バイラー病（※）	K710	特	
白質ジストロフィー	E752	特	
白斑	L80	皮II	
白皮症（先天性白皮症）	E703	×	
バザン硬結性紅斑（結核性硬結性紅斑）	A184	特	難入
ハシトキシコーシス	E063	特	
橋本病	E063	特	
播種性結核	A199	特	難入
播種性血管内凝固	D65	×	
バセドウ病	E050	特	
白血球減少症	D70	×	
白血病	C959	特	
発達障害	F89	小特	
バッテン病（スピルマイヤー・フォークト病）	E754	特	難入
パニック障害	F410	小特	
馬尾症候群	G834	×	
パリスター・キリアン症候群	Q998	特	
バルトリン腺腫	D280	×	
バロー病	G375	難入	難リ

疾患名	コード		
パンコースト症候群	C341	特	
半身不随（片麻痺）	G819	×	
ハンター症候群（ムコ多糖症Ⅱ型）	E761	難リ	難リ
バンチ病（特発性門脈圧亢進症）（※）	K766	特	
ハンチントン病	G10	難リ	難リ
ハント症候群	B022	皮Ⅱ	
汎発性腹膜炎（急性汎発性腹膜炎）	K650	×	
（ひ）			
ビールショウスキー・ヤンスキー病	E754	特 / 難入	
鼻咽頭結核	A168	特	難入
被殻出血	I610	×	
枕糠疹	L210	×	
ヒスチオサイトーシスX	D760	×	
ヒスチジン血症	E708	×	
ヒステリー反応	F449	小特	
脾臓炎	D738	×	
肥大性胃炎（慢性胃炎）	K295	特	
ビタミン欠乏症	E569	×	
非中毒性多結節性甲状腺腫	E042	特	
非中毒性単結節性甲状腺腫	E041	特	
皮膚エリテマトーデス	L932	皮Ⅰ	
皮膚癌	C449	特	
皮膚筋炎	M339	難リ	
皮膚結核	A184	特	難入
皮膚上皮内癌	D049	特	
皮膚腺癌	A184	特	難入
肥満症	E669	×	
びまん性間質性肺炎	J841	×	
びまん性間質性肺線維症（肺線維症）	J841	×	
ビュルガー病（バージャー病）	I731	難リ	
表層性胃炎	K293	特	
びらん性胃炎	K296	特	
ヒルシュスプルング病	Q431	×	
貧血	D649	×	
ビンスワンガー病	I673	特	
頻脈・徐脈症候群（徐脈頻脈症候群）	I495	特	
（ふ）			
ファーバー病	E752	特 / 難入	
ファブリー病	E752	特 / 難入	
不安神経症	F411	小特	
不安定狭心症	I200	特	
風疹脳炎	B060	×	
フェニルケトン尿症	E701	×	
フェルティー症候群	M0500	難リ	
フォヴィル症候群	I678	特	
副睾丸結核（精巣上体結核）	A181	特	難入
副収縮	I493	×	
副腎癌	C749	特	
副腎クリーゼ	E272	×	
副腎性器症候群	E259	×	
副腎白質ジストロフィー	E713	難入	難リ
副腎皮質機能亢進症	E249	×	
副腎皮質機能低下症	E274	×	
腹膜炎	K659	×	
腹膜瘢着	K660	×	
フコース症	E771	難入	
不整脈	I499	特	
不定愁訴症	F459	小特	
舞踏病	G255	×	
ブプレ症候群	I479	特	
ブプレ・ホフマン症候群（ブプレ症候群）	I479	特	
ブランマー病	E052	特	
フリードライヒ運動失調症	G111	難入	難リ
プリオン病（亜急性海綿状脳症）	A810	難リ	
プリケー障害	F450	小特	
ブルガダ症候群	I490	特	
プロゲリア（早老症）	E348	×	
吻合部潰瘍	K289	×	
分水界梗塞	I638	特	
噴門癌	C160	特	
噴門狭窄	K222	×	
噴門痙攣（食道アカラシア）	K220	×	

疾患名	コード		
（へ）			
平滑筋腫	D219	×	
平滑筋肉腫	C499	特	
閉塞性気管支炎	J448	特	
閉塞性血栓血管炎	I731	難リ	
閉塞性肺気腫	J439	特	
ベーチェット病	M352	難リ	
ベネディクト症候群	I679	特	
ヘモクロマトーシス	E831	×	
ペラグラ	E52	×	
ペリツェウス・メルツバッヘル病	E752	特	
ベリリウム肺症肺肉芽腫	I632	特	
ベル麻痺（特発性末梢顔面神経麻痺）	G510	×	
片頭痛	G439	×	
ペンドレッド症候群	E071	特	
扁平苔癬	L439	皮Ⅰ	
扁平母斑	D229	×	
片麻痺	G819	×	
（ほ）			
膀胱癌	C679	特	
膀胱結核	A181	特	難入
膀胱上皮内癌	D090	特	
房室解離	I458	×	
房室ブロック	I443	特	
放射線治療後甲状腺機能低下症	E890	特	
疱疹状天疱瘡	L108	皮Ⅰ	
ボーエン病	D049	特	
ホジキンリンパ腫（ホジキン病）	C819	特	
発作性頻拍	I479	×	
ホフマン症候群	E039	×	
ポルフィリン症	E802	×	
本態性高血圧症	I10	生習	
本態性高コレステロール血症	E780	生習	
本態性高脂血症	E785	生習	
本態性貧血	D649	×	
ポンペ病	E740	難入	難リ
（ま）			
マクロード症候群（一側性肺気腫）	J430	特	
マシャド・ジョセフ病	G112	難リ	難リ
マックル・ウェルズ症候群	D898	難リ	
末梢循環障害（末梢血管障害）	I739	×	
末梢神経障害	G629	×	
麻痺性イレウス	K560	×	
マリネスコ・シェーグレン症候群	G111	難入	難リ
マルチプルスルファターゼ欠損症	E752	特 / 難入	
慢性B型ウイルス肝炎（B型慢性肝炎）	B181	特	ウイ
慢性C型ウイルス肝炎（C型慢性肝炎）	B182	特	ウイ
慢性胃炎	K295	特	
慢性ウイルス肝炎	B189	特	ウイ
慢性炎症性脱髄性多発神経炎	G618	難入	難リ
慢性肝炎	K739	特	
慢性関節リウマチ（関節リウマチ）	M0690	難リ	
慢性気管支炎	J42	特	
慢性喉頭炎	J370	×	
慢性喉頭気管炎	J371	×	
慢性腎盂腎炎	N119	特	
慢性心不全	I509	特	
慢性腎不全	N189	特	
慢性膵炎	K861	特	
慢性喘息性気管支炎	J448	特	
慢性大腸炎	K529	×	
慢性腸炎	K529	×	
慢性腹膜炎	K658	×	
慢性閉塞性肺疾患	J449	特	
慢性リンパ性白血病	C911	特	
慢性リンパ節炎	I881	×	
マンノシドーシス	E771	難入	難リ
（み）			
ミエロパチー（脊髄症）	G959	×	
ミオクローヌス	G253	×	
ミオパチー	G729	×	
未熟児（低出生体重児）	P071b	×	
ミヤール・ギュブレール症候群	I679	特	

2
保険請求
臨床知識

（む）			
ムコ脂質症（ムコリピドーシス）	E779	特	
ムコ多糖症	E763	難入	難リ
ムコリピドーシス	E779	特	
ムコリピドーシス1型（シアリドーシス）	E771	特 / 難入	難入 / 難リ
ムコリピドーシス2型（I細胞病）	E770	特 / 難入	難入 / 難リ
ムコリピドーシス3型	E770	特 / 難入	難入 / 難リ
無酸症	K318	×	
ムチランス変形	M0680	難リ	
無痛性甲状腺炎	E063	特	
無ベータリポ蛋白血症	E786	特	
（め）			
メチシリン耐性黄色ブドウ球菌感染症（MRSA感染症）	A490	難入	
メトヘモグロビン血症	D749	×	
メニエール病	H810	×	
メネトリエ病	K296	特	
メラノーマ（悪性黒色腫）	C439	特	
メレナ（下血）	K921	×	
免疫不全	D849	×	
（も）			
毛細血管拡張性運動失調症	G113	難入	難リ
毛細血管拡張性疾患	I789	×	
盲腸カルチノイド	C180	特	
網膜芽細胞腫	C692	特	
網膜動脈閉塞症	H342	×	
もやもや病	I675	特	難リ
門脈圧亢進症（※）	K766	特	
門脈炎	K751	×	
門脈拡張症（※）	K766	特	
（や）			
薬剤誘発性ループス	M320	難リ	
夜尿症	F980	小特	
ヤンスキー・ビールショウスキー病	E754	特 / 難入	難入 / 難リ
（ゆ）			
ユーイング肉腫	C419	特	
有棘赤血球舞踏病	E786	特	
幽門癌	C164	特	
幽門痙攣	K313	×	
輸血後肝炎	B199	特	ウイ
輸血後肝障害	B199	特	ウイ
癒着性心膜炎	I310	×	
癒着性腹膜炎（慢性腹膜炎）	K658	×	
（よ）			
葉酸欠乏性貧血	D529	×	
痒疹（慢性型で1年以上経過）	L282	皮I	
腰痛症	M5456	×	
ヨード欠乏性甲状腺機能低下症	E018	特	
（ら）			
ライソゾーム病	E74〜E76等	難入	難リ
ライター症候群	M0239	×	
ラクナ梗塞	I638	特	
落葉状天疱瘡	L102	皮I	
ラムゼイハント病（ハント症候群）	B002	皮II	
卵巣カルチノイド	C56	特	
卵巣癌	C56	特	
卵巣奇形腫	D27	×	

卵巣機能障害	E289	×	
卵巣欠落症状	E283	×	
（り）			
リウマチ性滑液包炎	M0620	難リ	
リウマチ性血管炎	M0520	難リ	
リウマチ性心筋炎	I090	×	
リウマチ性心膜炎	I010	難リ	
リウマチ性肺疾患	M0510	難リ	
リウマチ性皮下結節	M0630	難リ	
リウマチ熱	I00	×	
リウマチ様関節炎	M0690	難リ	
リエントリー性心室性不整脈	I470	×	
リピドーシス	E756	特	
リブマン・サックス心内膜炎	M321	難リ	
リポジストロフィー	E881	×	
リポ蛋白欠乏症	E786	特	
リポ蛋白代謝障害（脂質代謝異常）	E789	生習	
良性対称性脂肪腫症	E888	特	
緑色腫（顆粒球肉腫）	C923	特	
リンパ芽球性リンパ腫	C835	特	
リンパ管腫	D181	×	
リンパ管肉腫	C499	特	
リンパ腫	C859	特	
リンパ上皮性のう胞	K098	×	
リンパ性白血病	C919	特	
リンパ節炎	I889	×	
リンパ節結核（結核性リンパ節炎）	A182	特	難入
（る）			
類宦官症	E291	×	
類乾癬	L419	皮I	
るいそう	E41	×	
類天疱瘡	L129	皮I	
るいれき（頸部リンパ節結核）	A182	特	難入
ループス胸膜炎	M321	難リ	
ループス腎炎	M321	難リ	
ループス腸炎	M321	難リ	
ループス肺臓炎	M321	難リ	
ループス膀胱炎	M321	×	
ルリッシュ症候群	I740	×	
（れ）			
レイノー病	I730	×	
レッテラー・ジーベ病	C960	特	
レノックス・ガストー症候群	G404	×	
レフェトフ症候群	E078	特	
レフレル症候群	I82	×	
連鎖球菌性膿痂疹	L100	皮I	
（ろ）			
ロイケミー（白血病）	C959	特	
労作性狭心症	I208	特	
老人性気管支炎	J42	×	
老人性動脈炎（閉塞性血管炎）	I709	×	
老人性脳変性	G311	×	
老人性肺気腫	J439	特	
狼瘡（全身性エリテマトーデス）	M329	難リ	
ローノア・ベンソード腺脂肪腫症（良性対称性脂肪腫症）	E888	特	
肋骨カリエス	A180	特	難入
濾胞性リンパ腫	C829	特	
（わ）			
ワルデンストレームマクログロブリン血症（原発性マクログロブリン血症）	C880	特	
ワレンベルグ症候群	I663	特	

25 カルテ略語一覧

■検査の略称

略称	正式名称
インピーダンス／コマク	鼓膜音響インピーダンス検査
エストロ半定量	エストロゲン半定量
エストロ定量	エストロゲン定量
眼底血圧	網膜中心血管圧測定
矯正	矯正視力検査
凝管	全血凝固時間
頸管スメア	子宮頸管粘液採取
抗CLβ_2GPI	抗カルジオリピンβ_2グリコプロテインI複合体抗体
語音	標準語音聴力検査
ゴナド	ゴナドトロピン
残気	機能的残気量測定
自記オージオ	自記オージオメーターによる聴力検査
出血	出血時間
純音	標準純音聴力検査
心カテ	心臓カテーテル法による諸検査
心外膜マッピング	心外膜興奮伝播図
スリットM	細隙燈顕微鏡検査
PLA$_2$	ホスフォリパーゼA$_2$
精眼圧	精密眼圧測定
精眼底	精密眼底検査
精眼筋	眼筋機能精密検査および幅輳検査
精視野	精密視野検査
像(自動機械法)	末梢血液像(自動機械法)
像(鏡検法)	末梢血液像(鏡検法)
タン分画	蛋白分画
腟スメア	腟脂膏顕微鏡標本作製
ツ反	ツベルクリン反応
トレッドミル／フカ	トレッドミルによる負荷心機能検査
尿カテ	尿管カテーテル法
肺気分画	肺気量分画測定
プレグナナ	プレグナンジオール
ヘパトグラム	肝血流量
卵管通過	卵管通気・通水・通色素検査
両視機能	両眼視機能精密検査
涙液	涙液分泌機能検査
レチクロ	網赤血球数
1,5-AG	1,5-アンヒドロ-D-グルシトール
1,25(OH)$_2$D$_3$	1,25-ジヒドロキシビタミンD$_3$
5-HIAA	5-ハイドロキシインドール酢酸
11-OHCS	11-ハイドロキシコルチコステロイド
17-KGS	17-ケトジェニックステロイド
17-KS分画	17-ケトステロイド分画
17α-OHP	17α-ヒドロキシプロゲステロン
ABO	ABO血液型
ACE	アンギオテンシンI転換酵素
ACG	心尖(窩)拍動図
ACP	酸ホスファターゼ
ACTH	副腎皮質刺激ホルモン
ADA(AD)	アデノシンデアミナーゼ
ADNaseB	抗デオキシリボヌクレアーゼB
AFP	α-フェトプロテイン
Alb	アルブミン
Ald	アルドステロン
ALP	アルカリホスファターゼ
ALP・アイソ	ALPアイソザイム
ALT	アラニンアミノトランスフェラーゼ
Amy	アミラーゼ
Amy・アイソ	アミラーゼ・アイソザイム
ANA	抗核抗体
ANP	心房性Na利尿ペプチド
APTT	活性化部分トロンボプラスチン時間
ASE	溶連菌エステラーゼ抗体
ASK	抗ストレプトキナーゼ
ASO	抗ストレプトリジンO
ASP	連鎖球菌多糖体抗体
AST	アスパラギン酸アミノトランスフェラーゼ
AST・アイソ	ASTアイソザイム
AT活性	アンチトロンビン活性
AT抗原	アンチトロンビン抗原
B-〜	血液検査
B-A	動脈血採血
BAP	骨型アルカリホスファターゼ
B-C	血液採取(動脈血以外，耳朶・指尖等)
B-Echo	エステル型コレステロール
B-Pl	血小板数
B-Tcho	総コレステロール
B-TP	総蛋白
B-V	静脈血採取
B-像	末梢血液像(自動機械法)
B-像	末梢血液像(鏡検法)
B-タン分画	蛋白分画
BBT	基礎体温
BFP	塩基性フェトプロテイン
BiL／総	総ビリルビン
BiL／直	直接ビリルビン
BNG, β_2-m	β_2-マイクログロブリン
BMR	基礎代謝測定
BP	血圧
BS	グルコース(血糖)
BS-〜	血清検査
BSP	ブロムサルファレイン試験
BT	出血時間
BT	血液型
BUN	尿素窒素(血液)
BW	ワッセルマン反応(血液)
CA19-9	糖鎖抗原19-9
cAMP	サイクリックAMP
C-PTHrP	副甲状腺ホルモン関連蛋白
CAP	シスチンアミノペプチダーゼ
CAT	幼児児童用絵画統覚検査
CBC	血球計算
Ccr	クレアチニンクリアランステスト
CEA	癌胎児性抗原
CH$_{50}$	血清補体価
ChE	コリンエステラーゼ
CIE	二次交差免疫電気泳動法

略称	正式名称
CIE, CIEP	免疫電気向流法
CK	クレアチンキナーゼ
CK-MB	クレアチンキナーゼ MB 型アイソザイム
CK・アイソ	CK アイソザイム
CPR	C-ペプチド
CPT	寒冷昇圧試験
CRA	網膜中心動脈
CRE	クレアチニン
CRP	C 反応性蛋白
CVP	中心静脈圧測定
D-Bil	直接ビリルビン
DBT	深部体温計による深部体温測定
DNA	デオキシリボ核酸
DLco	肺拡散能力検査
E-〜	内視鏡検査
E-胃	胃鏡検査
E-胃カメラ	ガストロカメラ
E-関節	関節鏡検査
E-胸腔	胸腔鏡検査
E-クルド	クルドスコピー
E-コルポ	コルポスコピー
E-喉頭	喉頭鏡検査
E-喉頭直達	喉頭直達鏡検査
E-食道	食道鏡検査
E-直腸	直腸鏡検査
E-腹	腹腔鏡検査
E-ヒステロ	ヒステロスコピー
E-鼻咽	鼻咽腔直達鏡検査
E-ブロンコ	気管支鏡検査
E, Z, Uro	蛋白，糖，ウロビリノゲン
ECG	心電図検査（英語の略語）
ECG 携	ホルター型心電図検査
ECG フカ	負荷心電図検査
Echo（EC）	エステル型コレステロール
ECLIA	電気化学発光免疫測定法
EEG	脳波検査
EF-〜	ファイバースコープ検査
EF-胃・十二指腸	胃・十二指腸ファイバースコピー
EF-喉頭	喉頭ファイバースコピー
EF-小腸	小腸ファイバースコピー
EF-食道	食道ファイバースコピー
EF-直腸	直腸ファイバースコピー
EF-腹	腹腔ファイバースコピー
EF-ブロンコ	気管支ファイバースコピー
EF-副鼻腔	副鼻腔入口部ファイバースコピー
EF-膀胱尿道	膀胱尿道ファイバースコピー
EIA	酵素免疫測定法
ELISA	固相酵素免疫測定法
EKG	心電図検査（ドイツ語の略語）
EMG	筋電図検査
ENG	電気眼振図（エレクトロレチノグラム）
EOG	眼球電位図
ERG	網膜電位図
ESR	赤血球沈降速度
EVC	呼気肺活量
E_2	エストラジオール
E_3	エストリオール
F-〜	糞便検査
F-集卵	虫卵検出（集卵法）（糞便）

略称	正式名称
F-塗	糞便塗抹顕微鏡検査
FA	蛍光抗体法
FANA	蛍光抗体法による抗核抗体検査
FDP	フィブリン・フィブリノゲン分解産物
Fe	鉄
FECG	胎児心電図
FIA	蛍光免疫測定法
FSH	卵胞刺激ホルモン
FTA-ABS 試験	梅毒トレポネーマ抗体
FT_3	遊離トリヨードサイロニン
FT_4	遊離サイロキシン
F-U	便ウロビリノゲン
G-6-Pase	グルコース-6-ホスファターゼ
G-〜	胃液検査
G-胃液	胃液一般検査
GFR	糸球体濾過値測定
GH	成長ホルモン
GITT	耐糖能精密検査
GL	グルコース（血糖）
GPB	グラム陽性桿菌
GTT	糖負荷検査
GU	グアナーゼ
HA	赤血球凝集反応
HBc, HBs	B 型肝炎ウイルス（HBV）の抗体検査
HBD	オキシ酪酸脱水素酵素測定
HBE	ヒス束心電図
Hb	血色素
HbA1c	ヘモグロビン A1c
HbF	ヘモグロビン F
HBV	B 型肝炎ウイルス
HCG-β	ヒト絨毛性ゴナドトロピン-β サブユニット
HCG 定性	ヒト絨毛性ゴナドトロピン定性
HCG 半定量	ヒト絨毛性ゴナドトロピン半定量
HCG 定量	ヒト絨毛性ゴナドトロピン定量
低単位 HCG	低単位ヒト絨毛性ゴナドトロピン
Hct	ヘマトクリット値
HCV	C 型肝炎ウイルス，C 型肝炎ウイルス（HCV）の抗体検査
HDL-Ch	HDL-コレステロール
HDV 抗体価	デルタ肝炎ウイルス抗体
HGF	肝細胞増殖因子
HI	赤血球凝集抑制反応
HPL	ヒト胎盤性ラクトーゲン
HPT	ヘパプラスチンテスト
HPV	ヒト乳頭腫ウイルス
Ht	ヘマトクリット値
HVA	ホモバニリン酸
IAHA	免疫粘着赤血球凝集反応
IAP	免疫抑制酸性蛋白測定
IEP	血漿蛋白免疫電気泳動法検査
IF	免疫蛍光法
Ig	免疫グロブリン
sIL-2R	可溶性インターロイキン-2 レセプター
IRMA	免疫放射測定法
L-CAT	レシチン・コレステロール・アシルトランスフェラーゼ
LAP	ロイシンアミノペプチダーゼ
LAT（LA）	ラテックス凝集法

略称	正式名称	略称	正式名称
LD	乳酸デヒドロゲナーゼ	S-M	排泄物，滲出物，分泌物の細菌顕微鏡検査（その他のもの）
LD・アイソ	LD・アイソザイム	S-暗視野	〃 （暗視野顕微鏡）
LH	黄体形成ホルモン	S-位相差 M	〃 （位相差顕微鏡）
LPIA	ラテックス光学的免疫測定法	S-蛍光 M	〃 （蛍光顕微鏡）
MAO	モノアミンオキシダーゼ	S-同定	細菌培養同定検査
Mb 定性	ミオグロビン定性	S-培	簡易培養
Mb 定量	ミオグロビン定量	S-ディスク	細菌薬剤感受性検査
MED	最小紅斑量測定	S-薬剤感受性	細菌薬剤感受性検査
MMF	最大中間呼気速度	SA	シアル酸
MMPI	ミネソタ多相（多面的）人格（検査）表	SAA	血清アミロイド A 蛋白
MVV	最大換気量測定	SCC	扁平上皮癌関連抗原
NAG	N-アセチルグルコサミニダーゼ（尿）	SLX	シアリル Le^x-i 抗原
NEFA	遊離脂肪酸	Sm-Ig	B 細胞表面免疫グロブリン
NH_3	アンモニア	SP-A	肺サーファクタント蛋白-A
NPN	残余窒素測定	T-Bil	総ビリルビン
OHCS	ハイドロキシコルチコステロイド	T-〜	病理組織検査
OGTT	経口ブドウ糖負荷試験	T-M	病理組織標本作製
P	リン（無機リン，リン酸）	T-M/OP	術中迅速病理組織標本作製
P-〜	穿刺，穿刺液検査	TAT	トロンビン・アンチトロンビン複合体
P-関節	関節穿刺	TBA	胆汁酸
P-上ガク洞	上顎洞穿刺	TBC	サイロキシン結合能
P-ダグラス	ダグラス窩穿刺	TBG	サイロキシン結合グロブリン
PAP	前立腺酸性ホスファターゼ抗原	Tcho（T-C）	総コレステロール
PBI	蛋白結合沃素測定	TDH	腸炎ビブリオ耐熱性溶血毒
PBS	末梢血液像	TdT	ターミナルデオキシヌクレオチジルトランスフェラーゼ
PC テスト	ペニシリン皮内反応	TG	中性脂肪（トリグリセリド）
PCG	心音図検査	TIA	免疫比濁法
PET	肺機能検査	TIBC	総鉄結合能
PF	P-F スタディ	TK 活性	デオキシチミジンキナーゼ活性
PF_3	血小板第 3 因子	TL	総脂質測定
PF_4	血小板第 4 因子	TP	総蛋白
PgR	プロジェステロンレセプター	TPA	組織ポリペプチド抗原
PH	プロリルヒドロキシラーゼ	TR, TuR	ツベルクリン反応
PK	ピルビン酸キナーゼ	TSH	甲状腺刺激ホルモン
PL-〜	脳脊髄液検査	TTD	一過性閾値上昇検査
PL-検	髄液一般検査	TTT	チモール混濁反応
PL-トウ	髄液糖定量	T_3	トリヨードサイロニン
Pl	血小板数	T_4	サイロキシン
POA	膵癌胎児性抗原	U-〜	尿検査
PRA	レニン活性	U-インジカン	インジカン
PRL	プロラクチン	U-ウロ	ウロビリノゲン（尿）
PSP	色素排泄試験	U-検	尿中一般物質定性半定量検査
PSTI	膵分泌性トリプシンインヒビター	U-ジアゾ	ジアゾ反応
PT	プロトロンビン時間	U-タン	尿蛋白
PTH	副甲状腺ホルモン	U-沈（鏡検法）	尿沈渣（鏡検法）
PTHrP	副甲状腺ホルモン関連蛋白	U-沈	尿沈渣（フローサイトメトリー法）
R	赤血球数	U-沈／染色	尿沈渣染色標本加算
RA テスト	ラテックス結合反応利用リウマチ因子検出検査	U-デビス	デビス癌反応検査
RBC	赤血球数	U-トウ	尿グルコース
RBP	レチノール結合蛋白	U-ミロン	Millon 反応
Ret	網赤血球数	UA	尿酸
RF	リウマトイド因子	UCG	心臓超音波検査（心エコー図）
RF 半定量	リウマトイド因子半定量	UIBC	不飽和鉄結合能
RF 定量	リウマトイド因子定量	UN（BUN）	尿素窒素
RIA	ラジオイムノアッセイ，放射性免疫測定法	VCG	ベクトル心電図
RLP-C	レムナント様リポ蛋白コレステロール	VMA	バニールマンデル酸
RSV 抗原	RS ウイルス抗原定性	W	白血球数
S-〜	細菌検査	WBC	白血球数

2　保険請求
臨床知識

略称	正式名称
Z	糖
Zn	（血清）亜鉛
ZTT	硫酸亜鉛試験
α_1-AT	α_1-アンチトリプシン
α_2-MG	α_2-マクログロブリン

略称	正式名称
β-LP	β-リポ蛋白
β_2-m	β_2-マイクログロブリン
γ-GT	γ-グルタミルトランスフェラーゼ
γ-GT・アイソ	γ-GT アイソザイム

2 保険請求 臨床知識

■画像診断の略称

略称	画像診断方法名
アンギオグラフィー（AG）	血管撮（造）影
エンツェファログラフィー	気脳法または脳写。脳脊髄腔の造影剤使用撮影
キモグラフ	動態撮影
スポット撮影（SP）	狙撃撮影
トモグラフィー（トモ）	断層撮影
バリウム透視	造影剤使用消化管透視診断
ピエログラフィー	造影剤使用の腎盂撮影
ブロンコ	気管支造影
ポリゾ	重複撮影
ミエログラフィー（ミエロ）	脊髄造影撮影
リンフォグラフィー	造影剤使用リンパ管撮影
ACG	血管心臓造影法
AG	血管撮（造）影（アンギオグラフィー），動脈撮影
angio	血管造影
AOG	大動脈造影
BAG	上腕動脈造影
BE	注腸造影
BG	気管支造影（ブロンコ）
CAG	脳血管撮影
	冠動脈造影，冠状動脈血管造影
	心血管造影，心血管撮影
	頸動脈撮影，頸動脈造影
CECT	造影 CT
CG	膀胱造影
CT	コンピューター断層撮影
CUG	膀胱尿道造影
DCG	膀胱二重造影
DIC	点滴静注胆管・胆嚢造影
DIP（DIVP）	点滴静注腎盂造影
DSA	デジタルサブストラクション血管造影法
Disco	椎間板造影法
Enema	注腸造影
ERCG	内視鏡的逆行性膵胆管造影
ERCP	内視鏡的逆行性胆管膵管造影
ERP	内視鏡的逆行性膵管造影
HD	低緊張性十二指腸造影
HSG	子宮卵管造影
Hystero	子宮卵管造影法
IA-DSA	動脈内デジタルサブストラクション血管造影法
IC	経口胆嚢造影
IP（IVP）	経静脈性腎盂造影
IVC	経静脈性胆管（胆嚢）造影
IVCG	下大動脈造影，下大静脈造影

略称	画像診断方法名
IV-DSA	経静脈性デジタルサブストラクション血管造影法
IVU	静脈性尿路造影法
KUB	腎臓，尿管，膀胱を含むエックス線撮影
Kymo	動態撮影
LW-X-P	腰椎撮影
MAMMO	乳房撮影
MCG	排尿時膀胱エックス線造影
MLG	脊髄腔造影
MRI	磁気共鳴画像診断法
Myelo	脊髄造影法
NG	腎造影
OCG	経口胆嚢造影撮影法
PAG	骨盤動脈造影・肺血管造影
PECT	ポジトロン放出断層撮影
PEG	脳室撮影・気脳造影法
PET	ポジトロン断層撮影
Pneumo	関節空気造影法
Polyso	重複撮影
PP	腹腔気体造影
PRP	後腹膜気体造影
PTC	経皮的胆嚢胆道造影
PTP	経皮経肝門脈造影法
PTU	単純尿路エックス線撮影
PVG	気脳室撮影法
RAG	腎動脈造影法
RCT	RI コンピューター断層撮影法
RP	逆行性腎盂造影（尿管カテーテル法）
RPP	逆行性気体性腎盂造影撮影法
RTV	エックス線テレビジョン
RVG	右室造影
SAB	選択的肺胞気管支造影
SCAG	選択的腹腔動脈造影
SIMA	選択的下腸間膜造影
SMAG	上腸間膜動脈造影
SP	スポット撮影
SPECT	単光子射出コンピューター断層撮影
SRA	選択的腎動脈造影
SSMA	選択的上腸間膜造影
STEREO	立体撮影（ステレオ撮影）
SVA	選択的臓器動脈造影撮影法
SVCG	上大動脈造影
Tomo	断層撮影，トモグラフ
UCG	経尿道の膀胱造影
UG（OG）	尿道造影撮影法
VAG	椎骨動脈造影法
VCG	排尿時膀胱造影
XCT	エックス線コンピューター断層撮影法
X-D（x-d）	エックス線透視診断
X-D（X-DL）	エックス線透視診断
X-P（x-p）	エックス線写真撮影
X-Ray	エックス線

■処方せん・カルテ等における略称

略称	意味／正式名称	略称	意味／正式名称
分3, 3×, 3×tgl. auf3, t.d.s.	いずれも1日3回に分けて服用の意	アンナカ	安息香酸ナトリウムカフェイン
1W	1週間分	エピレナ	エピネフリン
(1-1-2)	朝1錠（包），昼1錠（包），夜2錠（包） を服用	エフェド	塩酸エフェドリン
		エルゴメ	マレイン酸エルゴメトリン
		塩カル	塩化カルシウム
3×v.d.E.(3×v)	1日3回に分けて，食前に	塩コカ	塩酸コカイン
3×n.d.E.(3×n)	1日3回に分けて，食後に	塩ナト	塩化ナトリウム
3×z.d.E.(3×z)	1日3回に分けて，食間に	塩プロ	塩酸プロカイン
5st×4	5時間ごとに1日4回服用	塩モヒ	塩酸モルヒネ
6st×4×3TD	6時間ごとに1日4回3日分	塩リモ	塩酸リモナーデ
×10	10倍散（レセプトには10%と記載）	R	リンゲル液
×100	100倍散（レセプトには1%と記載）	EM	エリスロマイシン
A	管（アンプル）	SM	硫酸ストレプトマイシン
Add	「加える」の意	カナマイ	カナマイシン
b.i.d.	1日2回に分けて服用	カマ	酸化マグネシウム
b.in.	夜中2回	強ミノC	強力ネオミノファーゲンC
C（Cap）	カプセル	KM	硫酸カナマイシン
Q.O.D., dieb. alt.	隔日に服用	サリソ	サリチル酸ナトリウム
		ザルベ	軟膏
DIV	点滴静脈内注射（点滴注射）	ジギ	ジギタリス
do	「同上」の意	重ソ	炭酸水素ナトリウム
G（Granule）	顆粒	臭曹	臭化ナトリウム
h.s., v.d.s.	就眠時に服用	ストマイ	ストレプトマイシン
IVH	中心静脈栄養法	生食	生理食塩水
IM	筋肉内注射	単舎	単シロップ
Inj	注射	タンナルビン	タンニン酸アルブミン
IP	腹腔内注射	胎ホル(HCG)	胎盤性性腺刺激ホルモン
IV	静脈内注射	ツボクラ	塩化ツボクラリン
n.d.E.（pc）	食後に	ニコアミ	ニコチン酸アミド
Oh	1時間ごとに	ネオM	ネオフィリンM注射液
o.m.	毎朝	ネオスチ	メチル硫酸ネオスチグミン
omn. bin	2時間ごとに	ハイポ	チオ硫酸ナトリウム
omn. hor	毎時（omn. 2hr なら2時間ごとに）	ピオクタニン	塩化メチルロザニリン
P	何回分，何包ということ	ピカ	炭酸水素ナトリウム
Pil	丸薬	ヒコアト	オキシコドン・アトロピン
prn	必要に応じて	ビタカン	ビタカンファー
Pulv	粉末	プロテスホル	プロピオン酸テストステロン
q.d.	1日1回	ボール水	ホウサン水
qid	1日4回	PC	ペニシリン
q.wk	1週1回	ミョウバン	硫酸アルミニウムカリウム
q.2h	2時間ごとに	モヒ	塩酸モルヒネ
Rp	処方の冒頭に書く「処方せよ」の意	輸チト	輸液用クエン酸ナトリウム
S（Syr）	シロップ	硫アト	硫酸アトロピン
SC	皮下注射	硫キ	硫酸キニーネ
sofort v.d.E.	食直前に服用	硫ク	硫酸マグネシウム
sofort n.d.E.	食直後に服用	流パラ	流動パラフィン
Sol	溶液	硫麻	硫酸マグネシウム
Suppo, Supp.	坐剤	リンコデ	リン酸コデイン
T（Tab）	錠剤	Aq	注射用（蒸留）水
TD, T	何日分（錠剤の「T」とは位置により見分 ける）	B_1	塩酸チアミン（ビタミンB_1剤）
		B_2	リボフラビン（ビタミンB_2剤）
tid	1日3回	B_6	塩酸ピリドキシン（ビタミンB_6剤）
TR	ツベルクリン反応	B_{12}	シアノコバラミン（ビタミンB_{12}剤）
Ung	軟膏	C	アスコルビン酸（ビタミンC剤）
V	瓶（バイアル）	G	ブドウ糖注射液
v.d.E.（ac）	食前に	IN(A)H	イソニコチン酸ヒドラジド
z.d.E.	食間に	Ins	インスリン
【医薬品】		PTU	プロピルチオウラシル
アセコリ	塩化アセチルコリン	V.M	バイオマイシン
アトモヒ	モルヒネ・アトロピン		

26 人体解剖図

1 体表区分

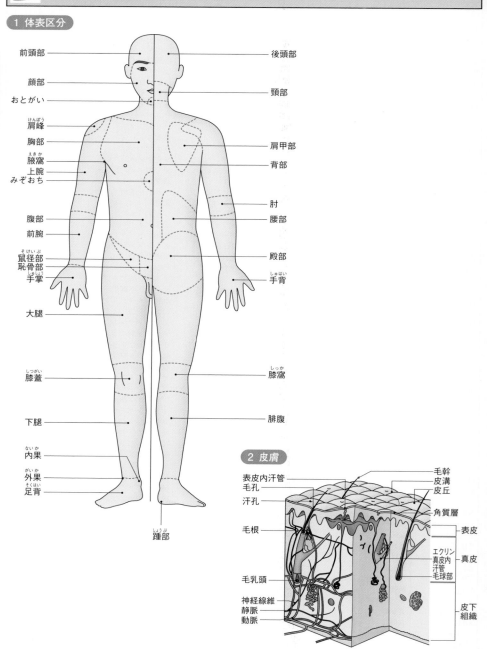

前頭部
顔部
おとがい
肩峰（けんぽう）
胸部
腋窩（えきか）
上腕
みぞおち
腹部
前腕
鼠径部（そけいぶ）
恥骨部
手掌（しゅしょう）
大腿
膝蓋（しつがい）
下腿
内果（ないか）
外果（がいか）
足背（そくはい）

後頭部
頸部
肩甲部
背部
肘
腰部
殿部
手背（しゅはい）
膝窩（しっか）
腓腹

踵部（しょうぶ）

2 皮膚

表皮内汗管
毛孔
汗孔
毛根
毛乳頭
神経線維
静脈
動脈

毛幹
皮溝
皮丘
角質層
表皮
エクリン
真皮内
汗管
毛球部
真皮
皮下組織

3 全身の骨格

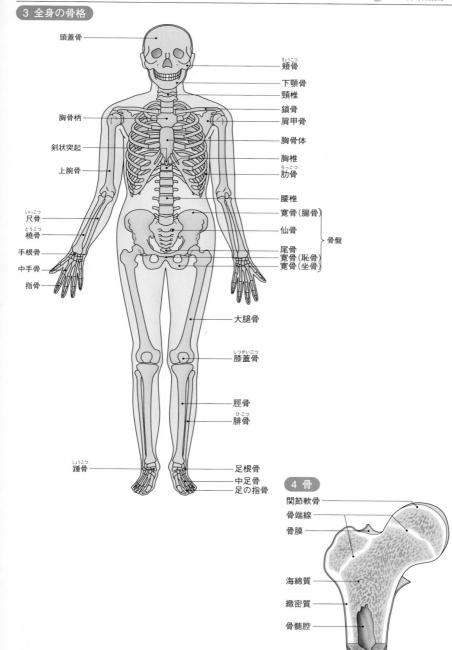

頭蓋骨
頬骨（きょうこつ）
下顎骨
頸椎
鎖骨
胸骨柄
肩甲骨
胸骨体
剣状突起
胸椎
上腕骨
肋骨（ろっこつ）
腰椎
尺骨（しゃっこつ）
寛骨（腸骨）
橈骨（とうこつ）
仙骨
手根骨
中手骨
尾骨
寛骨（恥骨）
寛骨（坐骨）
指骨
骨盤
大腿骨
膝蓋骨（しつがいこつ）
脛骨
腓骨（ひこつ）
踵骨（しょうこつ）
足根骨
中足骨
足の指骨

4 骨

関節軟骨
骨端線
骨膜
海綿質
緻密質
骨髄腔

2
保険請求
臨床知識

5 全身の筋肉

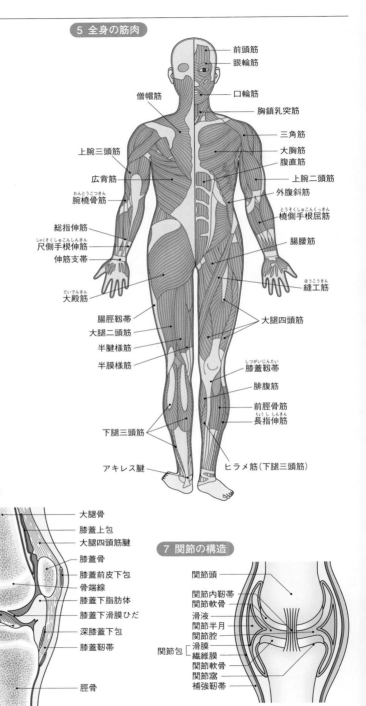

前頭筋
眼輪筋
口輪筋
胸鎖乳突筋
三角筋
大胸筋
腹直筋
上腕二頭筋
外腹斜筋
とうそくしゅこんくっきん
橈側手根屈筋
腸腰筋
ほうこうきん
縫工筋
大腿四頭筋
しつがいじんたい
膝蓋靱帯
腓腹筋
前脛骨筋
ちょうしししんきん
長指伸筋
ヒラメ筋（下腿三頭筋）

僧帽筋
上腕三頭筋
広背筋
わんとうこつきん
腕橈骨筋
総指伸筋
しゃくそくしゅこんしんきん
尺側手根伸筋
伸筋支帯
だいでんきん
大殿筋
腸脛靱帯
大腿二頭筋
半腱様筋
半膜様筋
下腿三頭筋
アキレス腱

6 膝関節の断面（右膝）

坐骨神経
大腿二頭筋
膝窩脂肪体
総腓骨神経
膝窩静脈
膝窩動脈
脛骨神経
前十字靱帯
膝半月
腓腹筋
足底筋
膝窩筋

大腿骨
膝蓋上包
大腿四頭筋腱
膝蓋骨
膝蓋前皮下包
骨端線
膝蓋下脂肪体
膝蓋下滑膜ひだ
深膝蓋下包
膝蓋靱帯
脛骨

7 関節の構造

関節頭
関節内靱帯
関節軟骨
滑液
関節半月
関節腔
滑膜
関節包〔繊維膜
関節軟骨
関節窩
補強靱帯

8 動脈と静脈

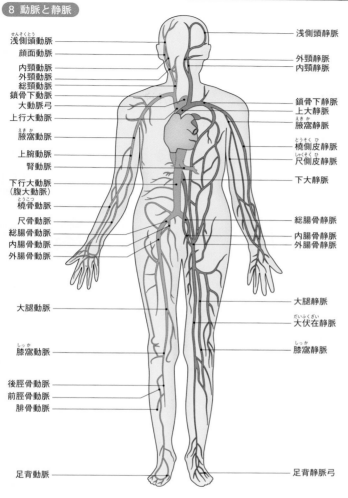

浅側頭動脈（せんそくとう）
顔面動脈
内頸動脈
外頸動脈
総頸動脈
鎖骨下動脈
大動脈弓
上行大動脈
腋窩動脈（えきか）
上腕動脈
腎動脈
下行大動脈（腹大動脈）
橈骨動脈（とうこつ）
尺骨動脈
総腸骨動脈
内腸骨動脈
外腸骨動脈
大腿動脈
膝窩動脈（しっか）
後脛骨動脈
前脛骨動脈
腓骨動脈
足背動脈

浅側頭静脈
外頸静脈
内頸静脈
鎖骨下静脈
上大静脈
腋窩静脈（えきか）
橈側皮静脈（とうそくひ）
尺側皮静脈（しゃくそくひ）
下大静脈
総腸骨静脈
内腸骨静脈
外腸骨静脈
大腿静脈
大伏在静脈（だいふくざい）
膝窩静脈（しっか）
足背静脈弓

9 心臓の血液循環

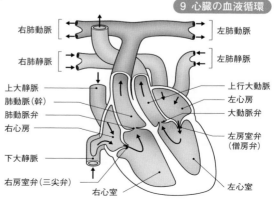

右肺動脈
右肺静脈
上大静脈
肺動脈（幹）
肺動脈弁
右心房
下大静脈
右房室弁（三尖弁）
右心室

左肺動脈
左肺静脈
上行大動脈
左心房
大動脈弁
左房室弁（僧房弁）
左心室

10 全身の神経網

脳

脳神経（12対）

頸神経（8対）

胸神経（12対）

腰神経（5対）

仙骨神経（5対）

尾骨神経（1対）

末梢神経

脊髄神経（31対）

中枢神経

脊髄

交感神経幹

11 脊椎

環椎（C1）

軸椎（C2）

頸部彎曲

頸椎（C1〜7）

胸椎（T1〜12）

胸部彎曲

腰椎（L1〜5）

腰部彎曲

仙骨

尾骨

仙尾彎曲

12 頭蓋

前頭骨

前頂骨

篩骨（しこつ）

蝶形骨

側頭骨

外耳孔

頬骨（きょうこつ）

下顎骨

眼窩上孔

鼻骨

涙骨

眼窩下孔

上顎骨

おとがい孔

13 脳

大脳

脳梁（のうりょう）

透明中隔

下垂体

中脳

橋

延髄

脳幹

大脳皮質（灰白質）

大脳髄質（白質）

外套（がいとう）

切断面

視床

視床下部

間脳

小脳

脊髄

2 保険請求
臨床知識

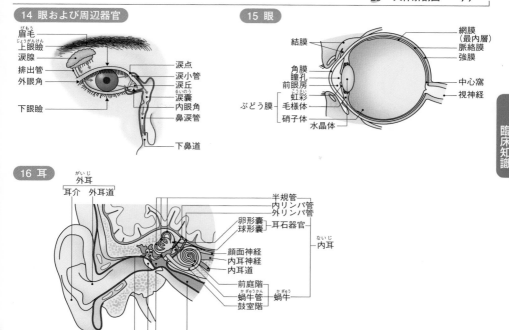

14 眼および周辺器官

眉毛
上眼瞼
涙腺
排出管
外眼角
下眼瞼

涙点
涙小管
涙丘
涙囊
内眼角
鼻涙管
下鼻道

15 眼

結膜
角膜
瞳孔
前眼房
ぶどう膜
毛様体
硝子体
水晶体

網膜（最内層）
脈絡膜
強膜
中心窩
視神経

16 耳

外耳
耳介　外耳道

半規管
内リンパ管
外リンパ管
卵形囊
球形囊
耳石器官
内耳
顔面神経
内耳神経
内耳道
前庭階
蝸牛管　蝸牛
鼓室階

中耳
耳小骨
（つち骨・きぬた骨・あぶみ骨）
鼓膜
鼓室
耳管

17 鼻腔（側壁部）

前頭洞
嗅部（嗅裂）
上鼻道
中鼻道
下鼻道
鼻前庭
外鼻孔
内鼻孔（鼻限）

嗅球
上鼻甲介
蝶形骨洞
中鼻甲介
咽頭扁桃
鼻咽頭
耳管
咽頭口
軟口蓋
下鼻甲介

18 口腔

上唇
硬口蓋
軟口蓋
口蓋扁桃
唇交連
舌小帯
歯
歯肉
下唇

口蓋垂
咽頭の後壁
頬粘膜
舌

19 胸部全体

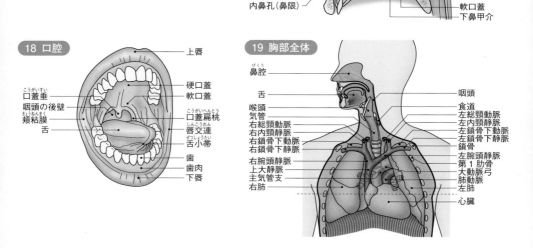

鼻腔
舌
喉頭
気管
右総頸動脈
右内頸静脈
右鎖骨下動脈
右鎖骨下静脈
右腕頭静脈
上大静脈
主気管支
右肺

咽頭
食道
左総頸動脈
左内頸静脈
左鎖骨下動脈
左鎖骨下静脈
鎖骨
左腕頭静脈
第1肋骨
大動脈弓
肺動脈
左肺
心臓

2 保険請求 臨床知識

20 肺循環と体循環

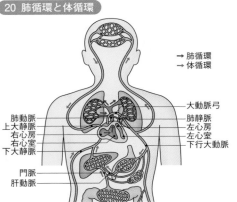

→ 肺循環
→ 体循環

大動脈弓
肺動脈
左心房
左心室
下行大動脈

肺動脈
上大静脈
右心房
右心室
下大静脈

門脈
肝動脈

21 心臓

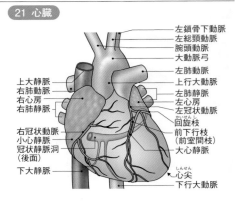

左鎖骨下動脈
左総頸動脈
腕頭動脈
大動脈弓
左肺動脈
上行大動脈
左肺静脈
左心房
左冠状動脈
回旋枝
前下行枝
（前室間枝）
大心静脈

上大静脈
右肺動脈
右心房
右肺静脈

右冠状動脈
小心静脈
冠状静脈洞
（後面）
下大静脈

心尖
下行大動脈

22 呼吸器系

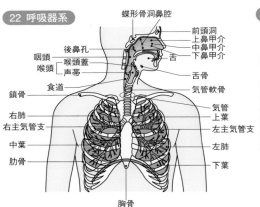

蝶形骨洞鼻腔
前頭洞
上鼻甲介
中鼻甲介
下鼻甲介
舌
舌骨
気管軟骨

後鼻孔
咽頭
喉頭
喉頭蓋
声帯
食道

鎖骨

右肺
右主気管支

中葉

肋骨

気管
上葉
左主気管支
左肺
下葉

胸骨

23 肺葉，気管，気管支

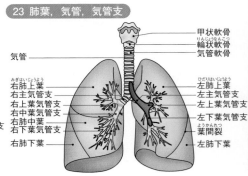

甲状軟骨
輪状軟骨
気管軟骨

気管

右肺上葉
右主気管支
右上葉気管支
右中葉気管支
右肺中葉
右下葉気管支
右肺下葉

左肺上葉
左主気管支
左上葉気管支
左下葉気管支
葉間裂
左肺下葉

24 内臓

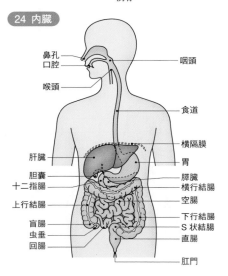

鼻孔
口腔
喉頭

咽頭

食道

横隔膜
胃

肝臓
胆嚢
十二指腸
上行結腸

盲腸
虫垂
回腸

膵臓
横行結腸
空腸

下行結腸
S状結腸
直腸

肛門

25 胃

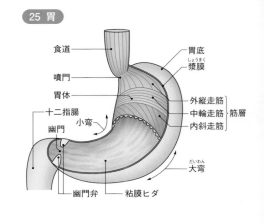

食道

噴門
胃体

十二指腸
幽門

小弯

幽門弁

胃底
漿膜

外縦走筋
中輪走筋
内斜走筋

筋層

大弯

粘膜ヒダ

26 十二指腸・膵臓

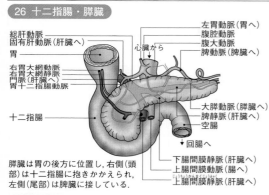

総肝動脈
固有肝動脈(肝臓へ)
胃
右胃大網動脈
右胃大網静脈
門脈(肝臓へ)
胃十二指腸動脈
十二指腸
左胃動脈(胃へ)
腹腔動脈
腹大動脈
脾動脈(脾臓へ)
心臓から
大膵動脈(膵臓へ)
脾静脈(肝臓へ)
空腸
回腸へ
下腸間膜静脈(肝臓へ)
上腸間膜静脈(腸へ)
上腸間膜静脈(肝臓へ)

膵臓は胃の後方に位置し,右側(頭部)は十二指腸に抱きかかえられ,左側(尾部)は脾臓に接している.

27 肝胆膵

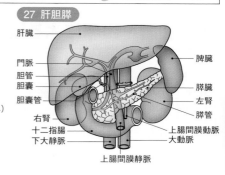

肝臓
門脈
胆管
胆嚢
胆嚢管
右腎
十二指腸
下大静脈
上腸間膜静脈
脾臓
膵臓
左腎
膵管
上腸間膜動脈
大動脈

28 小腸・大腸

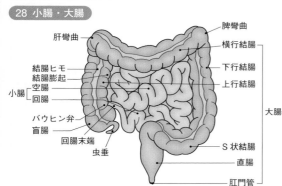

肝彎曲
結腸ヒモ
結腸膨起
空腸
回腸
バウヒン弁
盲腸
回腸末端
虫垂
小腸
脾彎曲
横行結腸
下行結腸
上行結腸
大腸
S状結腸
直腸
肛門管

29 泌尿器系

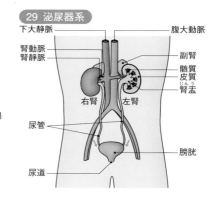

下大静脈
腎動脈
腎静脈
右腎
左腎
尿管
尿道
腹大動脈
副腎
髄質
皮質
腎盂
膀胱

30 腎臓

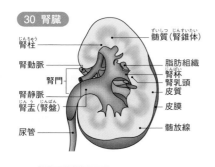

腎柱
腎動脈
腎門
腎静脈
腎盂(腎盤)
尿管
髄質(腎錐体)
脂肪組織
腎杯
腎乳頭
皮質
皮膜
髄放線

31 男性生殖器

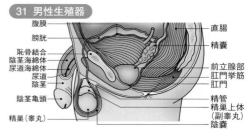

腹膜
膀胱
恥骨結合
陰茎海綿体
尿道海綿体
尿道
陰茎
陰茎亀頭
精巣(睾丸)
直腸
精嚢
前立腺部
肛門挙筋
肛門
精管
精巣上体(副睾丸)
陰嚢

32 女性生殖器

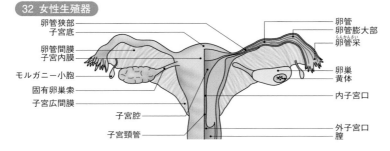

卵管狭部
子宮底
卵管間膜
子宮内膜
モルガニー小胞
固有卵巣索
子宮広間膜
子宮腔
子宮頸管
卵管
卵管膨大部
卵管采
卵巣
黄体
内子宮口
外子宮口
膣

27 和暦・西暦による満年齢一覧

2024 年／令和 6 年時

3 その他

日本		西暦	年齢	日本		西暦	年齢	日本		西暦	年齢
年号	干支			年号	干支			年号	干支		
明治41	戊申	1908	116	22	丁亥	1947	77	61	丙寅	1986	38
42	己酉	1909	115	23	戊子	1948	76	62	丁卯	1987	37
43	庚戌	1910	114	24	己丑	1949	75	63	戊辰	1988	36
44	辛亥	1911	113	25	庚寅	1950	74	平成元	己巳	1989	35
大正元	壬子	1912	112	26	辛卯	1951	73	2	庚午	1990	34
2	癸丑	1913	111	27	壬辰	1952	72	3	辛未	1991	33
3	甲寅	1914	110	28	癸巳	1953	71	4	壬申	1992	32
4	乙卯	1915	109	29	甲午	1954	70	5	癸酉	1993	31
5	丙辰	1916	108	30	乙未	1955	69	6	甲戌	1994	30
6	丁巳	1917	107	31	丙申	1956	68	7	乙亥	1995	29
7	戊午	1918	106	32	丁酉	1957	67	8	丙子	1996	28
8	己未	1919	105	33	戊戌	1958	66	9	丁丑	1997	27
9	庚申	1920	104	34	己亥	1959	65	10	戊寅	1998	26
10	辛酉	1921	103	35	庚子	1960	64	11	己卯	1999	25
11	壬戌	1922	102	36	辛丑	1961	63	12	庚辰	2000	24
12	癸亥	1923	101	37	壬寅	1962	62	13	辛巳	2001	23
13	甲子	1924	100	38	癸卯	1963	61	14	壬午	2002	22
14	乙丑	1925	99	39	甲辰	1964	60	15	癸未	2003	21
昭和元	丙寅	1926	98	40	乙巳	1965	59	16	甲申	2004	20
2	丁卯	1927	97	41	丙午	1966	58	17	乙酉	2005	19
3	戊辰	1928	96	42	丁未	1967	57	18	丙戌	2006	18
4	己巳	1929	95	43	戊申	1968	56	19	丁亥	2007	17
5	庚午	1930	94	44	己酉	1969	55	20	戊子	2008	16
6	辛未	1931	93	45	庚戌	1970	54	21	己丑	2009	15
7	壬申	1932	92	46	辛亥	1971	53	22	庚寅	2010	14
8	癸酉	1933	91	47	壬子	1972	52	23	辛卯	2011	13
9	甲戌	1934	90	48	癸丑	1973	51	24	壬辰	2012	12
10	乙亥	1935	89	49	甲寅	1974	50	25	癸巳	2013	11
11	丙子	1936	88	50	乙卯	1975	49	26	甲午	2014	10
12	丁丑	1937	87	51	丙辰	1976	48	27	乙未	2015	9
13	戊寅	1938	86	52	丁巳	1977	47	28	丙申	2016	8
14	己卯	1939	85	53	戊午	1978	46	29	丁酉	2017	7
15	庚辰	1940	84	54	己未	1979	45	30	戊戌	2018	6
16	辛巳	1941	83	55	庚申	1980	44	令和元	己亥	2019	5
17	壬午	1942	82	56	辛酉	1981	43	2	庚子	2020	4
18	癸未	1943	81	57	壬戌	1982	42	3	辛丑	2021	3
19	甲申	1944	80	58	癸亥	1983	41	4	壬寅	2022	2
20	乙酉	1945	79	59	甲子	1984	40	5	癸卯	2023	1
21	丙戌	1946	78	60	乙丑	1985	39	6	甲辰	2024	0

※本表の年齢は，誕生日以降の年齢です。

㉘ 統計用語・計算式一覧

■病院経営指標に関する算定式

区分	分析項目	単位	算定式	説明
機能性	● 1日平均外来患者数	人	外来患者延べ数／診療実日数	診療科別，病棟別で，月，年ごとに算定し，対比をとおして外来患者動向を知る数値。
	● 1日平均入院患者数	人	入院患者延べ数／暦日数（365）	1日平均入院患者数は1日平均の病床稼働数でもあり，許可病床数に近いほど良好といえる。診療科別，病棟別で，月，年ごとに算定し，対比をとおして入院患者動向を知る数値。
	● 病床利用率	％	①入院患者延べ数／（実働病床数×診療日数）×100	病床がどれほどの割合で利用されているかを示したもので高率ほど良い。病床利用率は平均在院日数（算定式②）と相反する関係にあり，平均在院日数が短縮すると病床利用率は低下するため，病床運用に注意が必要である。①は実働病床数の利用率，②は公的調査のときに使用する。
			②平均在院患者数／許可病床数×100	
	● 外来／入院比	倍	1日平均外来患者数（初診・再診・往診・複数科受診のすべてを含む）／1日平均入院患者数	外来患者と入院患者の比率。外来中心の医療か入院中心の医療かを判断する数値。入院1に対し外来2～3の割合が平均的。
	● 平均在院日数	日	①実退院患者の在院日数の合計／退院患者数	①患者個人に焦点を合わせるため，診断群分類などの臨床面から利用される数値。退院患者の入院実日数の平均値（退院患者平均在院日数）ともいえる。即日入退院の患者を1日とし，1泊した患者は2日と数える。ある一定期間以上入院している患者の在院日数が加味される。
			②入院患者延べ数／（新入院患者数＋退院患者数）×1/2	②患者の「入」と「出」を把握するため，経営管理の指標（診療報酬上の算定要件）として利用される数値。病床の回転率（この式により求められた数値が30日の場合，病床が1カ月に1回転したことになる）ともいえる。入院患者延べ数とは，在院患者延べ数をいい，在院患者延べ数とは，24時現在にいる入院患者の累計（その日のうちに退院または死亡した者を含む）。病床回転数の算定にはこの式を用いる〔ただし，短期滞在手術（4泊5日）患者は，数に入れないようになった（2014年4月より）〕。
	● 患者規模100人当たりの従業員数	人	従業員数×100／〔1日平均在院患者数＋（1日平均外来患者数×1/3）〕	従業員の装備率を表すときに用いる。時系列で見ると人的資源の集約度をどのように高めてきたのかが，わかる。
	● 患者1人1日当たり外来収益	円	外来収益／外来患者延べ数	患者1人1日当たりの診療単価を算定する式。高額な診療材料や薬剤を多量に使用すると数値は高くなる。診療科別，病棟別，担当医師別，診療行為別（診察料・投薬料・注射料・処置料・手術料・検査料・画像診断料・その他の特掲料・入院料）などで算定すると有効である。式を分解すると，「（外来・入院）収益＝（外来・入院）患者延べ数×患者1人1日当たりの（外来・入院）収益」となり，収益は患者の延べ数と1人1日当たりの診療単価に左右されることがわかる。
	● 患者1人1日当たり入院収益	円	入院収益／入院患者延べ数	
	病床回転数	回	暦日数（30または365）／平均在院日数（月または年）	1つのベッドで何回患者が入れ替わるかを示す数値。回転数が高いほど効率がよく，在院日数が短いと回転数が高くなる。平均在院日数の算定には上記②式を用いる。
	新患率	％	新患者数／外来患者延べ数×100	外来患者に占める新患者数の割合。高率ならば急性期（10%以上が望ましい），低率ならば慢性期の患者が多いといえる。
	平均通院回数	回	外来患者延べ数／新患者数	1人の患者の平均的な通院回数。入院患者における平均在院日数と同様に，外来の回転率を表す。新患率と同様に患者のタイプを知ることができる。
	対診率	％	対診協議患者数／退院患者数×100	診察して対診記録が記載されている患者数。たとえ同一入院期間中に何度も対診が行われても1回と数える。
	紹介率	％	①（紹介患者数＋救急患者数）／初診患者数×100	①初診料・外来診療料の「注2」「注3」における要件。「初診患者数」の定義については，医療法における業務報告での定義と同様。ただし，特定機能病院においては「夜間・休日に受診した者」を除き，地域医療支援病院と「注3」に規定する許可病床500床以上の病院においては「救急車で搬送された患者」と「夜間・休日に受診した者」を除く。

3 その他

			②紹介患者数／初診患者数×100	②地域医療支援病院における施設基準。初診患者からは，救急搬送患者および夜間・休日の救急患者を除く。
	逆紹介率	％	逆紹介患者数／初診患者数×100	逆紹介患者は診療情報提供料を算定した患者とする。初診患者からは，救急搬送患者および夜間・休日の救急患者を除く。
	再入院率	％	再入院患者数／退院患者数×100	平均在院日数の短縮を進めながらも医療サービス低下を防ぐために，計画的再入院，予期された再入院，予期しない再入院の3つの理由から再入院の頻度を見る。再入院とする期間は4週間もしくは6週間。
	入院期間別患者数	人	（月末時点における）全入院患者の在院日数の合計／暦日数（30または31）	長期入院患者の有無を把握するときに用いられる。病棟別，診療科別，疾病別などで算定する。入院期間は，1週間ごとに区分するか，あるいは10日間ごとに区分するか，病院の特性に合わせて対応する。
	人口千人当たり患者数	人	退院患者実数／人口×1000	人口千人当たりの退院患者数。
	帝王切開率	％	帝王切開数／分娩数×100	帝王切開による分娩率。
	入院後発症感染率	‰	入院後に発症した感染症件数／入院患者延べ数×1000	期間中の入院患者の延べ人数に対する，期間中に発生した入院後発生感染症件数の割合。入院後に病原微生物の感染を生じ，治療を必要とするものをいい，全入院患者を対象とする。病院外で感染が成立し，入院後に発症したものは該当しない。
	抑制率	‰	抑制の発生件数／入院患者延べ数×1000	期間中の入院患者の延べ人数に対する，期間中に発生した抑制の件数の割合。化学的（薬剤など）を問わず，患者の自由を制限する一切の行為をいい，全入院患者を対象とする。抑制の理由として認識障害（徘徊など），治療の円滑化，転倒の危険，破壊・粗暴行為などがある。
	転倒・転落率	‰	転倒・転落の発生件数／入院患者延べ数×1000	期間中の入院患者の延べ人数に対する，期間中に発生した転倒・転落の件数の割合。病院内で発生した一切の転倒・転落をいい，全入院患者を対象とする。転倒・転落の原因として患者の健康障害（歩行障害など），治療に伴うもの（画像検査に際しての壇上からの転落など），環境（滑りやすい廊下など）などがある。
死亡率	院内粗死亡率	％	死亡患者数／退院患者数×100	病院内で死亡する患者の割合。高機能病院では高くなる。4%以下が望ましい。
	院内精死亡率	％	入院後48時間以後の死亡患者／退院患者数×100	入院48時間未満の死亡は，入院以前の問題によるところが大きいと考えた式。2.5%以下が望ましい。
	術後死亡率	％	手術後死亡患者数／手術患者数×100	術後死亡率は，術後何日（48時間，10日，30日など）を明確にする。1%以上は手術部門の検討を要する。
	分娩死亡率	％	分娩による妊産婦死亡数／分娩数×100	分娩による妊産婦の死亡率。
	新生児死亡率	％	新生児死亡数／新生児数×100	病院で生まれた新生児の死亡率を示す。死産児や院外出生の新生児は含まない。
	死産率	％	胎児死亡数／出生数×100	出生に対する胎児死亡率。
	剖検率	％	剖検数（死産児を除く）／死亡患者数×100	病院の医学教育・研究の評価を示す。死産児は含まない。
収益性	医業収支比率	％	医業収益／医業費用×100	ある会計期間における医業活動の結果を示す大変重要な数値。100以上になれば経営は黒字である。病院会計準則では，医業費用は，給与費，材料費，経費，委託費，研究研修費，減価償却費，本部費，役員報酬費の8つに区分されているが，一般的に役員報酬は給与費に，本部費と研究研修費は経費に含めている。医業収益は，入院診療収益，外来診療収益，室料差額収益，保健予防活動収益，医療相談収益などがある。
	●医業収益対医業利益率	％	医業利益／医業収益×100	利益＝収益－費用。利益率は純利益が全体の収益の何％を占めているのかを示したもの。
	●人件費率	％	人件費（給与費）／医業収益×100	収益に占める人件費，材料費（医薬品費・給食用材料費・診療材料費・医療消耗器具備品費）の割合を見るもの。人件費は固定費，材料費は変動費。病院経営では人件費率の占める割合が最も高く（50%以下が目安），次に材料費率である。このほか，福利厚生費，旅費交通費，消耗品費，車両費，光熱水費，交際費などの経費を見る経費率，外部委託業務費を見る委託費率，土地，建物，車両，医療器具などの固定資産の価値減少金額を見る減価償却費率などがある（それぞれ分子を変える）。
	●材料費率	％	材料費／医業収益×100	

大分類	中分類	●	用語	単位	計算式	説明
		●	経常収益対支払利息率	％	支払利息／経常収益×100	経常収益＝医業収益＋医業外収益。経常利益に対して支払い利息の割合。1年間の経常的な利益を獲得するために，財務コストがどれだけかかったのかを見る数値。
		●	経常収益対経常利益率	％	経常利益／経常収益×100	経常費用＝医業費用＋医業外費用。経常利益＝経常収益－経常費用。経常収益に対する経常損益の比率。
		●	総収益対総利益率	％	当期純利益／総収益×100	総収益とは，医業収益，医業外収益，特別利益の合計で，1年間の全収益を言う。
生産性		●	常勤医師1人当たり年間給与費	円	医師給与費／医師数	人件費率が50％を超えている場合は注意が必要。歴史が古い病院や公立病院は全体的に従業員の平均年齢が高いため，人件費率は高くなる傾向がある。ただし1人当たり人件費に対する評価は，直接給与に関係するので慎重に行う必要がある。
		●	常勤看護師1人当たり年間給与費	円	看護師給与費／看護師数	
		●	従業員1人当たり年間医業収益	円	医業収益／従業員数	
		●	労働生産性	円	〔医業収益－(材料費＋経費＋委託費＋減価償却費＋その他の費用)〕／従業員数	従業員1人当たりの粗付加価値額で1人当たりの生産性を表し，数値は大きいほど良い。労働生産性は算定式を見てもわかるように，従業員1人当たりの売上高と売上高付加価値額との積であり，これを改善するためには，従業員1人当たりの売上高を増やすか，あるいは売上高付加価値率を高めるかのいずれかである。労働生産性が高ければ，たとえ賃金が高くとも労働分配率を低く抑えることができる。労働生産性を向上させることが重要なポイントである。
		●	労働分配率	％	給与費／〔医業収益－(材料費＋経費＋委託費＋減価償却費＋その他の費用)〕×100	付加価値に占める人件費の割合をいい，人件費負担の大きさを見る数値。
財政状態	機能性	●	1病床当たり総資産額	円	総資産／総病床数	外部統計資料や他病院と比較するときの基本的な数値。
		●	1病床当たり利益剰余金額	円	利益剰余金／総病床数	利益剰余金とは過去からの利益の累計額から法人税などを控除したもの。過去からの利益の蓄積が大きいと数値が大きくなる。
		●	1病床当たり固定資産額	円	固定資産／総病床数	土地・建物・医療機械備品に投下した金額を示す。
	安定性	●	自己資本比率	％	資本／(負債＋資本)×100	自己資本の高さを見る。数値が高いことは財務状況が安定していることになる。30％以上が一つの基準。
		●	固定長期適合率	％	固定資産／(資本＋固定負債)×100	設備投資などの固定的な投資が自己資本と固定負債(長期借入金)で賄っているかどうかを見る。80％未満が目安。
		●	流動比率	％	流動資産／流動負債×100	1年以内に回収できる医業未収金などの流動資産がどれくらい準備されているかを見る。200％以上が望ましく，120％が境界線である。
		●	医業収益対借入金比率	％	長期借入金／医業収益×100	医業活動の年間収益と借入金残高の関係を示す。50％までは健全，100％超は危険。
	収益性	●	総資本経常利益率	％	経常利益／(負債＋資本)×100	事業に投下した総資本(負債＋資本)に対し，1年間で獲得した経常的な利益がどれくらいかを示す重要な数値。この式は，(医業収益／総資本)×(経常利益／医業収益)に分解できる。5％が一つの目標値。
		●	総資本回転率	回	医業収益／(負債＋資本)×100	事業に投下した総資本(負債＋資本)が1年間で何回転したかを示す数値。

備考：●印は厚生労働省の病院経営分析調査の対象項目。

3　その他

29 敬語の使い方一覧

3
その他

■敬語の３種類（尊敬語・謙譲語・丁寧語の使い方例）

尊敬語	相手の動作や状態等に対して尊敬の意を表すときに用いる	◆動作を表すすべての動詞に『れる』『られる』をつける。例：「来られる・行かれる・書かれる・読まれる・話される」等 ◆『お……になる』の形。例：「お読みになる・お乗りになる・お行きになる」等 ◆『ご……になる』の形。例：「ご入院になる・ご出席になる・ご病気になる」等 ◆まったく異なる形。例：「来る」→「おいでになる」,「いらっしゃる」,「食べる」→「召し上がる」
謙譲語	相手に対して敬意を表すために自分の動作・状態等をへりくだるときに用いる	◆『（自分の動作に対して）……いただく』の形。例：「聞かせていただく・読ませていただく・拝見させていただく・食べさせていただく」等 ◆『（相手の動作に対して）……いただく』の形。例：「おいでいただく・ごらんになっていただく・お書きいただく・お読みいただく」等 ◆「見る」→「拝見する・拝見します」,「行く」→「参ります・参る」,「聞く」→「承ります・承る」,「もらう」→「頂きます・頂戴する」,「言う」→「申し上げる・申す」
丁寧語	相手に対して丁寧な気持ち・改まった気持ちを表すときに用いる	◆『ます』『です』等を付けて丁寧な気持ちを表す。例：「ある」→「あります・ございます」,「そうだ」→「そうです・さようでございます」 ◆名詞の前に,あるいは習慣として『お』や『ご』を付ける（＊外来語にはつけない）。

■言葉の使い方例

好ましくない例	好ましい例
わたし，うち，僕，僕たち	わたくし，わたくしども
○○くん，あんたたち	○○さん，○○様，皆さん，皆様
だれ	どちら様，どなた様
男の人，男，会社の人	男の方，男性，○○会社の方
ありません	ございません
そうです	さようでございます
できません，やれません	いたしかねます
知りません，わかりません	存じません，わかりかねます
よろしいです，いいですよ	はい，かしこまりました
ちょっと待って下さい	少々お待ちください（ませ）
早くして下さい	お早くお願いします，お早く願います
してもらえませんか	お願いできませんでしょうか
電話して下さい	お電話をお願いいたします
どうですか，どうでしょうか	いかがですか，いかがでしょうか
いま席にいません	ただいま席をはずしております
何か（要件を）聞いていますか	何か（要件を）伺っておりますか
何とかしてもらえませんか	ご配慮願えませんでしょうか
もう一度来てもらえませんか	もう一度おいでいただけませんか
こちらから行きます	こちらから伺います
何ですか	もう一度おっしゃっていただけませんか
あっち，こっち	あちら，こちら
そんな人はいませんが	そのような者はこちらにはおりませんが
いま行きます	ただいま参ります

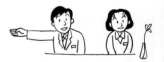

■丁寧な話し方の基本例

普通	少し丁寧	最も丁寧
する	します	いたします
ある	あります	ございます
言う	言います	申します
思う	思います	存じます
行く	行きます	参ります
来る	来ます	いらっしゃいます
帰る	帰ります	おいとまします
見る	見ます	拝見します
見せる	見せます	ご覧に入れます
食べる	食べます	いただきます
もらう	もらいます	いただきます
借りる	借ります	拝借します
来い	いらっしゃい	おいで下さい
わかった	わかりました	承知致しました
うん	ええ	はい
いや	いいえ	いいえ

（『患者応対マナーBOOK』より抜粋）

㉚ 外国語対応（4カ国語）一覧

（『外国人のための救急医療ハンドブック』広島中央地域保健対策協議会・広島中央広域行政組合より改編）

英＝英語	中＝中国語	韓＝韓国語	ポ＝ポルトガル語

■問診票・会話例

◆問診票
　この問診票は，診断の参考にするもので，診察の前に記入するものです。一度読んでどのような内容か理解しておくとよいでしょう。あなたのあてはまるところすべてに記入と〇を付けてください。

3

その他

英 Interview sheet

This interview sheet is used when you receive medical consultation and diagnosis; therefore it should be prepared before you receive medical examination. It is necessary to read through all the contents. Please fill in all the subjects questioned and circle Yes or No that corresponds to your status.

中 問診票

此问诊表将作为诊断的参考，请在接受诊疗之前填写。最好先通读一遍，理解其内容。请在与你有关的所有项目上填写情况或者画圈。

韓 문진표

이 문진표는 진단시에 참고하는 것으로서 진찰하기 전에 기입하는 것입니다. 한 번 읽어 보고 어떤 내용인지 이해해 두시면 좋을 것입니다. 본인에게 해당되는 모든 곳에 기입 또는〇를 치십시오.

ポ FOLHA DE ENTREVISTA SOBRE O ESTADO DE SAÚDE

Esta folha de entrevista tem como objetivo fornecer informações para servir de base na hora de fazer o diagnóstico médico. Por isso, preencha‑a antes de ser examinado pelo médico. Leia com atenção as perguntas e responda, escrevendo a reoposta ou marcando com um círculo as respostas correspondentes.

Q：どうしましたか？

英 Please tell me what the problem is.

中 您哪里不舒服？

韓 어떤 증상입니까？

ポ Qual é o problema?

Q：今までに大きな病気をしたことがありますか？（はい・いいえ）
　その病名はなにですか？（　　　　　　　　　　　　　）
　それはいつ頃ですか？（　　　年　　　　月頃）

英 Do you have any experience to suffer from serious illness?（Yes or No）
　What was the name of the disease?（　　　　　　　　　）
　When was it?（At about　　　　Year　　　　month）

中 以前是否得过大病？（　得过　　　没得过）
　得的什么病？（　　　　　　　）
　什么时候得的？（　　　年　　　月前后）

韓 지금까지 큰 병을 앓은 적이 있습니까？（네, 아뇨）
　그 병명은 무엇입니까？（　　　　　　　）
　그것은 언제쯤입니까？（　　　년　　　월경）

ポ Já sofreu alguma doença grave?（Sim / não）
　Se já sofreu, escreva o nome da doença.（　　　　　）
　Quando ficou doente?（Ano　　　mês　　　）

Q：今，治療している病気・けがはありますか？（はい・いいえ）
　かかっている医療機関はどこですか？（　　　　　　　）

英 Do you hane any currently treating illness or injury?（Yes or No）
　Where is the medical institution you are receiving care services?

中 有无现在正在治疗的伤、病？（　有　　　无　）
　有无固定就诊的医疗机构？（　　　　　）

韓 지금 치료하고 있는 병・부상부위는 있습니까？（네, 아뇨）
　통원하고 있는 의료기관은 어디입니까？

ポ Existe alguma doença ou ferimento do qual está se tratando no momento?（Sim / não）
　Escreva o nome do hospital onde está sendo tratado.

Q：入院したことがありますか？（はい・いいえ）

英 Do you have any experiences of being hospitalized?（Yes or No）

中 是否住过院？（住过　　　没住过）

韓 입원한 적이 있습니까？（네, 아뇨）

ポ Já ficou internado alguma vez?（Sim / não）

■体の部位

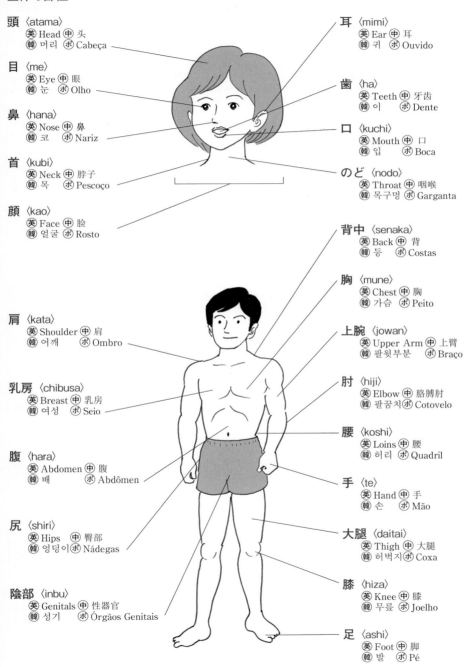

頭〈atama〉
英 Head 中 头
韓 머리 ポ Cabeça

目〈me〉
英 Eye 中 眼
韓 눈 ポ Olho

鼻〈hana〉
英 Nose 中 鼻
韓 코 ポ Nariz

首〈kubi〉
英 Neck 中 脖子
韓 목 ポ Pescoço

顔〈kao〉
英 Face 中 脸
韓 얼굴 ポ Rosto

肩〈kata〉
英 Shoulder 中 肩
韓 어깨 ポ Ombro

乳房〈chibusa〉
英 Breast 中 乳房
韓 여성 ポ Seio

腹〈hara〉
英 Abdomen 中 腹
韓 배 ポ Abdômen

尻〈shiri〉
英 Hips 中 臀部
韓 엉덩이 ポ Nádegas

陰部〈inbu〉
英 Genitals 中 性器官
韓 성기 ポ Órgãos Genitais

耳〈mimi〉
英 Ear 中 耳
韓 귀 ポ Ouvido

歯〈ha〉
英 Teeth 中 牙齿
韓 이 ポ Dente

口〈kuchi〉
英 Mouth 中 口
韓 입 ポ Boca

のど〈nodo〉
英 Throat 中 咽喉
韓 목구멍 ポ Garganta

背中〈senaka〉
英 Back 中 背
韓 등 ポ Costas

胸〈mune〉
英 Chest 中 胸
韓 가슴 ポ Peito

上腕〈jowan〉
英 Upper Arm 中 上臂
韓 팔윗부분 ポ Braço

肘〈hiji〉
英 Elbow 中 胳膊肘
韓 팔꿈치 ポ Cotovelo

腰〈koshi〉
英 Loins 中 腰
韓 허리 ポ Quadril

手〈te〉
英 Hand 中 手
韓 손 ポ Mão

大腿〈daitai〉
英 Thigh 中 大腿
韓 허벅지 ポ Coxa

膝〈hiza〉
英 Knee 中 膝
韓 무릎 ポ Joelho

足〈ashi〉
英 Foot 中 脚
韓 발 ポ Pé

3 その他

31 各地方厚生（支）局都府県事務所等の所在地および連絡先

2024 年 4 月現在

地方厚生（支）局名	事務所等の名称（注）	所在地	電話番号
北海道厚生局	医療課	〒 060-0808 札幌市北区北 8 条西 2-1-1 札幌第 1 合同庁舎 6F	011-796-5105
東北厚生局	青森事務所	〒 030-0801 青森市新町 2-4-25 青森合同庁舎 6F	017-724-9200
	岩手事務所	〒 020-0024 盛岡市菜園 1-12-18 盛岡菜園センタービル 2F	019-907-9070
	指導監査課（宮城）	〒 980-8426 仙台市青葉区花京院 1-1-20 花京院スクエア 21F	022-206-5217
	秋田事務所	〒 010-0951 秋田市山王 7-1-4 秋田第 2 合同庁舎 4F	018-800-7080
	山形事務所	〒 990-0041 山形市緑町 2-15-3 山形第二地方合同庁舎 1F	023-609-0140
	福島事務所	〒 960-8021 福島市霞町 1-46 福島合同庁舎 4F	024-503-5030
関東信越厚生局	茨城事務所	〒 310-0061 水戸市北見町 1-11 水戸地方合同庁舎 4F	029-277-1316
	栃木事務所	〒 320-0043 宇都宮市桜 5-1-13 宇都宮地方合同庁舎 5F	028-341-2009
	群馬事務所	〒 371-0024 前橋市表町 2-2-6 前橋ファーストビルディング 7F	027-896-0488
	指導監査課（埼玉）	〒 330-9727 さいたま市中央区新都心 2 番地 1 さいたま新都心合同庁舎検査棟 2F	048-851-3060
	千葉事務所	〒 260-0013 千葉市中央区中央港 1-12-2 千葉港湾合同庁舎 5F	043-379-2716
	東京事務所	〒 163-1111 新宿区西新宿 6-22-1 新宿スクエアタワー 11F	03-6692-5126
	神奈川事務所	〒 231-0003 横浜市中区北仲通 5-57 横浜第 2 合同庁舎 2F（低層棟）	045-270-2053
	新潟事務所	〒 950-0088 新潟市中央区万代 2-3-6 新潟東京海上日動ビルディング 1F	025-364-1847
	山梨事務所	〒 400-0858 甲府市丸の内 1-1-18 甲府合同庁舎 9F	055-206-0569
	長野事務所	〒 380-0846 長野市旭町 1108 長野第 2 合同庁舎 4F	026-474-1002
東海北陸厚生局	富山事務所	〒 930-0004 富山市丸の内 1-5-13 富山丸の内合同庁舎 5F	076-439-6570
	石川事務所	〒 920-0024 金沢市西念 3-4-1 金沢駅西合同庁舎 7F	076-210-5140
	岐阜事務所	〒 500-8114 岐阜市金竜町 5-13 岐阜合同庁舎 4F	058-269-3313
	静岡事務所	〒 424-0825 静岡市清水区松原町 2-15 清水合同庁舎 3F	054-355-2015
	指導監査課（愛知）	〒 460-0001 名古屋市中区三の丸 2-2-1 名古屋合同庁舎第 1 号館 6F	052-228-6179
	三重事務所	〒 514-0033 津市丸之内 26-8 津合同庁舎 4F	059-213-3533
近畿厚生局	福井事務所	〒 910-0019 福井市春山 1-1-54 福井春山合同庁舎 7F	0776-25-5373
	滋賀事務所	〒 520-0044 大津市京町 3-1-1 大津びわ湖合同庁舎 6F	077-526-8114
	京都事務所	〒 604-8153 京都市中京区烏丸通四条上ル笋町 691 りそな京都ビル 5F	075-256-8681
	指導監査課（大阪）	〒 540-0011 大阪市中央区農人橋 1-1-22 大江ビル 8F	06-7663-7664
	兵庫事務所	〒 651-0073 神戸市中央区脇浜海岸通 1-4-3 神戸防災合同庁舎 2F	078-325-8925
	奈良事務所	〒 630-8115 奈良市大宮町 1-1-15 ニッセイ奈良駅前ビル 2F	0742-25-5520
	和歌山事務所	〒 640-8143 和歌山市二番丁 3 和歌山地方合同庁舎 5F	073-421-8311
中国四国厚生局	鳥取事務所	〒 680-0842 鳥取市吉方 109 鳥取第 3 地方合同庁舎 2F	0857-30-0860
	島根事務所	〒 690-0841 松江市向島町 134-10 松江地方合同庁舎 6F	0852-61-0108
	岡山事務所	〒 700-0907 岡山市北区下石井 1-4-1 岡山第 2 合同庁舎 11F	086-239-1275
	指導監査課（広島）	〒 730-0012 広島市中区上八丁堀 6-30 広島合同庁舎 4 号館 2F	082-223-8209
	山口事務所	〒 753-0094 山口市野田 35-1 山口野田合同庁舎 1F	083-902-3171
四国厚生支局	徳島事務所	〒 770-0941 徳島市万代町 3-5 徳島第 2 地方合同庁舎 4F	088-602-1386
	指導監査課（香川）	〒 760-0019 高松市サンポート 3-33 高松サンポート合同庁舎 4F	087-851-9593
	愛媛事務所	〒 790-0066 松山市宮田町 188-6 松山地方合同庁舎 1F	089-986-3156
	高知事務所	〒 780-0850 高知市丸ノ内 1-3-30 四国森林管理局合同庁舎 1F	088-826-3116
九州厚生局	指導監査課（福岡）	〒 812-0011 福岡市博多区博多駅前 3-2-8 住友生命博多ビル 4F	092-707-1125
	佐賀事務所	〒 840-0801 佐賀市駅前中央 3-3-20 佐賀第 2 合同庁舎 7F	0952-20-1610
	長崎事務所	〒 850-0033 長崎市万才町 7-1TBM 長崎ビル 12F	095-801-4201
	熊本事務所	〒 862-0971 熊本市中央区大江 3-1-53 熊本第 2 合同庁舎 4F	096-284-8001
	大分事務所	〒 870-0016 大分市新川町 2-1-36 大分合同庁舎 1F	097-535-8061
	宮崎事務所	〒 880-0816 宮崎市江平東 2-6-35 3F	0985-72-8880
	鹿児島事務所	〒 890-0068 鹿児島市東郡元町 4-1 鹿児島第 2 地方合同庁舎 3F	099-201-5801
	沖縄事務所	〒 900-0022 那覇市樋川 1-15-15 那覇第 1 地方合同庁舎西棟 2F	098-833-6006

（注）医療課及び指導監査課については，地方厚生（支）局本局内の組織である。

第2章

実践対応事例 Q&A

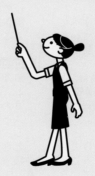

1 保険資格

日本では1961年から，すべての人がいずれかの医療保険制度に加入する**国民皆保険制度**がとられています。国民（被保険者）は保険料を保険者に支払い，それを主な財源として医療保障が行われています。

医療保険の種類は，大きく「**職域保険（被用者保険）**」と「**地域保険（国民健康保険）**」に分けられます（p.3）。

職域保険（被用者保険）には，①民間企業の勤労者が加入する**健康保険**（組合健保，協会けんぽ），②国家公務員・地方公務員・私学教職員が加入する**共済組合**，③船員を対象とした**船員保険**があります。

一方，地域保険（国民健康保険）は上記に該当しない自営業者等が対象となるもので，④都道府県・市町村等が保険者となる**国民健康保険**，⑤同種の自営業者で組織される**国民健康保険組合**があります。

制度ごとに定められた要件を満たすことによって，被保険者となることができ，その要件に該当しなくなったときや死亡時，保険料支払いの不履行時には資格喪失となります。

実際には，資格取得時には被保険者資格取得届を，資格喪失時には被保険者資格喪失届を，各制度の窓口に提出します。健康保険や共済組合の場合は，被保険者本人が届出を行う必要はありませんが，国民健康保険の場合は，転職・転居等によって制度や保険者が変更になるたびに，被保険者本人がそれぞれの届出を行わなければなりません。

なお，2018年度より，従来の市町村国保に加えて都道府県も国民健康保険の保険者となったため，都道府県内の転居は市区町村が異なっても資格喪失とはなりませんが，転居先の市区町村で保険証の交付を受ける必要はあります。

Scene 1 **国民皆保険**　当院に受診したYさんは，「俺は病気にはならない，もし病気になったときに国民健康保険に加入すればいいと思っていたので，今は無保険だ」と言う。それでいいのだろうか。

A　日本では「国民皆保険」という，すべての国民が何らかの健康保険に加入していなくてはいけない，という健康保険制度のルールがあります。

途中で国民健康保険に加入した場合，Yさんが以前加入していた保険の資格が喪失した日から遡って資格を取得し，国民健康保険料を支払わなければいけません。

Scene 2 **保険資格の空白期間**　3カ月前に定年退職したKさんが入院することになったが，国保の加入手続きはしていない。入院3日目に加入手続きを行い国民健康保険証は交付されたが，Kさんはどの時点から国保の適用になるのだろうか。

A　国民健康保険法第54条には，「保険証を提出しなかったことが，緊急その他やむを得ない理由によるものと認めるとき」は，療養費を支給するとする規定があり，事情が認められれば保険給付の対象になります。

Kさんの場合，国民健康保険法施行規則第3条の届出義務を怠っており，これが"やむを得ない事情"に該当すると認められない場合は，保険給付は国民健康保険証交付時点から行われることが原則です。ただし，一般的には，保険料を支払えば，社保等の被保険者でなくなった日に遡って加入できることが多いようです。

Scene 3 **事業主の労働中の負傷**　工務店を経営するDさんが建築現場でケガをして受診した。しかし，使用者であるDさんは，中小事業主の特別加入制度にも入っていないため労災保険は適用されないし，健康保険法でも業務上の傷病は適用外とされている。この場合，どのように取り扱ったらよいか。

A　Dさんのケースでは，現在は健康保険が適用されます。

2003年の厚労省保険局長通知により，"法人の代表者であって労災保険が適用されない場合は健康保険が適用される"ことが明文化されました。さらに，2013年には，健康保険法上でもその旨が規定されました（同法第1条，第53条の2）。

なお，「労災保険特別加入制度」とは，中小事業主や一人親方などのように，労働

者と同様の作業などを日常的に行っている人を対象に，特別に労災保険への任意加入を認めるものです。

Scene 4　第三者行為　第三者行為による被害を受け入院となったＡさんは，保険者に保険の使用を許可してもらおうと電話したところ，拒否されて困っているという。どのようなアドバイスがあるか。

A　「第２次犯罪被害者基本計画」（平成23年３月25日閣議決定）にて，犯罪被害に係る取扱いが以下のように示されました。

「第三者行為による犯罪や自動車事故の被害を受けたことにより生じた傷病に対する保険の使用は，加害者が損害賠償責任を負う旨を記した誓約書を提出することを条件としている保険者があるが，誓約書は保険給付に必要がないため，誓約書の有無にかかわらず保険の使用は認められる。また，保険者は，加害者が不明であることにより，代位取得した債権を行使しても加害者からの求償が困難であることを理由として給付を行わないとすることはできない」

この要点をＡさんに説明し，再度保険者に連絡するよう勧めてはどうでしょう。

Scene 5　被保険者証の借用　患者Ｆさんが友人の被保険者証で受診していたことが発覚した。どう対応したらよいか。

A　他人の被保険者証で受診することは刑法第246条の詐欺罪にあたり，10年以下の懲役に罰せられることになります。また，被保険者証を貸した者についても，持っている被保険者証を不正使用して本人に実行せしめるような決意を起こさせた場合には教唆犯（刑法第61条），不正使用することを知りながらその行為の実現を容易ならしめた場合は幇助罪（刑法第62条）に問われることになります。

被保険者証の不正使用が発覚した場合，本来なら警察へ通報するとともに，保険者に通知しなければなりません〔保険医療機関及び保険医療養担当規則（以下，療担規則）第10条〕。しかし，現実的には，反省の念が伺える患者さんについては刑罰の対象となる行為であることを説明し，今後二度と行うことのないよう説明し，治療費を全額負担してもらうことが一般的な対応といえます。少なくともＦさんについて，発覚以降の分について友人の保険で扱うこ

とを認めてはいけません。

すでに請求済みのレセプトがあれば，審査機関にレセプトの返戻を依頼し，その分も全額患者負担にします。または，保険者に説明して，保険者給付分について患者に請求することを保険者自身に依頼することも可能です（昭和30年２月１日保発第9号「療養の給付費の返還措置について」）。

Scene 6　被保険者証忘れによる自費診療　被保険者証を忘れて自費診療となったＢさんが，被保険者証の原本を持って来院した。Ｂさんは保険給付分の差額返還を求めたが，診療日は１カ月以上も前のこと。この病院では，差額の返還は"１週間以内"としているし，診療月のレセプトはすでに審査機関に提出している。この場合，Ｂさんにどう説明をすべきか。

A　「後日保険切り替え」は，医療機関のサービスとして行われるものですから，特に期限の規定はありません。１週間を過ぎていても，月初めの保険請求の時期に間に合う場合は保険診療に切り替えるケースもみられます。

ただし，Ｂさんのケースのように，一定日数が経過してレセプト提出には遅いようなケースでは，患者さんに事情を説明し，保険者からの償還払いを申請してもらってもよいでしょう。

Scene 7　被保険者証の資格確認①　窓口で患者Ｎさんの被保険者証を確認しようとしたところ，「なぜ被保険者証を毎月提示する必要があるのか。コピーではだめか」と質問された。どう答えたらよいか。

A　健康保険法の規定に基づき，保険診療を受ける場合は被保険者証の提示が求められます。被保険者証を持っていることは，保険の資格があることの証明です。通常，国民健康保険では住所が，被用者保険では勤務先が変わった場合に被保険者証が変更されます。転居，退職などの場合は保険の資格がなくなり，被保険者証は役所または勤務先に返却することになります。

病院は，患者の「被保険者証に変更はないか」，「まだ保険資格があるか」を確認する義務があります。医療費は，保険資格を確認したうえで保険請求ができるのです。本来，患者の来院のたびに確認するのが原則ですが，実際問題として大変な手間がか

保険
資格

かるため，保険請求が1月単位なので最低月に1度は確認します。

また，被保険者証のコピーでは，例えば，すでに会社を退職し，被保険者証を返却してしまっているというようなケースも発生してくるため，認められません。

Scene 8　被保険者証の資格確認②　患者Mさんのレセプトが「資格喪失」の付せんが貼られて返戻されてきた。Y健保組合に問い合わせると，Mさんは3カ月前に退職しており，被保険者証の資格期限を確認しなかった医療機関側に責任があると言われた。Mさんの医療費を負担するのは，Y健保組合か医療機関か。

A　医療機関には被保険者証の確認義務があります（療担規則第3条）。被保険者でないことを確認できたにもかかわらず，確認を怠ったのであれば，医療機関側の責任になります。

しかし，被保険者がなんらかの方法で資格喪失をわからないように細工したようなケースでは，被保険者証を回収しなかった保険者の責任となり，医療機関の責任が問われることはありません（健康保険法施行規則第51条第4項において，変更の場合は5日以内に返却しなければいけないという規定があります）。

事例の場合は，保険者の責任において，保険者が医療機関への医療費支払いを行ったうえで，保険者が被保険者に求償する取扱いとなります（健康保険法第58条第1項）。なお，被保険者証の確認は，確認した事実を明らかにするため，確認月日の記録が必要です。

Scene 9　退職後の保険加入手続き　患者Rさんは，先日勤務先を退職し，無保険で来院した。健康保険の手続きがわからないというRさんにどう対応したらよいか，また資格取得はいつからになるか。

A　国民皆保険制度のもとでは，すべての国民は何らかの健康保険に加入していなければならないことになっています。

Rさんについては，以下，いずれかの保険に加入する手続をとる必要があります。

・「国民健康保険」：退職後14日以内に手続きをします。手続きが遅れると，手続きの日までの医療費は原則として全額自己負担となります。

・「任意継続保険」：任意継続とは，退職前に勤務先の被用者保険に2カ月以上加入していた場合，退職後も2年間継続して加入できる制度です。退職日の翌日から20日以内に手続きをしてください。保険料を会社が半分負担する現役時代と違って全額本人が負担します。ただし，退職直前の本人負担額の2倍になるとは限りません。保険料の算定基準は，退職直前の賃金または加入する健保組合の全加入者の平均賃金の，いずれか低いほうとなります。

・「家族の健康保険の被扶養者」：健保（組合）などに加入している配偶者や子どもの扶養家族になることです。

・「特例退職被保険者」：特定の組合に限りますが，60歳以上で，厚生年金に原則20年以上加入している等の条件を満たしている場合に該当します。

・「特定健康保険組合」：規模の大きい健保組合などの被保険者として働いていた方は，厚生労働大臣の認可を受けてこれに該当する場合があります。後期高齢者に該当する75歳になるまで加入できます。

Scene 10　任意継続被保険者　サラリーマン生活の後，任意継続被保険者となったSさんが来院した。任意継続被保険者になってから通院するのは初めて。数回通院した後，保険料を納付期日までに支払っていないことがわかった。Sさんは，「督促は受けていないし，妻の看病で大変だった」と，支払い不履行には正当な理由があると主張。この場合，妻の看病は"正当な理由"と認められるのか。

A　任意継続被保険者の場合，正当な理由があると保険者が認めたときを除き，保険料（初めて納付すべき保険料を除く）を納付期日までに納付しなかったときには，その翌日より資格喪失となります（健康保険法第38条第3号）。

この場合の正当な理由とは通常，天災地変，交通・通信のスト等を言いますので，"妻の看病"は該当しないものと思われます（昭和24年8月保文発第1400号）。

Scene 11　国保被保険者資格証明書

月の初め，糖尿病で通院中の患者Wさんに被保険者証の提示をお願いすると，Wさんは「国保被保険者資格証明書」を提示し

た。この場合，医療機関での支払いは「10割自己負担」となる旨を説明したが，Wさんは納得しない様子。「いつもの額は払うから，あとの交渉はそちらでやってくれ」と譲らない。どう対処すべきか。

A 「国保被保険者資格証明書」は，1年以上保険料を滞納している国保被保険者に対して交付されるものです。①"特別な事情"がある場合，②公費負担医療対象者は除外されます。

　保険給付は差し止めされている状態なので，患者の医療機関での支払いは医療費の全額となります。しかし，被保険者は，その後，保険料を完納したうえで，保険者に対して「特別療養費支給申請」をすることで，「特別療養費」として保険給付分を支給してもらうことが可能です。Wさんに対しては，支給申請ができることを説明する必要があるでしょう（国民健康保険法第9条，54条の3，63条の2）。

　なお，医療機関では，①特別療養費に係る療養を行った「届書」を保険者に提出するか，②通常のレセプトの上部余白部分に「特別療養費」と朱書きして，他と区分して提出する必要があります（国民健康保険法施行規則第27条の6）。

Scene 12　短期被保険者証　初診患者Tさんが窓口に「短期保険証」と記された保険証を掲示した。どう扱うべきか。

A 「短期被保険者証」とは，保険料の滞納が6カ月以上1年未満の場合にとられる措置で，有効期間が1〜6カ月と短い保険証です。期限から1年が経過すると「資格証明書」が交付され，さらに期限から1年半が経過すると高額療養費などが支給されなくなります。Tさんの保険証は通常の保険証の有効期限より短くなっている（半年程度）ので，いっそうの注意が必要です。

Scene 13　前期高齢者・高齢受給者証　入院患者のHさんが，2023年2月2日に70歳の誕生日を迎えて高齢受給者となった。適用となるのはいつからか。

A 70歳から74歳までの間は，主保険とは別に，高齢受給者証が交付されます。患者負担は2割（現役並み所得者は3割）とされています。

　適用時期は，誕生月1日生まれの方は70歳になる誕生月の1日から，2日以降の生まれの方は70歳になる誕生月の翌月1日からです。よってHさんの場合，適用は3月1日からになります。

Scene 14　引っ越しに伴う国保の転出入　初診の受付で新患登録を行っていたところ，患者住所の市町村と国民健康保険証を扱う市町村が異なっていた。本人に確認すると「1週間前に引っ越してきたが忙しくて住民票はまだ移していない」とのことだったが，そのまま受付してよいか。

A 国民健康保険は2018年4月より，これまで市町村ごとに管理されていた資格は都道府県ごととなりました。そのため，同一都道府県内の移動であれば資格喪失や取得は生じません。ただし，保険証は移動先の市町村で発行してもらう必要があります。

　住民票を移す際に，以前の市区町村に資格喪失（転出）の届出を行い，引っ越し先の市区町村では資格加入（転入）の手続きを行います。住民票の移動（転居後14日以内）と国民健康保険証の手続きを早急に行い，その際に喪失日と加入日に空白がないことを確認するよう伝えてください。

　そのため今回は自費で精算していただき，後日新しい保険証をお持ちになって精算するのがよいと思われます。できるだけ当月内に新しい保険証を持って来院するよう伝えてください。

Scene 15　75歳到達月の自己負担限度額　一般病棟の入院患者Cさんは，7月24日に75歳の誕生日を迎えるが，7月10日に退院となった。高齢受給者証を交付されているため1割もしくは2割（現役並み所得者の場合は3割）負担となる。このときの自己負担限度額はいくらになるか。

A 75歳到達月については，誕生日前の医療保険制度（国保・被用者保険）を抜けて，誕生日後に後期高齢者医療制度に加入するため，高額療養費の該当になる自己負担限度額が本来額の1/2に設定されます。したがって1割もしくは2割負担の自己負担限度額57,600円の1/2で，28,800円となります。現役並み所得者Ⅰ，Ⅱ，Ⅲに該当する場合はp.14の表に記載されている自己負担限度額の金額をそれぞれ1/2にして算出した額となります。

Scene 16　本人確認　当院では初診受付

保険資格

時に本人確認を実施することとなったが，本人であるとの判断基準は何か。

A　受診者が本人であるとの確認ができる書類（写真付き身分証等）を提示してもらい，当該書類に記載された氏名等が被保険者証の記載と一致することで本人であるとの判断になります。

Scene 17　保険証の使用　通勤途中に階段を踏み外して膝の痛みを訴えている患者が，初診受付窓口に保険証を提示してきた。そのまま保険扱いとしてよいか。

A　通勤途中に起きた事故で負傷した場合，労災保険からの給付となります。保険証は使用できませんので，まずは勤務先に連絡して，担当者や労働基準監督署に相談するようお伝えください。

Scene 18　第三者行為　自転車と歩行者の事故があり，歩行者の患者が受診した。かかりつけの患者だったが保険証を使用することは可能か。

A　相手のいる事故となるので，第三者行為の届出が必要です。このほか，学校やスーパー等の設備不良で負傷したときや飼い犬などによりケガをしたとき，不当な暴力や喧嘩でケガをしたとき，飲食店で食中毒にあったとき等も第三者行為として扱います。

Scene 19　オンライン資格確認の導入メリット　病院の院長よりオンライン資格確認の導入によるメリットを問われたが，どのように回答すべきか。

A　2021（令和3）年3月からマイナンバーカードを利用したオンライン資格確認が始まりました。

2023年（令和5年）4月より例外（紙レセプトでの請求が認められている保険医療機関）を除くすべての保険医療機関において，オンライン資格確認の導入が原則として義務付けられました。それに伴い，医療情報・システム基盤整備体制充実加算1および2が算定できるようになっています（施設基準あり）。

オンライン資格確認を導入することで「資格なし」のレセプト返戻件数や未収金が減少するなど，事務処理の効率化やコスト削減が図られるメリットがあります。

Scene 20　マイナンバーカードを忘れた場合の対応　オンライン資格確認を導入している病院で，患者がマイナンバーカードを忘れて受診を希望している場合，どのように対応すべきか。

A　オンライン資格確認を導入している病院であっても，現行の保険証を忘れた場合の取扱いと同様です。一度自費で全額を支払ってもらい，後日，持参してもらい精算するといった対応になります。また，当然，保険証を提示してもらえれば扱えます。

Scene 21　オンライン資格確認での受付手順　受診時，受付ではマイナンバーカードをどのように扱えばいいのか。

A　医療機関や薬局の受付にあるカードリーダーにマイナンバーカードをかざします。マイナンバーカードの顔写真を機器または職員が目視で確認し，4桁の暗証番号を入力してもらいます。その後，マイナンバーカードのICチップから保険資格をオンラインで確認します。そのため，職員がマイナンバーカードを預かってコピーする必要はありません。

Scene 22　保険の切り替わり（入院）　入院窓口に入院中の患者Aさんから，入院途中で国民健康保険から社会保険に切り替わったとの申し出があったが，①入院日，②診療開始日，③入院基本料の起算日について，レセプトの年月日の記載はどのようになるか。

A　回答は以下になります。

① 入院年月日は，保険変更の有無にかかわらず当該医療機関における入院基本料の起算日となるので，国保で入院した日となります。

② 診療開始日は，社会保険に切り替わった日となります。

③ 入院基本料の起算日は，①と同様，国保で入院した日となります。

Scene 23　保険の切り替わり（外来）　外来窓口に患者Bさんから月途中で社会保険の保険者番号が変更になったとの申し出があったが，保険の切替の時期はどのようになるか。

A　保険者番号が変更となった場合は，資格の取得日，喪失日を確認し，保険者番号ごとに，それぞれ明細書を作成します。

なお, 変更後のレセプトの診療開始日は, 変更があった日を記載しますが, 初診料は算定できないため, レセプトの摘要欄に「保険者変更」とコメント記載します。

Scene 24 警察留置中の患者 S警察署に勾留中のY氏が体調不良を訴え, S警察署より当院に診察依頼が来た。Y氏の診療費には健康保険が使えるか。

A 警察医が診察したうえで医療機関への受診が必要と判断した場合, 警察署から診療（処方）を依頼されることがありますが, 健康保険は使用できません（健康保険法第118条第1項, 国民健康保険法第59条）。したがって当事例は公費扱いとなります。警察の担当者から請求関連書類を受け取り, 1月分まとめて警察署に請求します。その際に保険番号を記載していない自費のレセプトを添付していることが多いようです。

---

② 保険診療・保険給付

《保険給付》

公的医療保険制度により国民（被保険者）が受けることのできるサービス（医療を受けたり, 傷病手当金の給付を受けたりすること）を**保険給付**といいます。

保険給付は, **「法定給付」**と**「付加給付」**に大別されます。保険者に対し給付を義務化しているものが法定給付で, 保険者が任意に行うものが付加給付です。法定給付はさらに,「**療養の給付**」（医療サービスの提供）と「**現金給付**」に分けられます。

(1) 療養の給付

「療養の給付」は**"現物給付"**（診察・治療などの医療サービスが直接受けられること＝医療機関での自己負担分を除く医療費支払いの免除）を原則とします。ただし, やむを得ない事情で, 医療保険制度が適用されない医療機関に受診した場合などは, **"療養費払い（償還払い）"**（医療機関窓口で医療費全額を現金で支払い, あとで保険者から自己負担分を除く医療費の還付を受ける）となります。

(2) 現金給付

「現金給付」には, 傷病手当金, 出産育児一時金, 埋葬料——等があります。被保険者の請求により, これら給付金が被保険者に直接給付されます。

《保険給付外となる場合》

すべての傷病が保険給付の対象となるわけではありません。以下のような事情による医療は, 保険給付外となります。
① 業務上および通勤途上の負傷・疾病
② 健康診断
③ 予防医療
④ 美容医療
⑤ 正常妊娠, 正常分娩
⑥ 第三者行為による傷病
⑦ 闘争, 泥酔又は著しい不行跡による疾病
⑧ 故意の犯罪行為又は故意の事故による疾病
⑨ 自己診療

Scene 25 無診察治療 患者Yさんが,「症状も安定しているので, 診察はせずに薬だけ出してほしい」などと言ってきたが, どう答えたらよいだろうか。

A 「医師は, 自ら診察しないで治療をし, 若しくは診断書若しくは処方せんを交付してはならない」と医師法第20条に定められています。医師の診察なしに薬を処方すること, 検査をすることは, 保険診療として認められません。薬には副作用があり, 最初は副作用がなくても長期間服用するうちに出現することもあり得ます。患者さんの求めに応じて安易に投薬した結果, 病状が悪化し副作用が出現したといった事故が起きた場合は医師の過失となり, 医療過誤として責任が生じる可能性があります。

なお, 本人が受診できないやむを得ない事情がある場合に限り, 家族等の話を聞いて投与することは認められます。

Scene 26 オンライン資格確認 オンライン資格確認の概要を教えてほしい。

A オンライン資格確認とは, マイナンバーカードのICチップまたは健康保険証の記号番号等により, オンラインで資格情報の確認ができる仕組みです。医療機関・薬局

の窓口で患者の直近の資格情報等（加入している医療保険や自己負担限度額等）が確認できるようになります。

保険医療機関・薬局は原則として2023年4月からの導入が義務付けられ，患者によるマイナンバーカードの保険証利用が進むよう，関連する支援等の措置が拡充されています。さらに政府は，2024年12月に紙の保険証を原則廃止し，マイナンバーカードへ一本化する方針を示しています。

Scene 27　医師の自己診療　自分で自分を診察して投薬し，カルテをつくってしまう医師がいる。問題はないのだろうか。

A　医師法第20条に規定される「診察」とは，医療機関で医師が第三者（患者）を診察することを意味します。医師が"自らを客観的に妥当適切に診察し，治療をする"ことは一般にできないと考えられるため，「保険診療」においては妥当とされません。また，医療法第1条の5により，病院・診療所とは「公衆又は特定多数人のため医業又は歯科医業を行う場所」と規定され，医業ではない自己診療を行う場所ではありません。保険診療は保険医療機関において認められるものであり，保険医療機関は医療法に定める医療機関でなければなりません。

保険医療機関で保険診療として自己診察を行うことを禁止する規定は明文化されていませんが，上記のような法律から「行うべきではない」との結論が導かれており，保険診療とは認められず，保険給付は行われないことを説明しましょう。

Scene 28　保険適用の可否①　顔のイボの除去について，患者Oさんが窓口で「保険扱いにしてほしい」と言ってきた。どう対応したらよいだろうか。

A　保険適用となるか否かは，そのイボの除去が美容と治療のどちらに当たるかによります。療担規則第12条では「保険医の診療は，一般に医師又は歯科医師として診療の必要があると認められる疾病又は負傷に対して，適確な診断をもととし，患者の健康の保持増進上妥当適切に行わなければならない」とあります。「治療の必要があると認められる疾病」かどうかは医師の診察によります。その結果，美容に当たるのであれば保険給付外となりますが，疾病と判断されれば保険給付扱いとなります（昭和45年8月1日保険発第75号）。

Scene 29　保険適用の可否②　脳死状態で延命措置を続けている患者のJさんがいる。主治医は回復の見込みはほとんどないと言うが，ご家族は「少しでも希望があれば治療を続けてほしい」と望んでいる。この場合，保険診療として請求してよいか。

A　被保険者としての資格を喪失するのは「死亡したとき」とされていますので，医師が死亡と診断するまでは保険診療の対象となります。

Scene 30　保険適用の可否③　保険給付外となる場合に「泥酔」とあるが，酔って転倒して「頭部外傷」となった場合でも対象外になるのか。

A　単なる「泥酔」では保険給付外ですが，転倒して「外傷」となり，「泥酔以外」の疾患となった場合は給付対象となります。

Scene 31　保険適用の可否④　Aさん夫婦は子供ができず，不妊治療を受けようと思っているが，保険は適用されるか。

A　不妊治療については，2022年度の診療報酬改定により保険適用となりました。例えば，今までは自費診療であった「人工授精」「体外受精」「顕微授精」「男性不妊の手術」といった治療法が保険適用になります。第三者の精子・卵子等を用いた場合は，今までどおり自費診療となります。

Scene 32　包括払いの拒否　当院はDPC対象病院だが，患者Nさんが「やった分だけ（出来高で）請求してほしい」と要求してきた。この場合，出来高で算定してよいか。

A　患者さんの意思により，包括評価による診療を拒否することはできません（平成15年4月30日保険局医療課事務連絡）。DPCには厚労省による精度の高いデータ収集という側面もあります。Nさんには，制度をよく説明し，包括だからといって粗診粗療になるわけではないことなどを説明し納得してもらう必要があります。

Scene 33　応招義務　それほど重症とは思われない患者のMさんが診療受付時間を過ぎてから来院。医師はまだ院内にいるのだが，どう対応したらよいだろうか。

A　「応招義務」という医師法（第19条第1項）

の規定により，医療機関は，医師が不在，医師自身が病気など正当な理由がなければ診療の求めを拒否することはできません。

しかし，勤務医の過重労働が問題となるなど働き方改革の流れのなかで，2019年に通知が出され，応招義務と医療機関の対応について整理されました（令元医政発1225第4号）。そのなかで，「診療の求めに応じないことが正当化される場合の考え方」として，最も重要な考慮要素が「患者について緊急対応が必要であるか否か（病状の深刻度）である」とされ，このほかの重要な考慮要素として以下が挙げられ，それぞれの事例が整理されました。
●診療を求められたのが診療時間・勤務時間内であるか，それとも診療時間外・勤務時間外であるか
●患者と医療機関・医師・歯科医師の信頼関係

事例のうち，緊急対応が不要な場合（病状の安定している患者等）で，診療を求められたのが診療時間外・勤務時間外の場合については，「即座に対応する必要はなく，診療しないことは正当化される。ただし，時間内の受診依頼，他の診察可能な医療機関の紹介等の対応をとることが望ましい」と示されています。

医師が応急処置を必要としないと判断すれば，急患診療を実施している当番医院などを紹介して，Mさんにはそちらを受診するよう促すのが適切と思われます。

Scene 34　傷病手当金の扱い　入院治療をしていた患者のEさんより，生命保険入院証明書と傷病手当金請求書の作成依頼を受けた。どう対応したらよいか。

A　傷病手当金の受給の条件として，次の4つが満たされていることが必要です。
①疾病，負傷のため仕事を休んでいる，②労務不能，③3日以上労務不能で4日目から支給，④任意継続被保険者，特例退職被保険者でないこと。

以上の条件から，休業1日につき支給され，支給開始日から最大1年6カ月間支給されます。なお，1年6カ月の間でも労務可能になったり，厚生年金等を受けられるようになれば打ち切りとなります。

Scene 35　保険給付金支給決定通知書
患者Aさんから，「受診の翌月に医療費の

お知らせとして保険給付金支給決定通知書が届いたが，これはどういったものか」と質問があった。どう説明したらよいか。

A　医療費などの受診認識を目的として，支給決定した給付の内容を印字して，保険者より定期的に被保険者（受診者）に対して交付するものです。通知書の内容は，実際の医療行為や過剰な請求などがないか確認するものです。通知書は，医療費控除の確定申告や公費医療助成を受ける際に，保険給付金額を証明するものとなります。

Scene 36　出産育児一時金の扱い　出産予定日が近い妊婦のGさんより，「健康保険での保険給付制度などを知りたい」と質問があった。どう答えたらいいか。

A　出産とは，妊娠85日以後の生産，死産，人工妊娠中絶を言います。正常な出産や人工妊娠中絶は療養の給付の対象からは除かれますが，出産育児一時金の対象です。

直接支払制度とは，保険者から支給される出産育児一時金を医療機関等での出産費用に充てることができるよう，出産育児一時金を保険者から医療機関等に対して直接支払う制度のことです。受取代理制度とは，被保険者が受け取るべき出産育児一時金を医療機関等が被保険者に代わって受け取る制度です。

なお，2023年4月から一時金は42万円から50万円に増額されました。

Scene 37　入院時の食事費用　患者Lさんに，「医療費とは別に食事の費用がかかるのか。費用はどういう仕組みになるのか」と聞かれた。どう答えればいいか。

A　疾病または負傷した際の保険給付の種類には，診察や治療などの「療養の給付」のほかにもいくつかあります。「入院時食事療養費」もその一つです。

保険医療機関で入院治療を受ける際に，食事給付が受けられます。食事の費用については，厚生労働大臣が定める基準に従って食事療養費が算出されます。そこから，平均的な家計における食事を勘案して厚生労働大臣が定める標準負担額を控除したものが，保険給付される「入院時食事療養費」です。入院患者は標準負担額のみ支払うことになり，その標準負担額は490円／食です。また，所得に応じて一部の自己負担の軽減などの制度もあります（p.12）。

保険診療

❸ 外国人の保険診療

外国人

日本への外国人の入国者数は，2023 年は約 2506 万人（2022 年の延べ外国籍宿泊者数は 1650 万人）であった。

日本における外国人の医療に関する主な公的制度には，**国民健康保険**〔加入基準は外国人登録をしており，1 年以上の在留資格があること（自治体によって例外あり）〕と，**社会保険**（社会保険に加入する会社の正社員，または条件を満たすパート，アルバイト）があります。しかし，保険料が支払えず，未加入の外国人も少なくなく，そういう人のために，神奈川県の港町健康互助会（公的な健康保険に加入できない外国人のための会員制医療保険制度）のような**民間の健康保険**もあります。

＊　　＊　　＊

旅行者用の民間保険に加入しておらず，在留資格の関係等で健康保険にも加入できない外国人については，全額自費診療となり，所持金がない等の理由で未収金になりやすいという問題があります。そのような場合には，「**行旅病人及び行旅死亡人取扱法**」または「**外国人未払い医療費補填制度**」（神奈川，埼玉，東京，千葉，兵庫などで実施。制度の名称および対象となる外国人・医療費の範囲・期間などは各自治体によって異なる）といった制度があり，医療費が補填されます。

Scene 38　**外国人の保険資格**　イタリア人男性と国際結婚した E さん。夫の父親が来日中に急病になった。医療費が高額になりそうだが，全額自己負担となるのか。

A　1 年以上の長期滞在が見込まれる外国人は国民健康保険に加入できます（国民健康保険法第 5 条により「住所を有する者」とみなされます）。また，就労している場合はその企業の健康保険に加入可能です。

一方，外国人旅行者の場合は，旅行者用の民間保険に加入していればその適用となりますが，そうでない場合には全額自己負担となります。

ただし，都道府県や政令指定都市によっては「行旅病人及び行旅死亡人取扱法」に基づく制度（「外国人未払い医療費補填制度」等と呼ばれます）を導入しており，医療費の一部が補填されます。

さて，E さんの義父の場合ですが，この場合は，「身寄りのない旅行者」とは言いがたく，適用の可否は自治体の判断に任されることになります。

なお，全国の救急救命センターを対象に「救急医療施設運営費等補助金」として，在日外国人にかかる前年度の未収金（1 カ月1 人当たり 20 万円超）に限って 20 万円を超える部分が支払われる制度があります。

Scene 39　**外国人による被保険者証の借用**　外国人男性 A さんが来院した。被保険者証の氏名は「A・I」となっている。

1 カ月後，一見して別人とわかる外国人男性が来院したが，被保険者氏名は同じ「A・I」。確認したところ，外国人グループが 1 枚の被保険者証を使い回ししていることが発覚。どう対処したらいいか。

A　パスポート等で本人確認を行います。本人以外の人が被保険者証を使用していることが発覚した場合には，まず保険者への通報を行うべきです。医療費に関しては，全額を患者請求することになります。

パスポート等の身分証明書を提示できない場合は，不法滞在の可能性があります。不法滞在の場合，出入国管理法第 62 条の規定に基づき，入国管理局の入国審査官または入国警備官に通報します。

なお，不法滞在者については，「外国人未払い医療費補填制度」は適用されません。

Scene 40　**外国人の国民健康被保険者証**　外国人患者の国民健康被保険者証の有効期限は，どのようになっているのか。

A　被保険者証の有効期限は，在留カードの在留期限までとなっています。在留期限を迎える場合には，在留期限の延長手続き後，在留期限が更新された在留カードと国民健康被保険者証の届出が必要です。

Scene 41　**外国語対応の参考資料**　S 病院には時々，英語圏以外の患者が受診しに来る。医事課長は受付の W さんから「対応をする際に実用的な書籍・参考資料等は

ないか」と聞かれたが見つからない。

A 一例は、『外国人用診療ガイド（改訂版）』（財団法人政策医療振興財団　2007年3月刊）です。受付から診察、服薬指導に至るまで、質問形式で回答は選択式。英語、ハングル語、中国語、フィリピン語、ドイツ語、スペイン語、ポルトガル語、インドネシア語、ベトナム語等対応の実用書となっています。手元にあると便利でしょう。

他にも、AMDA国際医療情報センターからは、『16ヶ国語対応診察補助表』（1冊5,000円）が出版され、また財団法人かながわ国際交流財団では、ホームページ上に「多言語医療問診票」（15カ国語）を掲載するなどしています（p.85も参照）。

Scene 42　多言語への対応　多国籍の外国人が来院するようになったが、医事課として説明するのに必要な項目（問診票、受付・会計、電話対応、服薬、予防接種等）をどのように通訳すればよいか。

A 各都道府県および医師会から必要な情報が発信されています。特に「東京都医師会電話医療通訳の利用促進事業」のHPの情報が便利ですので、ぜひご活用ください。

自院独自のマニュアルやパンフレットを作成する場合には、「テキスト医療通訳の巻末単語集（日本語・中国語・英語・ポルトガル語・スペイン語）」が資料としては適切です。厚生労働省ホームページ　医療通訳に関する資料よりダウンロードでします。

Scene 43　診療費用の限度　外国人患者Qさんは、受付窓口に来るや否や片言の日本語で、腹痛を訴え、治療費がいくらかと訊いてきた。腹痛の原因がわからず、治療によって料金が変わってくると伝えたところ、「お金がないので5000円以内で診て」と言う。どう対応したらよいか。

A このような場合は、療担規則第20条に則って、「必要性を考慮した必要最低限の診療」を行っていること、所持金の範囲でこれだけの治療ができるがよいか、とQさんの了解を取るとよいでしょう。

しかし、なかには会計時に請求書を見て「高すぎる」「まけてくれ」と言ってくるケースもあります。あとでトラブルにならないためにも、外国人患者に対しては診療内容や金額について事前に十分コミュニケーションをとり、納得のうえで治療にかかる

のが理想です。言葉が通じない場合でも、多言語翻訳のマニュアル本や電話通訳などを利用する努力が必要です。

Scene 44　民間保険加入の旅行者　日本国内を観光旅行中に盲腸で入院したフランス人の患者Eさん。あいにく持ち合わせがないという。どう対応したらよいか。

A Eさんのような欧米の観光旅行者の場合、任意の旅行保険に加入していることが多いので、すぐにパスポートと加入保険の証書を確認して、Eさん本人または旅行会社に立て替え払いをしてもらいます。立て替え払いがされない場合は、国際電話やFAXやメールなどを使って書類のやりとりを行う煩わしさが発生し、手間と時間、通話料・通信費などの費用がかかるという難点があります。

Scene 45　翻訳料の徴収　外国人のKさんが受診後、自国の保険請求等のため、診断書を母国語に翻訳してほしいと言う。外国語の診断書を発行し自費徴収したところ、「なぜその代金が必要なのか」との質問を受けた。どう説明すればよいか。

A 日本では、保険外併用療養費制度に基づき、翻訳料は実費請求が認められるサービスに含まれており、各医療機関は保険診療における文書料とは別に翻訳料を設定・徴収していることを説明しましょう。

Scene 46　医療通訳について　どの医療通訳サービスを使えば利便性と信用性においてメリットが大きいのか。

A 現在、様々な会社が医療通訳サービスを行っています。一般的に医療通訳には、①通訳同席、②ICT機器等のタブレット使用、③電話通訳サービスがあります。

③の団体契約を通じた電話医療通訳は、厚生労働省の「団体契約を通じた電話医療通訳の利用促進事業」の一環で、全日本病院協会の会員病院が参加対象です。実際に電話で医療通訳に対応するのはJIGHメディフォンであり、事業者保険にも加入するため誤訳への備えができます。団体契約なので時間制限はなく、無料で電話サービスが使用可能というメリットも大きいです。全日病事務局　電話医療通訳利用促進事業部担当にお問い合わせください。

外国人

Scene 47　外国人留学生のための医療費補助制度

当院を受診した外国人留学生のBさんから、支払いの際、「外国人留学生医療費補助制度」について尋ねられた。どのような制度か。

A　外国人留学生医療費補助制度とは、在留資格を有する留学生が医療機関に受診し健康保険で取り扱われた場合、支払った一部負担金が後に還付されるという制度であり、日本学生支援機構（JASSO）によって運営されていましたが、2009年3月で終了となりました。ただし、現在でも学校によっては独自で償還払いを行っているところもあり、学生がその所定用紙を医療機関に持参した場合は、領収証または明細書のコピー等を窓口で渡すことを求められる場合もあります。

そうした制度を知らない外国人留学生の場合、在籍している学校にそのような制度がないかどうかを確認してほしい、とまずは説明してあげるとよいでしょう。

Scene 48　外国人と産科医療補償制度

当院は産科医療補償制度加入医療機関。外国人登録証明書が期限切れで健康保険証もない外国人が、帝王切開で出産した。入院費用がいっさい払えない場合でも、加入医療機関として財団法人日本医療機能評価機構に対して掛金の支払い義務があるのか。

A　健康保険法施行令第36条において（現時点では）産科医療補償制度加入医療機関には、すべての在胎週数第22週以降の出産（死産を含む）に対して掛金が課せられます。よって、たとえ患者から掛金が徴収されなくても、医療機関は掛金を日本医療機能評価機構に支払わなければなりません。

Scene 49　外国人未払い医療費補填制度

周辺に工場があるH病院には、救急で外国人労働者が搬送されてくることが多い。そのなかには不法就労者も多く含まれており、医療費未払いのまま連絡が取れない患者があとを絶たない。医療機関は泣き寝入りするしかないのだろうか。

A　一部の自治体では、外国人の未払い医療費に関して「補填事業」を実施しています。例えば東京の場合、東京都からの受託で（財）東京都福祉保健財団が「外国人未払医療費補てん事務」を行っており、医療機関（国立および都立を除く都内の医療機関に限る）からの申請によって診療報酬の7割が補填されます。ただし、医療の対象範囲は、外国人の不慮の疾病に対する緊急的な医療のみとされ、慢性疾患は特に緊急性を要した場合に限られています。対象診療期間は、年度内につき入院は14日、外来は3日までとなっており、1医療機関1患者につき200万円が上限となっています。

Scene 50　オーバーステイ

救急搬送されてきた外国人患者Hさんは、保険未加入で支払い能力がないという。また、3年前に観光目的で入国以来、不法滞在してアルバイトを転々としてきたが、現在、無職で在留特別許可を申請中という。医療費の支払いにはどう対応したらよいか。

A　在留特別許可が認められて在留資格が取得できれば、Hさんは国民健康保険への加入資格が得られます。しかし、現在のところ加入資格がなく、また無職のため支払いをしてもらうことができません。こうした場合、「行旅病人及行旅死亡人取扱法」か、外国人未払い医療費補填制度が利用できないかをまず確認し、いずれも対象とならない場合には、Hさん本人から少額ずつ分割払いをしてもらうしかありません。

Scene 51　海外保険からの支払い

外国人は日本の国民健康保険証を持っていない場合が多い。しかし、海外保険（外国人が自国で加入している健康保険）は契約している。その海外の保険会社から支払いを受けるにはどうしたらいいか。

A　日本を訪れる外国人の数は年々増加する傾向にあります。彼らが契約している自国の健康保険は多種多様。その外国の健康保険会社からの支払いを受けられなければ、医療機関は巨額の未収金を発生させてしまうおそれがあります。

そこで、Letter Guarantee（支払保証書）という言葉を知っておくといいでしょう。これは、外国の保険会社が診療費を支払うことを保証する手紙です。事前の提出を求めれば、外国の保険会社は医療機関に対してLetter Guaranteeを送ってきます。その手紙に同封されている書類に記入して、保険会社に返送すれば、医療費の支払いが約1カ月後から3カ月後に行われます。

Scene 52　国際医療コーディネート

サービス 民間の国際医療コーディネートサービスとは，いったいどんなものか。

A 緊急に海外からの渡航者に医療を施す場合，大きな問題となるのが支払いに関する事項です。職員が請求内容を説明しようとしても言葉が通じないこともあります。

そのようなときに，民間の支援サービス（通訳兼自国の保険会社への請求業務代行）が使えると便利です。ただし，医療機関はあらかじめサービスを受けるために支援サービス会社との契約が必要になります。

代表的な国際的な医療コーディネート業者（24時間対応可）には，インターナショナルSOSジャパン(株)や日本エマージェンシーアシスタンス(株)等があります。

Scene 53 **免税カード** 外国人の患者さんが治療費支払いのときに，免税カード（外務省発行）を提示してきた。どのように対処すればよいのか。

A この場合，医療機関は前もって「外国公館等に対する課税資産の譲渡等に係る免税方法等」（租税特別措置施行令第45の4第1）の規定により，国税庁長官の指定を受けていなければなりません。速やかに別紙第1号様式を外務省（外務相大臣官房儀典官室）に提出したほうがいいでしょう。

指定を受ければ，医療機関のサービスは「物品サービス」の区分に含まれますので，一部負担金の免税を行うことができます。その際，医事課は対象患者に外国公館等用免税購入表（別紙第15号様式）を記載してもらい，支払領収書のコピーを添付して，必要時に病院決算報告書添付書類として院内の経理課に提出しておく必要があります（詳細は所轄税務署のHPを参照）。

Scene 54 **JMIP** 外国人患者受入れ医療機関認証制度（JMIP，ジェイミップ）の認定を受ける方法を教えてほしい。

A JMIPの対象医療機関の基準は，第三者機関（例：病院機能評価，ISO9001/14001，臨床研修評価，人間ドック健診施設機能評価）による認定制度によって医療施設機能が評価されている病院または健診施設であり，かつJMIP認証審査会が適切であると判断したもの——とされています。

審査方法には書面調査と訪問調査があります。**書面調査**では「現況調査票」「自己評価票」「事前提出資料」を提出し，**訪問**調査では担当者合同面接，院内ラウンド等外国人患者受入れ体制の確認が行われます。なお，審査料は約80万円です。

Scene 55 **訪日外国人旅行者受入れ医療機関** 「訪日外国旅行者受入れ医療機関」に選定されるにはどうしたらよいか。

A 対象医療機関は，①緊急時対応等が可能または②外国語による診療が可能のどちらかを満たす必要があります。

①の場合，（ア）24時間365日救急患者を受け入れていること，（イ）救急科，内科，外科，小児科を含む複数診療科を有すること，（ウ）少なくとも英語による診療が可能であること——の要件をすべて満たさなければなりません。

書類等の申請後，訪日外国人旅行者受入れ医療機関として，観光案内所や地方自治体へ案内され，日本政府観光局（JNTO）のHPに医療機関名が掲載されます。

Scene 56 **外国人患者の未払い防止** 外国人医療費に関して支払不能または未払い金を発生させないようにする方法はあるか。

A 外国人医療費の支払方法にはいろいろなパターンがありますが，事前のデポジット（保証金）やクレジットカード払いが有効です。海外旅行保険加入であれば，日本の代理店に直接連絡をして支払いが可能かを確認します。注意しなければならないことは，その際必ず既往症も伝えることです。院外処方箋がある場合は，指定はできませんが，なるべく便宜のきく調剤薬局を教えましょう。最終的に医療費等の支払が滞るならば，事前，事後に大使館に連絡するなどの場合があります。大使館への問合せは日本語でも可能です。

Scene 57 **在留資格なしでも利用可能な社会保障** 在留資格がなくても利用できる社会保障サービスはあるか。

A 在留資格（ビザ）が切れている，または入院中に切れてしまう場合，医療機関は応召義務違反を避けるなど特別な配慮をする必要があります。そして速やかにソーシャルワーカーに相談して，社会的資源の活用を考えます。その際，ビザなしでも利用できる社会保障について，各地域の行政サービスを把握しておくとよいでしょう。

外国人

　利用可能な社会保障としては，①無料低額診療，②予防接種，③結核の定期健康診断，④母子手帳の交付や妊婦健康診査の受診券・補助券の交付等の母子保健サービス，⑤入院助産，⑥未熟児養育医療，⑦乳幼児の健康診断——等があります。医療費の減免申請については，社会福祉協議会や行政に相談してください（日弁連「非正規滞在外国人に対する行政サービス」参照）。

4 後期高齢者医療制度

後期
高齢者

　2008年4月から**75歳以上**の高齢者を対象にした「**高齢者の医療の確保に関する法律**」が制定され，**後期高齢者医療制度**としての独立した医療保険となりました。今まで国民健康保険や被用者保険に加入していた75歳以上の全員が加入する公的医療保険制度です。

　全市町村加入の都道府県単位の**広域連合**が保険者となり，保険料は各広域連合ごとに異なります。運営主体としては，窓口業務や保険料徴収など地域に密着した業務は市町村が行い，被保険者の資格管理や保険料の賦課，給付費用の支払いなど財政運営・保険者機能に関することは広域連合が行います。

　国民健康保険は世帯単位が原則でしたが，後期高齢者医療では個人単位の加入となり，負担の仕組みも被保険者全員が等しく払う「**均等割**」と所得に比例する「**所得割**」を組み合わせる方法に変更されました。

　医療費の窓口負担は**原則1割（現役並み所得者は3割）**でしたが，2021年6月に医療制度改革関連法が成立して，**一定以上所得のある人は2022年10月1日から自己負担が2割**となりました（p.11）。これにより後期高齢者の自己負担割合は「1割」「2割」「3割」の3区分になります。

Scene 58　広域連合とは

患者Ｙさんに，「75歳になると，後期高齢者医療広域連合に加入するということだが，広域連合とはどのような組織か」と訊ねられた。

A　広域連合は，都道府県を単位として，域内のすべての市町村，特別区が加入して設置された組織です。国や都道府県から権限委譲を受けて，75歳以上の後期高齢者の健康維持のための公的保険を保険者として組織している特別地方公共団体です。

　後期高齢者医療制度の事務を広域にわたり処理し，計画を作成し，必要な連絡・調整を図り，総合的かつ計画的に広域行政を推進するために，様々なニーズに対応するものとされています。

　業務として広域連合は，主に保険料率の決定，被保険者の資格管理，保険給付等を，そのもとで市町村は窓口業務を中心とし，被保険者証の発行，保険料の徴収と広域連合への納付などを行います。

Scene 59　医療保険との併用と給付

患者Ｎさんに，後期高齢者医療の適用になった場合には，今までと同様に医療保険と後期高齢者医療と併用になるのか，また医療の給付は変わるのかと質問された。

A　75歳以上になると，現在加入している国民健康保険および被扶養者としての医療保険から抜け，単独で後期高齢者医療制度に加入してその被保険者となります。

　この制度は独立した公的医療保険であり，そのために保険料は一人ひとりが支払うもので，Ｎさん本人が単独の被保険者となるので併用とはなりません。給付は医療費，入院時食事療養費，入院時生活療養費など，これまでの医療保険と同じですが，介護保険との高額介護合算療養費，健診事業等が新たに追加されます。

Scene 60　65歳以上75歳未満で一定の障害を有する者の条件

身体に障害のあるＳさんが「65歳になり，75歳未満でも一定の障害がある人は後期高齢者医療制度に加入できると聞いたが，加入の条件とは，どのようなものなのか」と相談に来た。

A　「後期高齢者医療制度」の資格は，後期高齢者医療広域連合の区域内に住所を有する75歳以上の者（75歳の誕生日から），65歳以上75歳未満で一定の障害を有する者として，申請して後期高齢者広域連合の

障害認定を受けた者が該当します。
　認定を受けられる障害の程度とは，①「身体障害手帳」の1級から3級および4級の一部を有する者〔「4級の一部」とは，下肢障害4級の1号（両下肢のすべての指を欠くもの），下肢障害4級の3号（1下肢を足関節以上で欠くもの），下肢障害4級の4号（1下肢の機能に著しい障害を有する者），音声または言語機能に障害のある人〕，②「精神障害者保健福祉手帳」1級および2級を有する者，③「療育手帳」でA（重度）の者，④「国民年金法等障害年金」で1級および2級の証書を持っている者——等が該当します。

Scene 61　75歳誕生月の自己負担限度額

今月の13日で75歳になるKさんから，「後期高齢者医療に加入した場合，自己負担限度額の取扱いは現在加入している健康保険なのか，それとも13日付けで新たに加入する後期高齢者医療制度になるのか」と聞かれた。どう説明すればよいか。

A　75歳の誕生月（月の初日の場合を除く）における自己負担限度額の取扱いには特例があり，75歳以前に加入していた健康保険と，後期高齢者医療制度とのそれぞれで自己負担限度額が個人単位で本来の額の1/2になります。
　対象者の区分として「一般」を例にすると（p.14），従来の健康保険の外来限度額18,000円が各9,000円，外来＋入院の57,600円が各28,800円と1/2ずつになります。かつ，後期高齢者医療制度でも同様に，外来限度額18,000円が各9,000円，外来＋入院の57,600円が各28,800円と1/2ずつになります。被扶養者も同様です。

Scene 62　月の途中で入院患者の保険が変更になった場合のレセプト請求

国保で入院していたFさんが，月の途中で75歳になり，後期高齢者医療に変更になった。この場合のレセプトの提出方法はどうすればよいか。

A　診療報酬請求書・明細書の記載要領に，「月の途中において保険者番号又は本人・家族等の種別の変更があった場合は，保険者番号ごとに，それぞれ別の明細書を作成する」とあります（『早見表』p.1613）。
　「入院」について，①入院年月日，②入院基本料の起算日，③診療開始日の扱いは次のとおりです。
①**入院年月日**：保険種別等の変更にかかわらず，入院基本料の起算日としての入院年月日であるため国保のまま。
②**入院基本料の起算日**：①と同様に国保の資格で入院した日。
③**診療開始日**：新資格となった日。後期高齢者医療被保険者に切り替わった日を記載してレセプト摘要欄にその旨（国保から後期高齢者保険に変更）を記載。
　外来については，入院基本料は関係ありませんが，診療開始日の扱いは入院と同様に新たな保険の資格日となります。ただし「初診料」は算定できませんので，レセプトの摘要欄に「保険者変更」と記載します。
　また，保険者番号が同一で記号・番号のみの変更となった場合は，変更後の記号・番号を記載して1枚のレセプトで提出します。

Scene 63　年金収入のみの配偶者も3割負担？

後期高齢者で現役並みの収入があるFさんから，「1月に妻も75歳になり，後期高齢者医療の対象になった。でも，妻は年金収入だけなのに，なぜ私と同じ3割負担なのか」と相談があった。

A　後期高齢者医療における窓口負担割合は，現役並み所得者3割，一般所得者1割の2区分でしたが，2022年10月より，1割負担者のうち一定以上の所得のある人は2割負担となり，3区分となりました。また，後期高齢者の医療費の自己負担割合は世帯単位で判定するので，現役並み所得者の被保険者が1人でもいる世帯の被保険者は，たとえ年金収入だけでも3割負担となります。
　2割負担となる一定以上の所得の条件とは，①住民税課税所得が28万円以上，②単身者は年金収入＋その他の合計所得が200万円以上，2人以上世帯は年金収入＋その他の合計所得が320万円以上です。年金収入は老齢年金のことで，遺族年金や障害年金は含みません。

Scene 64　外来受診の外国人から

Jさんは日本人の奥さんと結婚し，日本企業で10年近く働いてきた。毎月定期的に外来治療を受けているが，3月に75歳の誕生日を迎えるに当たり，後期高齢者医療制度に加入できるのか相談にきた。

A　外国人の場合，3カ月を超える在留資格

があり，住民登録をしていれば，どこの国の人でも後期高齢者医療制度の加入資格があります。結婚後10年も日本企業で働いていたJさんには資格があるので，手続きの説明をして安心させてあげてください。

Scene 65　適用除外の例

中国人のOさんが，健康保険証と健康保険高齢受給者証を持参して，眼科を受診したいと申し込んだ。保険証を確認したところ，年齢が81歳だったため，後期高齢者医療被保険者証の提示を求めた。しかし，Oさんの居住地は中国で，眼の治療のため半年間，日本に在留し，息子さんが経営する会社の保険に入っているとのこと。どう対応すべきか。

A　原則として75歳以上または65歳以上75歳未満で一定程度の障害の状態にある人は，後期高齢者医療制度の対象ですが，一定の条件に該当する場合は適用除外者になります。Oさんは日本国籍を有しない者で，「1年未満の在留期間を決定された者」であるため，適用除外者に該当します。

　また，生活保護受給者や，日本国籍を有しない者のうち，「出入国管理及び難民認定法に定める在留資格のない者」，「外国人登録法で定められた登録を受けていない者」も適用除外になります。

Scene 66　保険料の減免

長く外来に通院しているRさんが，「自営の工場の経営がおもわしくなく，今後の保険料が納められなくなりそうだ」と相談にきた。

A　状況によっては保険料が減免となるケースがあります。何らかの突発的な理由による収入減の場合には3カ月以内，さらに減免が必要な場合には生活状況等を勘案して3カ月間延長することができる制度があります（当該年度で6カ月が限度）。

　Fさんには，役所の担当者に相談に行くように話してください。

Scene 67　住所地特例制度

東京都町田市で訪問診療を受けているAさんから，「神奈川県の特別養護老人ホームに入所が決まり，来月から入所することになったが，今使用している後期高齢者医療保険はそのまま使えるのか」と相談された。

A　後期高齢者医療保険は，住居がある場所の広域連合が保険者になります。都外（県外）へ転出すると，東京都後期高齢者医療広域連合の資格を喪失し，転入した他道府県の広域連合の被保険者になります。ただし，住所地特例対象施設に入所した場合には，保険者の変更はありません。

　住所地特例制度は，施設等が所在する広域連合の給付費が増加し，財政運営に影響が出ることを防ぐために設けられた制度で，対象施設は「病院又は診療所，障害者支援施設，独立行政法人国立重度知的障害者総合施設のぞみ園が設置する施設，養護老人ホーム，特別養護老人ホーム，有料老人ホーム，介護保険施設等」です。Aさんが入所する施設は該当しますので，「施設に入所する旨を役所に届け出れば従来どおりです」と教えてあげてください。

Scene 68　基準収入額適用申請について

後期高齢者医療制度の適用になったものの，現役並みの所得があり，自己負担3割で受診しているFさんから相談があった。「国保に加入している妻が70歳になった。国保加入者が1人の世帯だと，私の負担割合が2割になる制度があると聞いたが，私も適用されるのか」とのことだが，どんな制度なのか。

A　後期高齢者医療制度の収入区分は6段階に分かれています。住民税課税所得によって「現役並み所得者3」「2」「1」と「低所得者2」「1」，同一世帯に住民税を課税されている人がいて「現役並み所得者」に該当しない「一般」があります。

　「現役並み所得者」でも，ある条件を満たして「基準収入額適用申請書」を役所に提出すれば自己負担割合が変更されます。ある条件とは「収入額」であり，この申請を「基準収入額適用申請」と言います。

　負担割合が2割又は1割になる要件は
・70歳以上の国保加入者が2人以上の世帯の場合→収入合計が520万円未満
・70歳以上の国保加入者が1人の世帯の場合　　→収入合計が383万円未満

　控除などを除いた後の「所得」ではなく，「収入」が基準となるのが特徴ですので，注意が必要です。

⑤ DPC/PDPS

DPC とは **Diagnosis Procedure Combination（診断群分類）** の略で，PDPS とは Per-Diem Payment System の略です。入院患者の病名とその症状・治療行為をもとに厚生労働省が定めた1日当たりの包括点数による支払い方式です。ただし，すべての医療費が包括されるわけではなく，いわゆる**ホスピタルフィー的な要素**が包括評価（投薬，注射，処置，入院料等）となり，**ドクターフィー的な要素は出来高評価**（手術，麻酔，リハビリ，指導料等）となります。

診断群は，2年に一度の診療報酬改定で見直されますが，2024年度改定では，**18の主要診断群を2477の診断群分類**に細分化した点数表が用いられています（p.48）。

対象病院は，2024年4月現在で1786病院に至っています。この DPC 対象病院あるいは準備病院となるためには，**急性期一般入院基本料，特定機能病院等の7対1，10対1入院基本料を算定，診療録管理体制を整える，レセプト電算処理対応**——などの要件を満たしている必要があります。

DPC

Scene 69 **DPC 制度の説明** 患者さんから，「大病院では入院医療費が DPC だというが，なぜ計算方法が違うのか」と質問があった。どう答えたらよいか。

A 「DPC/PDPS とは，個々の診療行為ごとに医療費を計算する出来高払い方式とは異なり，入院患者の病気・治療内容をもとに，1日当たりの定額点数からなる包括評価（投薬・注射・検査・入院料等）と，出来高評価（手術・麻酔・リハビリ・退院時処方など）を組み合わせて医療費を計算する方式」である旨を説明します。

すべての患者さんが対象になるわけではありません。入院患者さんで，病気や治療内容等が，この制度に該当する場合に対象となり，それ以外の患者さんについては，治療内容に基づく出来高制となることも併せて伝えておきましょう。

Scene 70 **DPC データ** DPC データとはどのようなものか。

A DPC データとは，「DPC の評価・検証等に係る調査（退院患者調査）」実施説明資料に基づき収集され，次の8つのデータで構成されています。
① 様式1：簡易診療録でカルテのサマリーのような情報
② 様式3：施設情報で届出されている入院基本料等に関する情報
③ 様式4：保険以外情報（公費，先進医療等）の実施状況に関する情報
④ 入院 EF 統合ファイル：入院の出来高レセプトの情報

⑤ D ファイル：DPC レセプトの情報
⑥ 外来 EF 統合ファイル：外来の出来高レセプトの情報
⑦ H ファイル：カルテからの日別の匿名化情報（重症度，医療・看護必要度）
⑧ K ファイル：生年月日，カナ氏名，性別を基に生成した共通 ID に関する情報
上記のデータは3カ月ごとに厚生労働省から委託された事業者に提出し，診断群分類点数表の作成や急性期医療の分析・解析・評価等に利活用されています。

Scene 71 **DPC の医療費請求** DPC になったことで，入院医療費の支払い方法がどのように変わるのか。

A 出来高払いでは，日々の診療内容の積み重ねにて算出しているので月に2回あるいは3回に分けて患者さんに請求することも可能でしたが，DPC の場合は，最も医療資源を投入した病名に基づく診断群分類による包括払いのため，月ごとの医療費請求となります。なお，診断群分類については，退院時に最終確定となります。

Scene 72 **医療機関別係数** 医療機関別係数とは，どのようなものか。

A 医療機関別係数とは，〔**機能評価係数Ⅰ＋機能評価係数Ⅱ＋救急補正係数＋基礎係数＋激変緩和係数**〕という式で顕されます。
「**機能評価係数Ⅰ**」は入院基本料等加算など出来高点数を係数化したもので，各医療機関の構造的因子（structure）を評価するものです。一方，「**機能評価係数Ⅱ**」は，

①効率性係数，②複雑性係数，③カバー率係数，④地域医療係数——という4つの係数により医療機関の機能を評価するものです。

救急補正係数は，救急医療入院における入院初期の医療資源投入の乖離を補正するための係数です。

「基礎係数」とは，医療機関群（①大学病院本院群，② DPC 特定病院群，③ DPC 標準病院群）ごとの基本的な診療機能を，改定前2年間分の出来高実績データに基づいて評価するものです。①は大学病院本院，②は高診療密度病院群，③はその他の急性期病院と位置づけられます。激変緩和係数は，調整係数の廃止と診療報酬改定に伴う激変緩和に対応しており，改定年度の1年間のみ設定される係数です。

Scene 73 **DPC における入院中の診療科の変更**　入院途中で診療科が変わった場合，DPC 請求はどうなるのか。

A　診療科が変わった場合や複数の病気を治療される場合は，入院期間中に集中的に治療を行った診断群分類により医療費の計算を行います。入院当初の診療内容や病名が，入院後の治療や検査等で変更になった場合は，変更になった時点で入院日に遡って医療費の計算方法をやり直します。入院中に月が変わり病名が変更になった場合は，前月分の医療費の差額を，次月または退院時に過不足調整します。また，異なる請求方法（DPC 包括払いから出来高払い等）になった場合も，入院中に月が変わっても，入院日に遡り再請求となります。

Scene 74 **DPC における入院中の他医療機関受診**　入院途中に患者（もしくはその家族）が他医療機関を受診した場合，その精算はどうなるのか。

A　他医療機関で行った診療費は入院医療機関が実施した場合と同様の取扱いとして，入院医療機関が算定し，その分配は相互の合議に委ねられる——となっています。ゆえに他医療機関では，保険診療ではなく自費診療扱いになります。

Scene 75 **DPC 準備病院**　院長からDPC を検討するよう言われたが，どうすれば DPC 準備病院となることができるのか。

A　DPC に基づく包括評価により医療費請求を行っている対象病院ではないものの，DPC 制度に参加することを希望している病院であって，DPC 対象病院と同等の基準や基準を満たすべく計画を策定しており，診療に係るデータを提出していることや，年4回以上の「適切なコーディングに関する委員会」等を実施している病院をDPC 準備病院といいます。

準備病院の必須項目は，急性期一般入院基本料，特定機能病院等の7対1，10対1入院基本料であること，診療録管理体制加算を届け出ていること，標準レセ電算マスターに対応したデータ収集が可能なこと等です。そのほか，特定集中治療室管理料，救命救急入院料，病理診断料，麻酔管理料，画像診断加算等を届け出ていることが望ましいという条件もあります。

なお，厚生労働省は2年に1回（診療報酬改定時）ごとに募集するとしています。

Scene 76 **DPC 対象病棟**　DPC 病院になったら，全病床が対象となるのか。

A　対象となるのは，急性期一般入院基本料，特定機能病院入院基本料（一般病棟に限る），専門病院入院基本料を算定している病棟への入院患者です。回復期リハビリテーション病棟入院料，地域包括ケア病棟入院料等の急性期以外の特定入院料等の算定患者などは DPC の対象外です。

Scene 77 **DPC と出来高払いの長所・短所**　DPC による包括払いと出来高払いの長所と短所を簡潔に教えてほしい。

A　次の表のようにまとめることができます。

	長所	短所
出来高	・患者の状態に応じた医療サービスが容易（過少診療の予防） ・新しい医療を保険診療に取り入れることが容易	・過剰診療を誘発する恐れ ・請求，審査支払い事務の複雑化
包括	・過剰診療の防止 ・請求，審査支払い事務の簡素化	・過少診療の恐れ ・診療内容の不透明化

Scene 78 **包括支払い制度の対象外①**　包括支払い制度の対象外の疾患はあるか。

A　疾患が診断群分類に該当しない場合は，従来どおり出来高払い方式による入院医療費の対象となります。

Scene 79　包括支払い制度の対象外②

DPC の包括対象外になる患者は？

A　以下の患者については DPC の包括対象外となります。

①緩和ケア病棟入院料，回復期リハビリテーション病棟入院料など，急性期以外の患者に係る特定入院料の算定対象となる患者。②データ上，均質性が担保できない患者群など，診療報酬設定の根拠となるデータから見て，DPC として均質性が確保できていない場合。③特定の手術や処置を算定した患者，新規の高額薬を使用した患者など。④例外的に高額な費用を要する特殊な患者，24 時間以内の死亡患者，生後 1 週間以内に死亡した新生児，臓器移植患者，治験対象患者，先進医療対象患者，評価療養・患者申出療養・選定療養患者など。⑤労災保険・公務災害保険，交通事故（自賠責保険を使用の場合）の方，自費診療などの場合など。

Scene 80　DPC/PDPS と短期滞在手

術等基本料　DPC/PDPS と短期滞在手術等基本料の違いは何か。

A　DPC は 1 日当たりの包括点数×日数分×医療機関別係数＋出来高分で算出するのに対し，短期滞在手術等基本料は 1 入院包括点数払いでの算定となります。

なお，短期滞在手術等基本料も退院時処方など一部に出来高部分もあります。

Scene 81　DPC/PDPS の病名　病名は，

誰がどのようにして決めているのか。

A　DPC/PDPS の病名は，診療内容等によって主治医が判断して決めています。包括点数の対象になる病名は，医療資源を最も使用した病名です。

入院期間中の病状によっては，医療資源を最も使用した病名が変更になる場合があります。その際は，最終的に入院から退院まで医療資源を最も使用した病名によって点数を決めます。前月と疾患等が変わることになった場合には点数が変わり，前月以前分との差額を調整することになります。

一部
負担金

⑥　一部負担金

一部負担金とは，健康保険各法の加入者である患者が医療機関や保険薬局の窓口で支払う額のことで，差額室料，自由診療等の保険診療外の費用は含まれません。

　　　＊　　　＊　　　＊

一部負担金の割合は時代とともに変遷しています。健康保険の被保険者本人については，1984 年 10 月に，それまでの**定額負担から 1 割の定率負担に変更**され，1997 年 9 月には **2 割**に引き上げられました。

さらに，2003 年 4 月の健康保険法改正以降，給付率の統一により **3 割負担**となり，3 歳未満の乳幼児については給付率の改善などが行われ，**原則 2 割負担**〔都道府県によっては 2007 年 10 月から，義務教育就学児医療費助成により小・中学生を対象とした治療費は全額助成

（一部負担ありの地域もある）〕となりました。2008 年 4 月の改正から，義務教育就学前の子どもは **2 割負担**，70 〜 74 歳は **2 割負担**，75 歳以上は**原則 1 割負担**（現役並み所得者は **3 割**）となりました。さらに 2021 年 6 月の改正により，75 歳以上の一定以上所得者の一部負担は 2022 年 10 月以降，**2 割**となりました。なお，現役並み所得者とは，各種控除後の課税所得が年額 145 万円以上でかつ年収 520 万円以上（1 人世帯の場合は年収 383 万円以上）の者等をいいます (p.11)。

　　　＊　　　＊　　　＊

国民健康保険においては，特別な理由により保険医療機関に一部負担金を支払うことが困難な被保険者のための**減免制度**があります（国民健康保険法第 77 条）。

Scene 82　自己負担額　小学校 6 年生の

N さんが受診してきた。医療費の自己負担があるかどうかは，被保険者証のどこを見ればわかるか。また，本人負担なしの場合，食事料も全額助成されるのか。

A　窓口での患者自己負担がある場合は，医療証の右上に「**本人負担有り**」の表示があります。N さんの場合，被保険者証に本人負担に関する表示がなかったので，本人負担はありません。なお，いずれの場合でも，

入院の際は，食事療養標準負担額が発生するので支払いは必要となります。

Scene 83　高齢受給者証
今月70歳の誕生日を迎えるWさんは，高齢受給者証が送られて来たため，医療機関でこれを提示したところ，窓口では「まだ該当しない」と対応したという。なぜか。

A　高齢受給者証は，70〜74歳までの前期高齢者のみに支給されるものです。前期高齢者として，70歳の誕生日の翌月1日から，または誕生日が1日の人はその当日から該当します。よって，高齢受給者証は該当月より早めに送付されることが多いため，質問の場合，まだ前期高齢者になっていない日に受診し高齢受給者証も提示したケースと考えられます。

なお，前期高齢者に限らずほとんどの場合は翌月1日から切り替わることとなっていますが，例外として後期高齢者は誕生日当日からの切り替えとなります。

Scene 84　端数処理
一部負担金の端数処理は，どのように行うのか。

A　10円未満の端数がある場合は，入院・外来ともに端数を四捨五入して料金を徴収します。ただし，入院の自己負担限度額を超えた場合は，端数処理は行いません。

Scene 85　請求額の誤り
患者Hさんが開示されたレセプトを見たところ，領収証の金額がレセプト点数から計算される自己負担額を上回っていた。「払いすぎた分を返金しろ」とHさん。この場合，一部負担金を返金しなければいけないのか。

A　医療機関は正しい保険請求が要求され，患者については支払い義務があります。このケースのように，過剰請求受領の場合，医療機関には返還の義務が生じます。民法第703条「不当利得の返還義務」の規定に基づき，患者の過剰支払い分返還の求めに応じることになります。

Scene 86　一部負担金額の返還
A病院は，Cさんの4月分の治療内容に対して減額査定を受けた。これを不服として再審査請求を行った矢先，Cさんから，一部負担金の返還請求があった。再審査中であることを説明しても，納得されない。この場合，どのような説明をしたらよいか。また減額査定された場合，患者から徴収した一部負担金は返還しなければならないのか。

A　1985年に厚生省が通知を発出し（昭和60年4月30日保文発第274号），健保組合は，支払基金の審査により医療費の多額の減額査定があった場合，医療費通知にその額を付記することが明記されました。それにより，患者は過払いとなっている一部負担金の返還を医療機関に請求できるようになりました。

しかし，医療機関の診療報酬請求権は診療のつどその場で発生するもので，その請求権は審査機関の査定減点によって左右されるものではないという解釈があり，患者が窓口で支払う一部負担金についても，医療機関側が明らかに非を認めるもの以外，たとえ査定減点されたとしても返金する法的義務はないと考えられます（西尾訴訟の1975年の判決より）。なお，減額査定があった場合，医療機関側に患者への報告義務はなく，あくまで患者の請求に基づいて実際の返還が行われます。

A病院のケースでは，Cさんに少なくとも再審査の査定結果を待ってもらうよう説明し，個別に対応することになります。

Scene 87　一部負担金の減免制度
Tさんは低収入のため一部負担金分の支払いもままならないが，Tさんが住むS市には一部負担金の減免制度はないという。この場合，どんな対処法が考えられるか。

A　市町村によっては，一部負担金の減免制度を行っているところがありますので，まずは同制度の手続きを勧めますが，今回のケースのように市町村に一部負担金の減免制度がない場合は，一部負担金の分割払いなどを提案するとよいでしょう。なお，一部負担金が高額な場合には，高額療養費資金貸付制度があります。

Scene 88　解雇につき係争中の保険資格
患者Mさんが，会社をリストラされていることがわかった。確認すると，「あれは不当解雇。係争中で，保険証も持っている」と主張。どう対処したらいいか。

A　保険者は，事業主から資格喪失届が提出された場合は受理することになり，資格は喪失します。なお，労働委員会または裁判所が解雇無効の判定をし，かつ，効力が発生した場合は，当該判定に従い遡及して資

格喪失の処理を取り消すことになります。
　したがって，係争中は，Mさんの全額自己負担となり，係争終了後，特別療養費として返還されることになります（昭和25年10月9日保発第68号）。

Scene 89　職員の一部負担金の免除

医療機関の職員やその家族については一部負担金を徴収しなくてもよいか。

A　医療機関の判断で一部負担金を減免，免除することは認められません。ただし，福利厚生として，後日に一部負担金相当額を給付することは認められます。

Scene 90　介護保険利用者負担

介護保険利用者の負担金はいくらか。

A　ケアプランに基づいてサービスを利用したときには，原則としてかかった費用の1割をサービス事業者は受け取ります。同一月に利用したサービスの利用者負担の合計額（同一世帯の場合は世帯合計）が高額になり，一定の額を超えた場合は，高額介護サービス費としてあとから支給されます。

Scene 91　高額介護サービス費

高額介護サービス費に含めないものは何か。また，一定額を超えた費用の支給について，サービス利用者はどう受け取るのか。

A　高額介護サービス費の対象とならないのは，施設サービスやデイサービス等の食費や居住費（滞在費）です。また，一定額を超えた支給については各市町村からお知らせがあるので，「高額介護サービス等支給申請書」と「利用月分の領収書」を提出すると指定口座に自動的に振り込まれます。

Scene 92　高額医療・高額介護合算療養制度

ともに75歳以上で，年金収入が2人で年間280万円のN夫婦。夫が病院に入院し医療サービス（年間自己負担額30万円支払い）を受け，妻が介護サービス（年間自己負担額30万円支払い）を受けているのだが，保険者に請求した場合の減額（払い戻し金額）はいくらになるか。

A　（30万円＋30万円）－56万円＝4万円の減額になります。高額医療・高額介護合算療養制度によります（合算算定基準額・所得区分に応じた世帯の負担上限額）。

Scene 93　災害時支払い困難患者の一

部負担金　一般的に一部負担金を免除することはできないが，災害時支払い困難患者と認定された被保険者でも，医療機関は任意に患者の一部負担金を減免してはならないのか。

A　健康保険法第75条の2により，災害その他特別な事由により支払いが困難と認められた場合は，次の減免制度を適用できます。
1. 一部負担金の減免
2. 一部負担金の支払い免除
3. 保険者による直接徴収とその徴収猶予

Scene 94　一部負担金の徴収猶予

一部負担金等の徴収猶予とはどのような仕組みか。

A　一部負担金の徴収猶予とは，保険者が医療機関に対して10割支払いを行い，被保険者は保険者に対して猶予を設けて自己負担分の支払いを行うものです。

Scene 95　一部負担金の確認

後期高齢者の患者Mさんが窓口にやってきて，「一部負担金が現役並み所得者（3割負担）に該当しているかわからない」と困っていた。

A　基本的には保険証に記載されているとおりですが，前年度の収入額または同世帯に被保険者が2人以上いる場合などで変わることもあるので，早めに「保険政策部 国民健康保健課 後期高齢者医療担当」（例：東京都福祉保健局）または各区市町村の後期高齢者医療担当窓口に問い合わせてください。収入が少ないのに3割負担とされた人のうち，一定の要件を満たす場合は1割負担になりますので，そのときは基準収入額適用申請を行う必要があります。

Scene 96　海外での一部負担金

海外旅行等に出かけた人が，病気やけがで海外の病院等で治療を受けた場合，支払った治療費は国保などに申請すると医療費の支払が受けられる場合があるが，一部負担金はどうなるのか。

A　海外旅行等で病気やけがで海外の病院等で治療を受けた場合，支払った治療費を申請すると，各保険者から「償還払い」として医療費の支給が受けられる場合があります。その場合，支払った額が大きければ標準額から一部負担金相当額を控除した額が，支払った額が小さければ実費額から一部負担額を控除した額が支給されます。ぜ

ひ保険者に問い合わせてください。

7 療養費

　現行の医療保険制度は，「**現物給付**」（治療が直接受けられること＝医療機関で患者一部負担金の支払いのみで医療が受けられること）を原則としています。この現物給付を補完するものが「**現金給付**」です。現金給付には，①療養費，②高額療養費，③傷病手当金，④出産手当金，⑤出産育児一時金，⑥埋葬料——等があり，保険者から被保険者に対して直接支払われます。

　　　　＊　　　＊　　　＊

　「現金給付」の一つである療養費には，以下のようなものがあります。

① 無医村や海外などで，保険医療機関が利用できず，やむを得ず保険医以外の医師に受診した場合
② 柔道整復師による施術
③ あんまマッサージ指圧師の施術
④ はり師・きゅう師の施術
⑤ 治療用装具の支給
⑥ 移送費（緊急に移送を必要とし，診察や転院のため寝台自動車等を使用した場合）
⑦ 生血代
⑧ 被保険者証が交付されていない場合や提出されなかった場合，重症でかつぎ込まれた医療機関が保険診療を行っていなかった場合なども「療養費」払いの対象となりますが，いずれの場合も現金給付の可否を決定するのは保険者です。

　手続きとしては，「療養費」払いの対象と

なる医療を受けた場合は，患者さんがいったん医療機関の窓口で医療費の全額を支払い，あとで保険者からその費用の還付を受けます（患者さんから保険者への申請によります）。それを「**償還払い**」と言います。

保険給付の内容

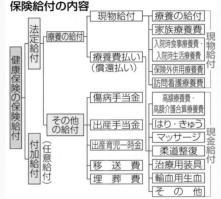

（注）1　「家族療養費」「入院時食事療養費」「保険外併用療養費」は，法律上は"療養費払い"である。ただし，「保険者が医療機関に直接支払ってもよい」規定があるので，現在，現物給付の扱いとなっている。
　　　2　「高額療養費」「はり・きゅう」「柔道整復」は，制度上は療養費払いだが，その全部または一部を"委任代行払い"により現物給付の形をとることがある。

Scene 97　自費による診療　スキー場で骨折したＤさん。麓のＵ診療所で応急処置を受けた。Ｄさんが被保険者証を持っていなかったため，Ｕ診療所では自費診療扱いとして全額を支払ってもらい，「療養費支給申請書」を渡した。

　ところが翌月，ＤさんがＵ診療所に電話をかけてきた。「実際に支払った額と保険者から支給された療養費が違う」と言う。なぜ金額の開きが生じたのだろうか。

A　まず，被保険者証を持参しないで受診したＤさんを自費診療とした点ですが，この扱いに問題はありません（医療機関に

よっては患者サービスの観点から，いったん全額支払ってもらっても，後日被保険者証を持参すれば保険扱いとするところもあります）。また，自費診療の際の診療費は医療機関ごとに設定でき，診療報酬点数表の1点単価を10～20円に設定しているケースが多いようです。Ｕ診療所でも1点15円で計算を行っていましたが，保険者から支払われる療養費は，診療報酬を元に計算され，そこから患者自己負担金額を差し引いた額となります。こうしたことから，実際にＤさんがＵ診療所に支払った金額と，保険者から支払われた金額に開きが生

じたものと思われます。

　Ｄさんが保険未加入ではなく，療養費支給申請書を渡すのであれば，1点10円非課税として算定・徴収することで，このようなトラブルは回避できます。また，Ｄさんが差額を負担する義務はありませんから，この場合，Ｕ診療所から差額返金する手間が生じてしまいます。そうならないためにも，1点10円で対応したほうがよいでしょう。

Scene 98　自費診療　刺青の除去を希望して病院に来院されたＹさんは，保険で除去手術は可能か。

Ａ　病気や怪我の治療は保険適用となりますが，刺青除去の場合は美容整形の1つであり，保険適用外の自費診療となります。

Scene 99　海外滞在中の受診　海外旅行中に急な発熱でクリニックを受診したというＮさんが，「風邪薬を処方してもらっただけで，日本円で7,000円くらい支払った。僕のかかりつけ医として診療したことにして，保険扱いにしてもらえませんか」と言う。そのような取扱いは可能だろうか。

Ａ　もちろん，行っていない診療行為を請求することは不正請求ですからできません。しかし，この事例のように海外滞在中の療養は，療養費支給の対象となります（健康保険法第87条等において，療養の給付等が困難な状態であった場合には，保険者がやむを得ないと認めるときは，療養費を支給できると定められています）。

　その際の注意点は，①療養費の支給額は海外における診療費ではなく，日本の診療報酬点数表に基づいて支払われる，②療養費の支給は，海外の医療機関が発行する「診療等の内容を明らかにした費用の額に関する証拠書類」に基づき計算・支給される，③同証拠書類が外国語で記載されている場合は，日本語の翻訳文の添付が必要，④支給申請は，（原則）事業主を経由して保険者に対して行う──などです。

　このように説明し，保険者に療養費の支給を申請するよう説明してください。

Scene 100　臓器移植の臓器搬送代　腎不全患者Ｔさんが，脳死判定された患者から腎臓の提供を受けることとなった。費用をＴさんから実費徴収してもいいか。

Ａ　腎，骨髄，臍帯血等の移植のため，保存施設から移植実施保険医療機関までの搬送に要した費用には療養費が支給されるので，Ｔさんには請求時にその旨を説明します。なお，その額は移送費の算定方法に準じて算定（最も経済的な経路・方法で移送された場合の費用により，現に要した費用を限度として算定）します。

Scene 101　神経痛へのマッサージ　神経痛で通院中のＧさんが，「公的保険が使えると聞いたので，マッサージ指圧師にかかりたい」と言う。どう対応すべきか。

Ａ　医師の同意があり，医療上の必要が認められる場合には，マッサージも療養費の支給対象となるので，まずは主治医に相談するようＧさんに伝えるとよいでしょう。

　被保険者が保険者に療養費を請求する場合は，申請書に医師の同意書等の添付が必要です。ただし，医師は「みだりに施術業者の施術を受けさせることに同意を与えてはならない」と療担規則第17条に規定されていますので，保険医療機関で治療可能なものは，療養費の支給が認められないケースもあります。一般的に，脳出血等による片麻痺や関節運動障害後の療法は承認されることが多く，神経痛や神経麻痺などは承認されないケースが多いようです。

Scene 102　治療用装具（コルセット・ギプス）の給付　腰椎椎間板ヘルニアで治療中のＱさんがコルセットを作り，「費用の給付を受けるにはどうしたらよいか」と整形外科の窓口で質問をしてきた。

Ａ　Ｑさんに，療養費受給届，医師の意見書，領収証（原本）を用意してもらいます。治療用装具等が治療に必要なものと認められれば，その標準的な費用が支給されます。ただし，定められた耐用年数期間内は再支給できません。

　なお，装具等の保険給付に必要な証明書，意見書の費用を患者から徴収することはできません（療担規則第6条）。

Scene 103　柔道整復師による施術　Ｂさんは，同じ疾患で同じ時期に接骨院と医療機関にかかっていた。この場合，両方から給付を受けることは可能か。

Ａ　原則として，整形外科の治療と柔道整復師の施術を並行して受けた場合，療養費（柔

療養費

道整復師の施術）は保険の給付を受けることができません。

ただし，以下の場合は認められます。

・骨折の治療後，同じ月に医師から施術の依頼があった場合
・骨折等に対する柔道整復師の施術を医師が同意する際，経過観察後に再検査の指示を行った場合

Scene 104　**弾性ストッキングの給付**
がん手術を受けた患者 H さんから，「リンパ浮腫治療の弾性ストッキングが保険で認められているそうだが，どうしたらよいか」と質問があった。どう答えたらよいか。

A　リンパ浮腫治療のための弾性ストッキングは「療養費」として認められています。対象は，腋窩や骨盤内腔のリンパ節郭清術を伴うがん手術後に発生する四肢のリンパ浮腫患者で，弾性ストッキングや弾性スリーブ，弾性グローブ等の装具が適応となります。支給額は，弾性ストッキング28,000 円（片足 25,000 円），弾性スリーブ16,000 円，弾性グローブ 15,000 円を上限として，購入した費用が保険者から払い戻されます。申請の際には医師の装具指示書が必要となるので，保険者から所定の用紙を取り寄せるよう，説明してください。

Scene 105　**転院時の移送費**　旅行先で負傷して入院となった A さんは，自宅近くの病院へ転院を希望している。その際の移送費用は療養費として支給されるだろうか。

A　支給される条件は以下の 3 つの要件を満たす必要があります。

① 医師の指示で保険診療を受ける場合
② 移動を行うことが著しく困難な場合
③ 緊急その他やむを得ない場合

A さんの場合は自己都合による転院なので，支給を受けることはできません。

Scene 106　**家族埋葬料**　1 年前に健康保険の被扶養者であった家族が亡くなったが，家族埋葬料の申請を忘れていた。今からでも間に合うか。

A　健康保険法により保険給付を受ける権利には時効が 2 年と定められています。時効成立前なので給付は認められます。

Scene 107　**保険診療と自由診療の歯科治療**　歯科診療時，医師より「保険適用外のため自由診療となる」と言われたが「保険適用外となる診療」には，どのようなものがあるか。

A　歯科治療には，保険適用と保険適用外があります。保険適用外の診療，材料を使用した際の治療は自由診療となり全額自己負担となります。

・保険適用となる治療：充てん，鋳造歯冠修復，前装冠，ジャケット冠，ブリッジ，金属冠，継続歯，有床義歯
・保険適用外となる治療：ホワイトニング，インプラント，歯科矯正，金属床義歯，保険適用外の金属を使ったかぶせもの・つめもの等

Scene 108　**入れ歯の紛失**　入れ歯を紛失した F さん，3 カ月前に新しく入れ歯を作成したばかりであったが，再度保険適用での作成を希望している。可能だろうか。

A　入れ歯を紛失し，新たに入れ歯を保険診療で作製するには，6 カ月以上経過している必要があります。したがって，F さんの場合は保険適用外となります。

⑧　高額療養費

　重い病気などで長期入院した場合などは，医療費の自己負担額が高額となります。その負担を軽減するため，一定の額（自己負担限度額）を超えた部分を払い戻す制度を**高額療養費制度**といいます。支給の基準は被保険者や被扶養者の自己負担額が，同一月，同一保険医療機関（70 歳未満の場合，医科と歯科，入院と外来は別計算）等において自己負担限度額を超えた場合に支給されます。

　負担能力に応じた負担，給付の見直しが行われ，第一段階として 2017 年 8 月から，第二段階として 2018 年 8 月から，70 歳以上の現役並み所得者の所得区分が 3 区分に細分化されました。また，一般所得者の外来療養に係る

算定基準額も引き上げられました。

保険医療費だけが対象で、保険外併用療養費の"特別の料金"（差額室料等）や入院時食事療養費などの自費負担分は対象となりません。また、別に、介護保険による負担との**高額医療・高額介護合算制度**が設けられています。自己負担限度額については、p.14を参照してください。

* * *

申請は、「**高額療養費支給申請書**」を保険者に提出します。保険者は、この請求に基づき診療報酬明細書または調剤報酬明細書等を確認したうえで現金給付を行います。通常、申請から支給までには数カ月がかかります。な

お、国民健康保険等には、高額療養費の支給が見込まれる被保険者に対し、無利子で貸付を行う**高額療養費資金貸付制度**もあります。

* * *

高額療養費については**現物給付化**が制度化されています。患者が事後に高額療養費受給を申請して保険者から還付されるという従来の現金給付に代わり、保険者から医療機関に高額療養費を支給することで患者の窓口での支払いを自己負担限度額までに留めるという仕組みです。事前に保険者に申請して「健康保険限度額適用認定証」の交付を受け、医療機関に被保険者証と一緒に提出すれば、限度額分の支払いで済みます。

Scene 109　高額療養費の現物給付　入院予定の患者Fさんが、「高額療養費の現物給付の制度を利用したいのだが」と相談に来た。どう対応したらよいか。

A　高額療養費制度とは、医療費が高額になり、一定の限度額以上を支払った場合、あとで保険者よりその差額が還付される仕組みですが、事前に保険者に交付申請をして、保険者より交付された「健康保険限度額適用認定証」を医療機関に提示することで、入院時の窓口での支払いが高額療養費の自己負担限度額までとなります。

遡って適用されないため、すぐに手続きをしてもらうよう勧め、その後現物給付となることを説明します。また、該当しそうな患者さんには、入院が決まったら早めに申請するよう伝えます。なお、「健康保険限度額適用認定証」を提示しない場合は、今までどおりの支給方法となります。

Scene 110　高額療養費の事前申請　65歳で定年退職したばかりのKさんが、手術を控えて、「高額療養費は知っているが、保険者からの払い戻しが約3カ月後になるので、経済的に大変だ。何か良い方法はないか」と入退院窓口に相談に来た。

A　高額療養費の申請方法には「事前申請」と「事後申請」の2通りがあり、いずれの方法であれ、申請先はKさんが加入している保険の保険者になります。

「事後申請」とは、いったん医療機関で医療費の支払いを行い、その後に高額療養費支給申請書と領収書を保険者に提出して、払いすぎた部分の金額の払い戻し（償

還払い）を受けることであり、Kさんも知っていた方法です。

一方の「事前申請」とは、入院治療等で医療費がかさむ場合、事前に、保険者に「健康保険限度額適用認定証申請書」を提出して「限度額適用認定証」の交付を受けて、入院時に医療機関に「限度額適用認定証」を提出することで自己負担限度額の上限までの支払いで済む方法です。Kさんに、なるべく早く「事前申請」をして、入院日に「限度額適用認定証」の提出をしてもらうようお願いしてください。

Scene 111　標準負担額減額認定の申請　市区町村民税が非課税のKさんから入院前、「医療費の支払いが大変なので、何かいい方法はないか」と相談をされた。

A　高額療養費には現物給付の制度があります。「健康保険限度額適用・標準負担額減額認定申請書」を保険者に申請すると、「健康保険限度額適用・標準負担額減額認定証」が発行されます。病院に提出することで、低所得者の自己負担限度額が支払い額となることを説明してあげてください。

Scene 112　高額療養費に該当しない　「一部負担金を2カ月総額で15万円支払ったが高額療養費に該当しないのはなぜか」と入院会計窓口で相談を受けた。

A　一部負担金は、レセプト単位で入院・通院別、病院・診療所ごと、暦月ごとに計算する仕組みです（入院の食事代や差額ベッド代は除きます）。例えば患者さんが70歳未満（適用区分ウの場合）で、1カ月目が

高額
療養費

7万円，2カ月目が8万円の支払いであった場合，自己負担限度額の計算は1カ月単位のため，80,100円＋（医療費－267,000円）×1％より支払額が少ないから該当しない——というように，計算方式を示して説明するとよいでしょう。

Scene 113　外来の療養費
定期的に外来治療を受けている76歳のFさん（現役並み所得者）に現物給付が可能となったから，支払いはなくなるかと質問された。

A　まず，同一月で外来治療の医療費の支払額が「自己負担限度額」を超えた場合に限り，外来受診のつどの支払いの必要がなくなること，「自己負担限度額」を超えなければ今までどおり窓口での支払いが必要であることを説明します。

また，収入によって「自己負担限度額」が違うので，まずは保険者に確認していただき，該当するのであれば「限度額適用認定証」の交付を受けて当院に提示してください——とアドバイスしましょう。

Scene 114　院外処方は療養の一環
国保加入のTさんは市に高額療養費の支給を申請した。その後，明細をよく見ると，調剤薬局での一部負担金が含まれていないことに気付き，「院外処方の一部負担金も支給対象になるはずだ」と問い合わせたところ，医療機関と調剤薬局の診療報酬明細書が別々に届いたため，別々に取り扱われたとのこと。どのように対応したらよいか。

A　処方箋に基づく薬局での薬剤の支給は，処方箋を交付した医療機関における療養の一環とみなして取り扱うこととされています（昭和48年10月17日保険発第95号）。今回のケースではTさんに，再度申請をしていただくことになります。

Scene 115　年間多数該当の数え方
Nさんの今月の自己負担額は約10万円だが，過去1年以内に高額療養費算定基準額を3回超えている。年間多数該当となるはずだが，Nさんは2カ月前に関連会社へ転籍となり，健保組合から協会けんぽの被保険者に変わっていた。この場合，年間多数該当として自己負担額引下げ対象となるか。

A　同一世帯での高額療養費支給回数が直近1年間に3回以上になったときは，4回目から高額療養費算定基準額が変更されますが，途中で管掌する保険者が変更になった場合は，支給回数は通算されません（昭和59年9月29日保医発第74号）。

2018年4月以降は，同一都道府県内の市町村国保の異動の場合，多数該当が継続されます。なお，転入地で世帯の継続性が保たれている必要があります。

Scene 116　支給申請の時効
Dさんは，1年前の外来医療費が自己負担限度額を超えていることに気付き，市役所で支給申請を行った。受け付けてもらえるか。

A　高額療養費の支給を受ける権利に係る消滅時効は2年と規定されています。したがってDさんのケースは，申請は受理されます。なお，その時効の起算日について，従来，高額療養費支給の申請期間は発生した月の翌月1日から2年間までとされていましたが，市町村から対象者に通知が届いてから（正式にはその翌日から）2年に改める通知が出されています（平成16年保総発第0625001号）。

Scene 117　負担金が払えない場合
Yさんは大きな外科系手術を受けたが，医療費の支払いがむずかしいと言い始めた。どんな対応が考えられるか。

A　まず，限度額認定証の交付を受けるよう，Yさんに説明しましょう。また，多くの保険者が実施している**高額療養費資金貸付制度**もあります。高額療養費は申請から実際の支給までに2〜3カ月かかりますが，この間の高額療養費の支払いが困難な人に対して，資金の貸付を行う制度です。貸付限度額は保険者によって異なります。

そのほか，**高額療養費受領委任払い制度**があります。通常は，患者がいったん全額の自己負担分を支払い，限度額を超えた分を高額療養費として患者さん自身が支給申請しますが，委任払い制度はそれを代行して医療機関が行うものです。ただし，この制度は国保加入者のみが対象で，市町村によっては受け付けない場合もありますので，個別に確認が必要です。

Scene 118　高額療養費の対象となる一部負担
通院中のOさんが手術することになり，個室に入るが差額室料の代金は「高額療養費」の対象となるのかと相談に来た。

A　「高額療養費」の対象になる一部負担は，

療養の給付（外来・入院での治療費）の一部負担金，保険外併用療養費の保険給付部分の自己負担金，治療用装具等療養費の一部負担金，訪問看護療養費の基本利用料が含まれます。ただし，質問の差額室料の料金や保険外併用療養費の先進医療等の保険給付外の費用，入院時食事療養費の食事療養標準負担額や入院時生活療養費の生活療養標準負担額は対象とはなりません。

高額療養費の計算は70歳未満と70歳以上で異なります。70歳未満の場合は，①患者1人ごとに計算する，②歴月を1単位として，月の1日から月末までの1カ月で計算する，③それぞれの医療機関ごとに（同一医療機関でも医科と歯科は別医療機関となる）計算する，④入院と入院外は別計算となり，レセプト1件ごとに支給される──ことになります。ただし，入院外の調剤薬局での一部負担金は，院外処方箋を交付した医療機関と合算する仕組みです。

一方，70歳以上の場合は，世帯単位（入院・外来），個人単位（外来のみ）で適用され，すべての医療機関での自己負担額が対象となります。

Scene 119　後期高齢2割負担の配慮措置　一定以上所得のある後期高齢者の窓口負担が2割になったが，しばらくの間は高額療養費の仕組みを使った配慮措置があると聞いた。具体的に教えてほしい。

A　2022年10月1日から，一定以上所得のある後期高齢者に対する2割負担が導入されました。ただし，急激な自己負担額の増加を抑えるための配慮措置として，2025年9月30日までは外来診療で6000円の負担金を超えた時点で1割負担になります。6000円の自己負担金を超えるまでは通常の2割負担，6000円を超えた場合は1割負担（1円単位計算）+3000円です。さらに，18000円の自己負担を超えた場合は18000円が上限となります。

Scene 120　世帯合算の範囲　後期高齢者のFさんが，「妻が4月から後期高齢者になるが，高額療養費の世帯合算の対象になるのか」と相談に来た。

A　世帯合算とは，1回分の自己負担が上限額を超えない場合でも，複数の受診や，同じ世帯にいる同一の医療保険に加入する家族が窓口で支払う自己負担額を1カ月単位で合算して，合算額が一定額（57,600円）を超えたとき，超過分を高額療養費として支給する制度です。Fさん夫妻は4月から同一医療保険になるため，合算対象になります。

食事生活

⑨ 入院時食事療養費・入院時生活療養費

入院の食事について以前は治療の一環であるとして療養の給付に含まれていましたが，医療費削減を政策課題とした厚労省は，食事は在宅・入院等を問わず共通して必要となる費用であり，医療保険になじまないとして療養の給付から外すことを決めました。

2001年の健康保険法改正により「入院時食事療養費制度」が創設され，食事の費用は入院時食事療養費として療養の給付から外されました。これにより自己負担額も，医療保険の種別を問わず，患者一部負担とは別に，所得などに応じ平均的な家計に占める食材費を勘案した標準負担額として規定されました。

《入院時食事療養費》

入院時食事療養費は，在宅療養患者との負担の均衡を図るという観点から，食材料費相当の負担を入院患者に求めるものです。1日3食を限度として実際に提供された食数に応じて評価されます。

保険給付される入院時食事療養費の額は，厚生労働大臣が定める基準に従って算出した額から，平均的な家計における食事を勘案して厚生労働大臣が定める標準負担額を控除した額となっています（p.12）。

《入院時生活療養費》

介護保険で療養病床に入院中の患者が負担する食費・居住費との同水準を求めるという理由により，医療保険で療養病床に入院している65歳以上の高齢者に対しても，**食事療養標準負担額（食材費＋調理費）に居住費（光熱水費相当）を含めた患者負担**を求めることとなりました（健康保険法第63条第2項）。

　ただし，低所得者には所得の状況に応じて介護保険と同様に負担軽減措置があります。また，難病，脊髄損傷等の患者で入院医療の必要性の高い状態が継続する患者や，回復期リハビリテーション病棟に入院している患者は，食材料費相当の負担に軽減されます。

　保険給付される入院時生活療養費の額は，生活療養に要する平均的な費用の額を勘案して算出した額から，平均的な家計における食費および光熱水費の状況等を勘案して厚生労働大臣が定める標準負担額を控除した額となっています。

Scene 121　**入院時生活療養費①**　入院時生活療養費の対象となる療養病床に入院しているKさん（71歳）が，難病法の対象患者の場合，自己負担額は入院時食事療養標準負担額と同様，公費の対象となるか。

A　入院時生活療養に係る負担額は患者負担となります。なお，入院時生活療養費の対象となることが考えられる原爆被爆者や生活保護の患者の場合は，公費の支給対象となり，新たな負担は発生しません。

Scene 122　**入院時生活療養費②**　療養病床に入院するBさん（70歳）の家族から，「光熱費・水道代が請求されている。隣のベッドのUさんは請求されていないそうだが，なぜなのか」と質問があった。

A　医療保険の療養病床に入院している65歳以上の高齢者は，入院時生活療養費として食費（食材費＋調理費）と居住費（光熱水費）を負担することとされています。ただし，診療報酬上で医療区分2や3の患者（人工呼吸器や気管切開，中心静脈栄養を要する患者や脊髄損傷で四肢麻痺の状態等）については対象外となります。

　おそらく，Uさんは対象外となる状態のため請求がないということでしょう。

Scene 123　**入院時の食事代の減額認定証**　4カ月前より入院中のYさん（市町村民税非課税者）が「90日以上入院しているのに食事代の1食の自己負担額が210円から160円に減額されていない」と言う。どのように回答したらよいか。

A　自動的に減額されるものではないので，再度申請し直すよう伝えてください。過去1年間に91日以上入院していることを証明できるもの（病院の領収証等）があれば，「減額認定証」が発行されます。

　すでに91日以上を超えていれば，申請日の月の初日からとなりますが，月の途中で90日を超えても減額は翌月の1日からとなります。

Scene 124　**所得区分の計算期間**　6月の中旬，入院患者Hさん（72歳）が「俺はお金もないし，市町村民税の非課税世帯になるかもしれないから，食事減額の認定証でも発行してもらおうかな」と言っている。どう応対すればよいか。

A　自己負担限度額を決める所得区分の計算期間は毎年8月1日から翌年7月31日までの1年間で，この期間内の所得および収入によって減額認定証が発行されます。現在，対象となっていれば発行してもらえますが，前年が対象となっていないのであれば8月まで待つように伝えてください。

Scene 125　**特別食加算**　労災保険で入院中の患者Pさんは，元々糖尿病の既往があり治療中である。糖尿病食の指示が出ているが，特別食加算の請求先は，労災保険と患者Pさんのどちらになるか。

A　療担規則第5条に関係して出された厚労省通知（平成10年3月27日保険発第43号）には，「労働災害による疾病の治療のため入院している患者が，入院中，労災保険が適用されない業務外の疾病（私傷病）を併発して，その治療のために健康保険等から特別食による食事療養に係る給付を受けた場合など，現に食事療養に要した費用の額が標準負担額に満たない場合には，当該食事療養に要した費用の額を標準負担額として徴収すべき旨を明確化する」とあります。よって本事例の場合は，特別食加算（1食76円）の支払いはPさんとなります。なお，特別食加算の請求額から標準負担額を控除すると0円となるため，レセプトによる請求は行いません。

Scene 126　**鼻腔栄養との関係**　くも膜下出血で入院中の患者Aさんは嚥下障害のために鼻腔栄養を行うことになった。経口摂取ではないが，食事代はどうなるか。

A　厚労省告示第99号により下記のように解釈します（『早見表』p.1037）。

食事
生活

① 薬価基準に収載されていない濃厚流動食を提供した場合は，鼻腔栄養の手技料および入院時食事療養費を算定する。

② 薬価基準に収載されている経腸栄養剤を投与した場合は，鼻腔栄養の手技料および薬剤料を算定する。

③ 薬価基準に収載されていない濃厚流動食と薬価基準に収載されている経腸栄養剤を併せて提供および投与した場合は，いずれか一方のみを算定する。

④ 胃瘻より流動食を点滴注入した場合は，鼻腔栄養に準じて算定する。

よって，Aさんについては，鼻腔栄養で入れたものが，薬価基準収載薬か否かを確認し，入院時食事療養費かまたは薬剤料の算定かを判断します。

Scene 127　選択メニューの実費　献立表に「選択メニューの日」とある。基本の主菜は魚料理だが，本人の希望で肉料理にも変更可能，ただし17円の実費が発生とある。食事標準負担額には含まれないのか。

A　あくまでも患者の選択によるものなので，食事標準負担額には含まれず，肉料理の手間賃として実費（17円）をお支払いいただくこととなります。

10 保険外併用療養費制度と混合診療

現行制度では，一連の診療行為において保険診療と自由診療を混在させるいわゆる「混合診療」を，原則認めていません。しかし，医療技術の高度化等による医療ニーズの多様化に対応するため，公的な医療保険サービスの水準を確保しつつ，**例外的に患者の選択（患者の負担）による保険適用外の追加的なサービスが認められており**，その仕組みを**保険外併用療養費制度**といいます (p.16)。

保険外併用療養費制度で認められた治療を保険診療と一連で行った場合は，保険給付分については保険外併用療養費として医療保険で給付されます。一部負担金を徴収したうえで保険請求され，保険外で認められた部分の費用は原則患者が自費で負担します。

ここでいう「保険外併用療養費」とは，保険から給付される部分の費用をいい，患者の自己負担部分は「保険外併用療養費制度の『**特別の料金**』」といいます。特別の料金については，①金額の設定，②患者負担金の徴収の有無——は，医療機関の任意とされています。しかし，定めた内容は地方厚生（支）局への報告が義務付けられており，患者によって徴収したりしなかったり，あるいは金額を変更したりすることは認められません。

保険外併用療養費制度は大きく，「**評価療養**」「**選定療養**」「**患者申出療養**」に分けられます。

評価療養とは，主として医療の高度化に対応するもので，現在，保険診療としては認められていない医療で，安全性・有効性・普及性などが確認されれば将来的に保険導入を検討すべき医療技術をいいます。

評価療養としては，①**先進医療**，②**薬剤・医療機器の治験**，③**医薬品医療機器等法承認後，保険収載されるまでの間の薬剤・医療機器**，④**保険収載された薬剤・医療機器だが医薬品医療機器等法で承認された効能・効果や用法・用量と異なる使用法をするもの**——が定められています。

選定療養とは，主として医療ニーズの多様化に対応するもので，患者の希望により受ける保険診療の水準を超えるサービスです。

選定療養には，①**特別の療養環境（差額ベッド，差額診察室）**，②**予約に基づく診察**，③**診療時間外の診察**，④**一般病床200床以上の病院における紹介なしの初診・再診**，⑤**診療報酬の算定方法に定める規定回数を超えて受けるリハビリ・検査などの診療**，⑥**医療上の必要性からではなく患者が望む180日超の長期入院**，⑦**歯科における金合金等の使用**——などがあります。なお，④に関しては，紹介状なしで特定機能病院および地域医療支援病院（一般病床200床未満を除く），紹介受診重点医療機関（一般病床200床未満を除く）を受診した場合，原則，定額の徴収を義務とすることが定められました。最低金額は，初診で7700円（税込），再診で3300円（税込）です。

患者申出療養は未承認薬の使用など，患者からの申出に基づき個別に認可される医療で，2016年に導入されました。

《混合診療とならない患者サービス》

医療保険において，一連の保険診療のなか

保険外
併用

で自由診療を行うことは認められていませんが，**直接療養の給付と関係ないサービス**であれば，患者から実費を徴収して提供することは認められます。

　具体的には，①日常生活上のサービスに係る費用（おむつ代，テレビ代，クリーニング代など），②公的保険給付と関係のない文書の費用（証明書代，診療録開示手数料など），③点数表で実費徴収可能とされる費用（在宅医療の交通費など），④医療行為ではあるが，治療中の疾病等に対するものではないものの費用（インフルエンザ等の予防接種，美容形成など），⑤その他（外国人患者の通訳料など）——が，実費徴収を認められています。

　一方，シーツ代，冷暖房代，清拭用タオル代，衛生材料代，手術前の剃毛代，医療相談などは，療養の給付と直接関係がないサービスとはいえないため，実費徴収は認められません。

Scene 128　予約料金

有名病院の診察を予約した際，病院から「予約料金は自費です」との説明を受けたが，なぜこのような制度があるのか。

A　快適性・利便性に係る「選定療養費」として，保険内容で認められている以上の医療行為などを患者本人が希望している場合に限り，当該療養費に係る「特別の料金」の徴収が認められているからです。これは，保険外併用療養費制度に基づくものです。

Scene 129　特別の料金徴収の条件

Y病院では「紹介なし初診」の特別の料金を徴収することにした。そのために，Y病院ですべきことはなにか。

A　保険外併用療養費制度による特別の料金徴収に当たっては，①院内掲示：特別の料金とサービスの内容等を院内の患者が見やすい場所に掲示する，②患者の自由な選択と同意が前提：料金を明示した文書に患者の署名を受けた場合に行う，③領収証発行：内容のわかる領収証を発行する，④報告：特別の料金等の内容を新たに定めた場合または変更する場合には，そのつど地方厚生局長に報告する——等の条件を満たす必要があります。

　これらの基準に違反した場合には，新たな施設基準の届出が違反から6カ月の間，受理されません。

Scene 130　紹介のない初診

M病院は一般病床165床，療養病床40床の計205床。200床以上であるため，「紹介のない初診」の特別の料金が徴収できるか。

A　ここでいう200床以上の病床数は「一般病床」のみを指しますので，一般病床が165床の医療機関は対象外となり，特別の料金を徴収できません。再診料と外来診療料に係る病床数の計算方法と同様です。

Scene 131　特別の料金と消費税

Z病院の特別室の差額ベッド代は8,000円だが，消費税を含めると8,800円になる。どのように掲示すべきか。

A　選定療養に係る「特別の料金」については，消費税法に基づき課税の取扱いとなりますので，この事例の徴収額は正しいと言えます。また，院内の掲示については消費税を含めた総額表示が必要です。具体的には以下のような表示方法が認められます。

　①8,800円（税込），②8,800円（税抜価格8,000円），③8,800円（うち消費税800円），④8,000円（税込8,800円）等。

Scene 132　紹介患者からの料金徴収

近隣のM診療所から患者Dさんの紹介を受け，予約を取った。当日紹介状を持参して来院した患者Dさんから予約料の特別料金を徴収してもよいか。

A　他の医療機関等からの紹介患者についても予約料の徴収は認められます。ただし，予約料徴収に当たっては，①予約以外の患者の診療時間を延べ診療時間の2割程度確保する，②予約時間から30分以上は待たせない，③予約患者でない患者さんについても2時間以上待たせない，④10分程度以上の診療時間確保に努める，⑤医師1人につき1日概ね40人を限度とする——等の要件を満たさない場合は徴収できません。

Scene 133　戻ってきた患者

急性期500床のR病院では，軽症患者を積極的に地域の医療機関に紹介しているが，紹介から1カ月後，Kさんが再び当院を受診。「やっぱりこちらで診てほしい」と言う。再診に係る特別の料金は徴収可能か。

A　特別の料金の要件を満たしている（一般病床200床以上で，再診時に他院へ文書による紹介を行う旨を伝えた）のであれば，

患者の都合で紹介元医療機関を受診してきた場合には選定療養の対象となり，特別の料金が徴収できます。なお，特定機能病院および一般病床200床以上の地域医療支援病院・紹介受診重点医療機関の場合，定額の徴収（再診の場合は3,000円以上）が義務付けられています。

Scene 134　複数診療科受診時の再診①

Y病院（一般病床250床）では再診に係る特別の料金として500円を徴収している。喘息で内科，中耳炎で耳鼻科に受診しているEさんに対し，紹介を行う旨を伝えたが，翌月も両科に受診。各500円・計1,000円を請求したが，正しいか。

A　同時に2以上の傷病につき異なる診療科を受診した場合は，外来診療料の扱いと同様，特別の料金の徴収は1回のみです。この場合も500円のみの徴収となります。

Scene 135　複数診療科受診時の再診②（公費受給対象者）

再診に係る特別料金を徴収しているS病院（一般病床300床）。肺結核で内科を，結膜炎で眼科を受診しているFさん（両科において他院紹介済み）に対して特別の料金を徴収できるか。

A　緊急その他やむを得ない事情がある場合は特別の料金の対象外となります。「やむを得ない事情がある場合」とは，①国の公費負担医療制度の受給対象者である場合，②地方単独の公費負担医療（特定の障害・疾病等に対するもの）の受給対象者である場合，③社会福祉法に規定するいわゆる無料低額診療事業の実施医療機関に当該制度の対象者が受診した場合，④エイズ拠点病院にHIV感染者が受診した場合——などです。Fさんの場合，内科の受診が上記①に当てはまります。眼科は該当しませんが，一方で対象外となった場合は，特別の料金は徴収できません。

Scene 136　医科点数表に規定する回数を超えて受けられる診療について

規定回数を超えて行う診療について，患者負担でできるのはどんな場合か。

A　以下の3項目に該当する場合です。
①悪性腫瘍の診断確定または転帰の決定までに（患者の不安を軽減する必要があり），腫瘍マーカー（AFP，CEA，PSA，CA19-9）を2回以上行う場合

②心大血管疾患，脳血管疾患等，廃用症候群，運動器，呼吸器の疾患別リハビリを（患者の治療への意欲を高める必要がある場合に）1日上限単位数を超えて行う場合，および上記リハビリ料の標準的算定日数を超えた場合で，
A：継続により改善が期待できる場合
B：治療上有効と判断される場合に該当せず（維持期のリハビリに）1日13単位を超えて行われる場合
③精神科ショート・ケア，デイ・ケア，ナイト・ケア，デイ・ナイト・ケアを（患者家族の負担を軽減する必要がある場合に），1年を超える期間に週5日を超えて行う場合

Scene 137　差額ベッド代は随意に変更できるか

特別の療養環境（差額ベッド代）の料金は現在，一律に4,000円としているが，①患者さんの経済状態に応じて随意に価格を変更する，②空床数の変動に応じて価格も変動制とする——ことは可能か。

A　特別の療養環境（差額ベッド）の料金は，患者ごとや医療機関の都合で随意に変更はできません。病床数と料金等については地方厚生局長等に定期的に報告が義務づけられています。変更があればそのつど報告が必要となります。
　また，特別の料金は，院内の見やすい場所への掲示のほか，同意書においても明示が必要です（療担規則第5条の4）。

Scene 138　差額ベッド代を徴収できるベッド数

L病院は全500床（すべて一般病床）の急性期医療を担う民間病院で，現在は120床が差額ベッドの対象となっているが，何床まで増やすことが可能か。

A　差額ベッド代が徴収できる病床割合（差額病床割合）は「療担規則等に基づき定める掲示事項等」において定められています。①一般の保険医療機関は5割以下，②特別に厚生労働大臣が承認する保険医療機関は厚生労働大臣の承認する割合以下，③地方公共団体が開設する保険医療機関は3割以下，④（特定機能病院以外の）国が開設する保険医療機関は2割以下（独立行政法人化後は一般と同様5割以下）——です。L病院は民間病院ですから，最大で250床まで増やすことが可能です。しかし，療養環境について以下の要件があるので，十分

な確認が必要です。
ア．1 病室の病床数が 4 床以下
イ．病室面積が 1 人当たり 6.4m² 以上
ウ．病床ごとのプライバシーの確保
エ．①個人用の私物の収納設備，②個人用の照明，③小机等および椅子を有する
（注：従来の特別の病室として認められている場合は，上記ア，ウ，エを満たしていれば，改築・建て替えまでは経過的に認められる）

Scene 139　患者の同意と料金の徴収

6 人部屋の患者 C さんに対して，同室の患者さんたちから「いびきがうるさくて眠れない」との苦情がある。C さんに差額ベッド代 1 日 4,000 円の個室への転床をお願いした場合，特別の料金は徴収できるか。

A　①同意書による患者の同意がない場合，②「治療上」の必要があって特別療養環境室へ入院させる場合，③病棟管理の必要性等から特別療養環境室に入院させた場合であって，実質的に患者の選択によらない場合——は特別の料金は徴収できません。C さんのケースでは，C さん自身が他人への迷惑を自覚し，負担を伴う転床に同意しているのであれば，徴収可能だと思われますが，あくまでも，「患者への十分な情報提供を行い，患者の自由な選択と同意に基づいて行われる必要があり，患者の意に反して特別療養環境室に入院させられることのないよう」にしなければなりません（『早見表』p.1559）。

Scene 140　入院患者の希望による血液型検査

肝機能疾患で入院中の患者 B さんが，血液検査を行った際，「自分の血液型を確認したいので検査してほしい」と申し出たので，血液型検査のみ自費で徴収した。混合診療になるのか。

A　入院中，患者の希望で入院理由と関係のない検査を行うことは混合診療には該当しません。血液型検査は保険診療の対象疾患と関係ない検査なので，B さんからの検査費用の自費徴収は差し支えありません。

Scene 141　インフルエンザ予防接種

窓口で，「インフルエンザ予防接種は，保険適用とならないのか」との問い合わせを受けた。どう答えればよいか。

A　インフルエンザ予防接種は疾病に対する診療ではないため，保険外診療です。ただ

し，一部の保険者では，独自の保健予防事業として被保険者および被扶養者を対象にインフルエンザ予防接種の費用を一部補助していますので，確認してはいかがですか——などと説明しましょう。

Scene 142　180 日超の対象

A さんは 12 月 1 日に入院し，100 日後の 3 月 10 日に退院。在宅療養後，4 月 1 日に再入院となり，7 月 15 日から 3 日間外泊し，7 月 31 日に退院した。A さんは 180 日超の保険外併用療養費の対象となるか。

A　A さんは一度退院していますが，再入院までの期間が 3 カ月以内であるため，入院期間は前回から通算されます。よって，この事例の場合，外泊中の 3 日間も含めると，42 日間が保険外併用療養費の対象となります〔（1 回目の入院 100 日＋2 回目の入院 122 日）－180 日＝42 日間〕。ただし，急性増悪により再入院した場合は，再入院日を起算日とするため，180 日超の対象患者とはならないので注意が必要です。

　なお，外泊期間中の入院料は原則 15％で算定するため，保険外併用療養費は差し引きゼロとなりますが，特別の料金は徴収してもよい扱いです。

Scene 143　治験に関する費用

治験に関する費用には，どのような制度があるか。

A　被験者として治験に参加する場合も，保険外併用療養費制度が適用されます。
　治験依頼者（企業）が負担する医療費の項目は定められており，それ以外の項目に関する医療費が保険給付され，その分の患者自己負担が発生します。

Scene 144　治験期間中の医療費

製薬会社の依頼で，アルツハイマーの新薬の治験を行うことになった。療養病棟に入院している K さんに新薬を服用してもらうことになったが，K さんは認知症以外に高血圧症などの治療も行っている。治験期間中の医療費はどう請求すればよいか。

A　医薬品の治験については，①治験期間中に実施されるすべての検査・画像診断の費用，②治験薬の効能・効果と同様の効能・効果をもつ医薬品（偽薬を含む）に係る投薬・注射の費用は，治験依頼者である製薬会社の負担となり，それ以外の医療費が保険外併用療養費として保険給付されます。

上記①には，治験薬と関係ない傷病に対するものも含む扱いなので，Ｋさんの場合は高血圧症の検査料等も製薬会社の負担となります。また，療養病棟入院基本料には検査・画像診断の費用が包括されていますが，実施した検査・画像診断の合計点数を包括点数から差し引いた点数が保険外併用療養費となり，Ｋさんの一部負担金額も差し引かれた額を元に計算します。

<hr/>

Scene 145　先進医療に関する説明

患者Ｈさんから「先進医療とはどういった制度か。どこの医療機関でも受けられるのか」と尋ねられた。どう答えればよいか。

A　先進医療を行うためには一定の医療機関としての基準を満たし，地方厚生（支）局長に届出を行う必要があります。先進医療では，診察料や入院費等の基礎的医療費は健康保険から給付されますが，手術費（先進医療部分）などは患者負担になります。

Scene 146　先進医療の負担

先進医療の対象となったＢさんから「費用について教えてほしい」と訊かれた。どう答えるか。

A　先進医療は，高度な医療技術に対する費用を患者が全額負担します。先進医療は厚生労働大臣によって評価療養として定められているため，入院基本料等の基本部分の費用については，保険外併用療養費として保険給付します。

Scene 147　健康診断から引き続き保険診療

健康診断で行った内視鏡検査で疾患を疑い，引き続き保険診療で治療を行った場合は混合診療になるか。

A　混合診療には該当しません。健康診断の費用はついては自費扱いとして，治療の必要となった場合については検査代や薬代などの費用は保険請求することができます。

<hr/>

11　実費徴収

治療とは直接関係のないサービスや物で，家庭においても日常生活の利便として必要とされるようなものについては，患者からその実費を徴収することが認められています。しかし，実際にはその境界の判断がむずかしいことから，通知「療養の給付と直接関係ないサービス等の取扱いについて」（平成17年保医発第0901002号）が示されています（p.19）。

《実費徴収に関する手続き》

療養の給付と直接関係のないサービス等については，社会保険医療とは別に提供されるため，その提供に係る費用の徴収については，保険医療機関等と患者の同意に基づいて行われる。保険医療機関等は，その提供に係る費用の徴収がある場合には，患者の選択に資するよう次の事項に留意しなければならない。

① 院内の見やすい場所（受付窓口・待合室等）に実費徴収するサービス等の内容と料金を，患者にとってわかりやすく掲示する。
② 実費徴収する場合は，徴収に係るサービスの内容や料金等について患者に明確かつ懇切丁寧に説明し，同意を確認のうえ徴収する。同意はサービス内容や料金を明示した文書に患者側の署名を受けることにより行う。なお，徴収する費用は社会的にみて妥当適切なものとする。
③ 患者から実費徴収した場合は，他の費用と区別した内容のわかる領収証を発行する。
④ 「お世話料」「施設管理料」「雑費」等の曖昧な名目での実費徴収は認められない。

《実費徴収が認められるサービス等》

p.19を参照してください。

実費
徴収

Scene 148　レンタル料の取扱い

褥瘡対策のため，入院中のＮさんの家族がエアーマットのレンタルを希望している。その費用は徴収していいのか。

A　レンタルやリースであっても差し支えありませんが，費用は医療機関が負担するもので，患者からの徴収は認められていません。ただし，患者が在宅で使用していたものを持ち込みたいと希望した場合，持参して使用しても構いません。とはいえ，入院中に使用するために新たに患者に購入してもらうことまでは認められていません。

Scene 149　検査時に使用した紙パンツ

の費用　大腸ファイバースコピーで使用した紙パンツの費用は，患者徴収可能か。

A　徴収できません。医科診療報酬点数表の検査の部の「通則1」に係る通知に，「検査の費用には，……患者の衣類等の費用は含まれる」と定められているためです。医師の人件費，機器の管理費等も検査の費用に含まれます。また，手術の費用に関しても同様です（手術の部の「通則2」）。

Scene 150　おむつの処理費用　市販のおむつを使いたいと患者家族から申し出があった。その処理費用を請求していいか。

A　おむつの処理費用は「実費徴収が認められないサービス等」に定められているため，患者負担を求めることはできません。ただし，おむつ自体の購入費用は実費徴収できます。市販に比べて病院のおむつ代が高いという声を多く聞きますが，廃棄料を含めて請求している病院が多いようです。また，おむつの廃棄に関しては各自治体によって異なり，一般廃棄物や感染性廃棄物などに分別されるため，注意が必要です。

Scene 151　消費税　実費徴収が認められるサービスで消費税の徴収は可能か。

A　課税扱いとなるもの：
① 「選定療養」「患者申出療養」に係る自己負担金，特別の療養環境の提供（室料差額），予約に基づく診察ほか
② 「特別メニューの食事の提供」に係る自己負担金
③ 健康診断の費用，文書料，テレビレンタル料など治療と直接関係ない費用
④ 介護保険に規定される医師の「意見書」
非課税扱いとなるもの：
① 「評価療養」に係る自己負担金，保険未収載の先進医療，保険未収載の医薬品・医療機器に係る治験等
② 入院時食事療養，入院時生活療養に係る「標準負担額」
③ 分娩に伴う検査，入院，介助などのサービス（新生児介助の費用を含む）
④ ストーマ装具類の身体障害者用物品

Scene 152　資格証明書　国民健康保険料の滞納で保険証の交付を受けられず，資格証明書で診療を受ける際は非課税か。

A　保険証の交付を受けられない者が自己負担で資格証明書にて受ける診療であって

も，当該診療は国民健康保険の規定に基づく診療のため，非課税となります。

Scene 153　薬剤の適応外使用　腹部の手術を行う患者Bさんが，「職業がモデルなので傷痕を残したくない」と言う。「縫合糸を使わず生理的組織接着剤を使用する方法がありますが，保険は使えません」と説明し，本人も了承したため，ボルヒールを実費徴収で使用したが，問題はないか。

A　生理的組織接着剤にはベリプラスト，ティシール，ボルヒールがあり，組織の接着・閉鎖に用いられます。ただし，"縫合あるいは接合した組織から，血液，体液または体内ガスの漏出をきたし，他に適切な処置法のない場合に限る"という保険適用の要件があります。上記の場合は一般的には縫合糸で縫合できるため，保険適用の対象にはなりません。さらに，保険診療で治療している傷病に関して保険外の薬剤を使用して手術を行うことは混合診療にあたりますので，接着剤の費用は別途請求できません。手術の接着剤を自費請求とした場合は一連の治療の費用が自費となります。

Scene 154　月に実施回数の制限がある検査　ウイルス性の肝疾患で通院中のHさんが，当月AFPの検査をすでに行っているのに再度検査をしてほしいと申し出た。保険で請求することはできないので実費（自費）で徴収することは可能か。

A　本来は保険請求上，回数制限のある検査等を規定回数以上行っても実費（自費）として請求することはできません。しかし，保険外併用療養費制度における選定療養では，患者の要望に従い，不安を軽減させる必要がある場合の検査について回数制限を超えて行うことを認めています。これにより腫瘍マーカー（AFP・CEA・PSA・CA19-9）は，実費として徴収できます。このほか，回数を超えて行った場合の費用徴収が選定療養として認められるものには，疾患別リハビリテーションの費用と精神科ショート・ケア，精神科デイ・ケアの費用などがあります（『早見表』p.1565）。

Scene 155　保証金の返金　T病院では，差額ベッドの入院については，事前に「保証金」を納めてもらい，退院時に診療費と精算して返金する方法をとっている。しか

し，退院時に印鑑や預り証を忘れて後日返金となるケースも多い。

　ある日のこと。数日前に退院したDさんが来院し，預り証を紛失したと言う。確認すると，すでにDさんに返金済みとなっている。拾った他人が，代理人になりすまして返金手続きを行ったらしい。「きちんと確認しなかったそちらの責任だ。保証金を返してほしい」と詰め寄るDさん。どう対応したらよいか。

A 民法第478条では「債権の準占有者に対してした弁済は，その弁済をした者が善意であり，かつ，過失がなかったときに限り，その効力を有する」（準占有者＝印鑑と預り証を持っているなど，社会通念上債権者のようにみえる者）と規定しており，本来の権利者であると信じて手続きを行った場合，その返金行為は有効であり，医療機関がその後本人に返金する必要はありません。

　もちろん，医療機関側も，来訪者の態度（落ち着きがない，しきりに催促するなど）や提出された預り証が本物かどうか見極めて，返金手続きに応じることが大切です。

Scene 156　処方箋の紛失　Mさんが，「処方箋を保険薬局に行く前に紛失した」と言って再発行依頼をしてきた。どう対応したらいいか。

A 必要があって再度診察を行い，処方箋の交付をした場合は保険適用になりますが，処方箋の再発行のみでは実費になる旨を話してあげてください。なお，保険薬局で薬剤の支給を受けたあとに薬剤を紛失した場合は，医療機関での処方箋再発行と保険薬局での薬剤・調剤に関する費用は患者負担となります。

Scene 157　とろみ剤　入院患者が食事しやすいように，食事にとろみ剤やフレーバーを使用した場合，実費徴収できるか。

A サービスに係るものとなるので，認められません。

Scene 158　付添ベッド代　1歳の娘が入院となり，付き添いをお願いされた。後日，付添ベッド代を実費請求された。ベッド使用は希望したが，付き添いはこちらが希望したわけではないのになぜか。

A 家族の付き添いによって行われていた入院患者のお世話を看護職が行うことを目的に，1950年に完全看護制度が施行されました。しかし，「完全看護」という言葉が，すべてのお世話を看護師が行うという誤解を与えかねないことから，1958年に基準看護制度，1994年に新基準看護制度が施行されました。

　付き添い看護は1997年に廃止され，現在，看護料は入院基本料に組み込まれています。しかし，幼い患者が目を覚ましたとき，周囲に誰もいない不安によるストレスを軽減するためや，認知症患者が環境の変化によって暴れたり騒いだりするトラブルを避けるためなどの際は，付き添いを求められることがあります。付き添いが必要な理由を納得のうえ，付添ベッドを使用した場合は，支払いが発生します。

Scene 159　外出練習の交通費　脳卒中患者が，入院中から外出練習として届出機関外でリハビリを行った場合，その際に利用した公共交通機関（電車・バス等）の運賃について，患者分と訓練を行ったOT等の分を両方とも徴収してよいか。

A 患者分の公共交通機関の運賃は患者の同意を得たうえで徴収が可能です。しかし，その訓練を行ったOT等の分については，往診料のように患家の負担とする規定はなく，徴収することはできません。

Scene 160　投薬時の容器代　皮膚科にて軟膏薬を投与された際の容器代は自己負担か。

A 「投薬時における薬剤の容器は，原則として保険医療機関から患者へ貸与するものとする。なお，患者が希望する場合には，患者にその実費を求めて容器を交付できるが，患者が当該容器を返還した場合には，当該容器本体部分が再使用できるものについて当該実費を返還しなければならない」とされていましたが，2024年診療報酬改定で「投薬時において薬剤の容器を交付する場合は，その実費を徴収できる」となりました。

Scene 161　妊娠中および出産後の入院　出産の際に，消費税が課税されるものと課税されないものは何か。

A 平成元年1月26日付け大蔵省告示第7号「消費税法別表第1第6号に規定する財務大臣の定める資産の譲渡等及び金額を定

実費
徴収

める件」の規定により，「助産に係る資産の譲渡等」について示されています。妊娠中の入院及び出産後の入院における差額ベッド及び特別給食費並びに大学病院等の初診料（紹介状なしで受診した際の定額負担）（基本通達 6-8-3）は非課税となります。また，死産・流産によるものも「助産に係る資産の譲渡等」に該当するため，非課税となります。

出産後の検査等については，
・妊婦乳児健康診査の乳児に対する健康診査（3月後）
・乳児 B 型肝炎検査のうち，乳児に対する B 型肝炎検査にて HBs 抗原検査（2回目），HBIG 筋肉内注射（生後2カ月後），ワクチン皮下注射
・先天性代謝異常等検査のうち，神経芽細

胞腫検査（生後 6～7 カ月児）
・妊産婦乳幼児保健指導，妊産婦乳幼児健康診査
は，課税となります（新生児の検診・検査において，出産後の入院中の際は非課税となり，退院後の検診は課税となります）。

また，診断書（出生・死産証明書等は）は課税となります。

Scene 162 血液検査 保険診療で血液検査を行ったついでに，血液型を調べてもらうことはできるか。
A 保険診療の対象疾患と関係のない検査であれば，混合診療には該当しませんので，その検査を施行し，費用を実費徴収することは差し支えありません。

12 文書料

医療機関で患者さんに渡す文書のうち，民間保険会社に提出するための診断書，入院・通院証明書など，**医療保険の保険給付を受けるためのものではない文書の料金については有償としてよい**とされています。

有償で交付できる場合，文書料の金額に関する規定はなく，医療機関ごとに随意に設定が可能です。また，費用の徴収にあたっては，保険医療機関等内の見やすい場所，例えば，受付窓口，待合室等に内容および料金について患者さんにわかりやすく掲示しておくことが必要です。
*　　　*　　　*
一方，**保険給付にかかる文書料の取扱いに**ついては，**療養担当規則第 6 条により原則として無償交付**が定められています。

ただし例外もあり，医療保険給付を受けるために必要な証明書や意見書等は，次の3つに分類されます。①**診療報酬点数として設定されているもの**〔傷病手当金のための意見書（B012），療養費同意書交付料（B013），介護職員等喀痰吸引等指示料（C007-2）〕，②**無償で交付するもの**〔移送費のための意見書，療養費（柔道整復，治療用装具等）のための同意書など〕，③**有償で交付してよいもの**〔出産手当金のための分娩（予定）証明書，出産育児一時金のための出産証明書，死亡診断書およびその他は p.20 を参考〕。

文書料

Scene 163 金額設定 生命保険会社に提出する証明書を交付してほしいと言う。会計時，5,000 円を請求すると，「戸籍謄本や住民票は数百円なのに，どうしてこんなに高いのか」と苦情があった。どう説明したらよいか。
A 療担規則第 6 条には，患者が保険給付を受けるために必要な文書については無償交付（一部例外あり）すると規定されていますが，それ以外の文書は有償で交付してよいことになっています。R さんに交付したのは，民間保険会社に提出するための通院

証明書であり，「無償交付」とされている文書には該当しません。また，金額についての規定はないため，医療機関側で設定してよいことになっています。

また，診断書や証明書は患者の人生をも左右する非常に重要な文書です。そして医師の責任は，それを記載するだけでは終わりません。提出先からの疑問に回答する責任もあるし，場合によっては民事・刑事上の責任を追及されかねません。したがって医師は，長い年月と努力で培ってきた技能と責任をもって，文書を作成するわけです。

この時間と労力と責任が換算された額が文書料の額なのです。

　Rさんに対しては，こうした文書料にかかる規定と実情について十分わかりやすく説明し，理解を得るようにしましょう。

Scene 164　文書の再交付
腰痛で整形外科に通院していたDさんは，医師の勧めではり治療を受けることになった。療養費として支給を受けるため，医師から同意書を交付してもらい，300円を支払った。
　ところがDさんは，治療前に同意書を紛失。再交付を求めたため，1,000円を請求したところ，「なぜ額が増えるのか」と憤慨。どう説明すればよいか。

A　はりやきゅうの治療は保険診療の対象ではありませんが，医師に適当な治療手段がないときは，医師の同意書があれば3カ月を限度として療養費が支給されます。はりの療養費のための同意書交付については，B013 療養費同意書交付料（100点）を算定でき，Dさんが支払った300円はその一部負担金です。しかし，患者さんが同意書を紛失し，2度目の交付となったときは，保険診療の対象とならないため，全額自己負担となります。Dさんには，そのことをよく説明し，理解を得ます。

Scene 165　療養費同意書の交付と再受診
腰痛症のリハビリ目的で整形外科に長く受診していたFさんが，医師に「症状が固定したのでこれ以上は治療の必要はない」と言われた。そこで，「はり・きゅう」に行くことにし，「療養費同意書」を交付したが，「不安になった時にはまた受診できるのか」と相談に来た。どう答えればよいか。

A　「療養費同意書交付料」は，医師による治療手段のない慢性的なものであると認めた患者に対し，あん摩・マッサージ，はり及びきゅうの施術に係る同意書または診断書を交付した場合に算定するものです。Fさんには，前から受診していた腰痛症という病名では「はり・きゅう」と「保険診療」は併用できない，つまり医師には再受診できないことを説明してください。
　ただし，あんま師の施術であるマッサージの同意書の場合には，引き続き保険診療との併用は認められています。

Scene 166　療養費同意書交付料の査定

TクリニックのEさんが，「療養費同意書交付料100点が数件査定された。レセプトの病名を確認したが不備はなく，どうしたらいいだろう」とレセプトの写しを持って相談にきた。

A　「療養費同意書」は，患者の要請のもとに，主治医が保険診療による治療を行っても効果が不十分であると認めた患者に対して，はり，きゅう，あん摩に係る同意書を交付した場合に保険給付となります。
　「同意書」には，患者氏名，生年月日，傷病名，施術の種類，同意の理由，施術に同意した年月日，加療期間が記載され，有効期間は6カ月で，引き続き施術を続ける場合は改めて医師の同意が必要となります。
　レセプトの写しを確認したところ内容に問題はなかったとのことですが，「診療報酬請求書・明細書の記載要領」の『診療報酬明細書の「摘要」欄への記載事項等一覧』では，「療養費同意書交付料」について，「交付年月日及び同意書又は診断書の病名欄に記載した病名を記載する」とあります。摘要欄に同意書の病名を記載していなかったために査定対象となった可能性を伝え，記載要領の再考を促してください。

Scene 167　領収証の再発行
患者Gさんから，「確定申告に使用する○○月の入院分と通院分の領収証を紛失したので再発行してほしい」と依頼された。領収証の再発行はできないが金額の証明書であれば1通500円で発行できると説明したところ，「なぜ費用がかかるのか」とクレームを付けられた。どう説明すべきか。

A　患者さんの支払いによって領収証を発行し，一連の診療行為が終結するわけです。そのため，領収証は再発行できないので大事に保管して頂くよう，ただし書がある旨を必ず説明します。
　さらに，領収証の発行によって当該診療が終了しているという考え方に基づくと，支払い済み金額の証明書を発行することは新たな行為となるため，文書料を頂くということ，かつ保険診療ではないので金額の設定は病院の任意であるということを，わかりやすく説明してください。

Scene 168　文書料の医療費控除
医療費控除の対象に診断書は含まれるのか。

A　診断書は医療費控除の適用範囲外となり

ます。一方，医療費控除の対象に含まれる文書料もあります。それは診療報酬点数として設定されている文書料で，これらは医療行為の一環として認められるため，医療費控除の対象となります。

Scene 169　傷病手当金意見書の発行

2カ月分の傷病手当意見書交付料のみの会計時に「前は300円で済んだのに，今回はなぜ金額が違うのか」と言われた。

A　傷病手当金は，患者が療養のために労務に服すことができなくなってから起算して3日を経過した日から，医師が労務不能と認め証明した期間ごとにそれぞれ算定できます。1枚につき100点算定できるので，前回は1カ月分の意見書交付料であったため請求金額は300円でしたが，2カ月分の意見書を記載すれば，それが600円になることを説明します。

Scene 170　介護職員等喀痰吸引等指示料

特別支援学校に通学中の児童のお母さんから医療的ケア指示書（介護職員等喀痰吸引等指示書）を記載してほしいと依頼を受けた。医師が必要事項を記載し，文書料3,300円を請求したところ，「なぜ自費で支払わなければならないのか」と納得してくれない。どう対応したらいいのか。

A　介護職員等喀痰吸引等指示料は従来，当該患者に対する診療を行う医療機関の医師が，診療に基づき介護保険法に基づくサービスを提供する事業所，あるいは障害者総合支援法や児童福祉法に基づきサービスを提供する事業所や施設に，医師の指示の下に行われる行為の必要を認め，患者の同意を得て当該患者の選定する事業者に対して介護職員等喀痰吸引等指示書を交付した場合に，患者1人につき3月に1回に限り算定できるとあります。

　2014年4月の改定により，学校教育法に規定する「学校（特別支援学校等）」が追加されましたので，この場合には自費請求ではなく，C007-2 介護職員等喀痰吸引等指示料を算定すべきです。

Scene 171　明細書の発行

Rクリニックに通院中の患者Aさんが，詳細な明細書を交付してほしいと言ってきた。明細書の発行は有料になることを話すと，他院では無料なのに，なぜ有料なのかと理由を尋ね

てきた。どう答えればよいか。

A　2012年4月から，原則として，明細書の無償交付が義務付けられました。ただし，診療所においては当分の間，正当な理由がある場合，患者から求められたときに交付すればよく，また，有償で交付することができます。Rクリニックが，その「正当な理由」に該当するのであれば，その旨を，患者Aさんに説明する必要があります。

Scene 172　死亡診断書の押印

死亡診断書（死体検案書）に押印は必要か。

A　押印を求める手続の見直し等のための厚生労働省関係省令の一部を改正する省令の施行（2021年1月1日）で，死亡診断書（死体検案書）は，「人間の死亡に関する厳粛な医学的・法律的証明であり，必ず医師等が作成したことが担保されていなければならず，厳密な真正性が求められるべきものであることから，今般の押印を求める手続きの見直しに伴い，その真正性の担保について，記名押印によることは認めないこととし，必ず署名（電子署名を含む）によることとする」に変更になりました。

Scene 173　「医療等の状況」の証明書

O小児科クリニックの受付に，学校の体育の授業で怪我をし，治療を受けた子供の母親が「医療等の状況」の書類を持参して，証明してほしいと言ってきた。「医療等の状況」とはどのような書類か。

A　「医療等の状況」の証明書類は，義務教育諸学校，高等学校，高等専門学校，幼稚園，幼保連携型認定こども園，高等専修学校および保育所等の管理下における災害に対して，医療費，障害見舞金または死亡見舞金を支給する災害共済給付制度のことで，独立行政法人日本スポーツ振興センターで実施しています。学校の設置者が保護者の同意を得て，両者で共済掛金を負担し，災害共済給付制度への加入によって実施されます。

　負傷・疾病に関しては，その原因である事由が学校の管理下で生じたもので，療養に要する費用の額が5000円以上のものが対象になります。

Scene 174　切断証明書

糖尿病で治療中のDさんの家族が，「糖尿病性壊疽で膝から下を切断することになった。切断した

文書料

下肢をこちらで火葬するよう言われたが，どうすればいいのか」と相談に来た。

A 切断部分は国の指導で焼却をしなければなりません。通常，各種疾患で身体の一部を切除した場合は，通常は「焼却承諾書」

に署名し，多くは病院指定業者が火葬するか，病院で処分します。火葬する場合には，病院の診断書（切断証明書）が必要となり，それに基づいて役所が「火葬許可書」を発行して火葬する手順となります。

13 退院証明書

退院証明書とは，患者の入院歴を確認するためのもので，①患者情報（氏名・生年月日・住所・電話番号），②入院中の主傷病名・転帰，③入院期間，④180日超入院患者の選定療養除外期間，⑤退院日における通算対象入院料を算定した期間，⑥医師の署名および記名・捺印，⑦その他特記事項──を記載事項とした書類（別紙様式1　退院証明書）（『早見表』

p.68）です。

患者は退院するときに退院証明書を受け取り，入院するときに医療機関に提出します。

医療機関は患者の入院に際し，患者の過去3カ月以内の入院の有無や180日超入院の選定療養に該当するか否か等を確認しなければならず，そのために退院証明書の提出が求められます。

Scene 175　入院患者の申告義務　入院患者Jさんに対し，「この3カ月以内に他の病院に入院していませんか」と確認したところ，「なぜ答える必要があるのか」などとごねられた。どう対応すべきか。

A 2002年度診療報酬改定で，医療機関は入院する患者の過去3カ月以内の入院歴を確認しなければ入院料が算定できなくなったため，各医療機関が任意で退院証明書を発行するようになりました。また，患者が虚偽の申告等を行った場合は，それにより発生する保険者等の損失について，後日費用徴収が行われる可能性もあります。

こうした点を説明し，理解してもらうよう努めるとともに，患者がなおプライバシー保護の点を気にしているようであれば，各医療従事者には守秘義務がある旨の説明も付け加えるとよいでしょう。

Scene 176　退院証明書の料金　別の病院に移るDさんから，退院証明書を求められた。退院証明書の料金を徴収できるか。

A 当該証明書は患者に渡すことが望ましいとされ，任意ですが，診療報酬上に定められたものとして，実費徴収はできません。Dさんには無償で交付します。

Scene 177　退院証明書の書式　退院証明書の規定の様式はあるのか。

A 診療報酬点数に係る保医発通知に，「別

紙様式1」（『早見表』p.68）として様式例が示されています。それに準じて作成しておけばよいでしょう。

Scene 178　期間の通算　退院証明書のなかで「3. 当該保険医療機関退院日における通算対象入院料を算定した期間」の通算とは，どのような意味か。

A 通算とは，自院の通算対象入院料算定期間に，他の医療機関の通算対象入院料算定期間を加えた合計であり，その日数を記載します。

Scene 179　退院証明書の記載内容　O病院からP病院に転院してきた患者Eさんが退院証明書を提出した。ところが，入・退院日等は記載されているが，入院基本料の種別が書かれていない。P病院ではどうすればよいか。

A 受理側であるP病院は，Eさんの入院が選定療養に該当するか否かを確認するために，速やかにO病院に必要事項を照会しなければなりません。180日の通算対象入院料（一般病棟入院基本料など）算定の病室にずっといたのか，除外対象の入院料を算定していた期間があるかなどの確認が必要です。これらを怠った場合，入院料そのものが算定できなくなることがあります。

また，Eさんからも，他院に関する入院の履歴を伝えてもらう必要があります。患

者さんが意図的に虚偽の申告をし，それにより病院が損害をこうむった場合は，患者さんから費用徴収することもありうるので，その点も伝えておくことが重要です。

Scene 180　退院証明書の用途①
退院時に退院証明書を受け取ったBさんから「退院証明書を任意加入の生命保険会社に入院証明書として提出してよいものか」と尋ねられた。どう回答すればよいか。

A　「退院証明書は，あくまでも他の医療機関へ入院時に提出するものであり，一般的な入院証明書とは用途が異なるため，提出可能とは考えがたいと思います。生命保険会社はそれぞれ所定様式を用意していることが多いため，個々に確認してください」などと説明してあげるとよいでしょう。

Scene 181　退院証明書の用途②
退院証明書が，診断書代わりに民間の生命保険会社にも使えると聞いたが，本当か。

A　手術給付金・入院給付金の請求時，通常は診断書が必要ですが，退院証明書のコピーで「傷病名」の確認が可能な場合は，診断書の提出を省略できる場合があります。民間保険会社ごとの規定があるので，問合せが必要です。

Scene 182　システム障害の場合
システム障害で，退院証明書が一時的に発行できなくなった。どう対処すればよいか。

A　保険医療機関は，他院からの入院履歴に係る問合せに対して速やかに回答できれば大丈夫です（『早見表』p.67）。

Scene 183　退院証明書は義務か
退院証明書は退院時に必ず渡さなければならないのか。

A　退院証明書は，患者の過去3カ月以内の入院状況の有無を確認するものです。各保険医療機関は他保険医療機関からの当該患者の入院履歴に係る問い合わせに対し，速やかに対応できる体制を整える必要があります。円滑な運用のために別紙様式1に準ずる退院証明書を渡すのが望ましいというだけで，即応体制があれば退院時に必ず渡さなければならないものではありません。

14　医療費控除

本人，または本人と生計を一にする親族の病気やけがに対して支払いを行った**1年間（1月～12月までの期間）の医療費の合計が10万円を超える場合**，確定申告をすることによって税金の還付を受けることができます。

医療費控除の額としては，まずその年に支払った医療費から保険金等で戻ってきた金額を差し引き，そこからさらに10万円を差し引いて超えた額が医療費控除の対象となります。ただし，所得金額が200万円未満の者は10万円ではなく，所得金額の5%を差し引きます。医療費控除には最高限度額が定められており，200万円を超える医療費控除はできません。

<計算例>
その年に支払った医療費－保険金等で戻ってきた金額＝A
A－10万円（※）＝医療費控除額（最高限度額200万円）
※10万円または所得金額の5%のいずれか少ない金額となります。

《医療費控除に関する手続き》
2017年度の税制改正に伴い，医療費控除の適用を受ける場合に必要な提出書類の簡略化が図られました。これまでは所得税の確定申告に医療費の領収書を添付または提示することとされていましたが，医療費の領収書に基づいて必要事項を記載した「医療費控除の明細書」を確定申告書に添付して提出することとされました。この場合，医療費の領収書を確定申告期限等から5年間保存する必要があります。「医療費控除の明細書」の作成は国税局のホームページから行えます。

また，保険者が発行するもので6項目（①被保険者等の氏名，②療養を受けた年月，③療養を受けた者，④療養を受けた病院，診療所，薬局等の名称，⑤被保険者等が支払った医療費の額，⑥保険者等の名称）の記載がある「医療費通知」を確定申告書に添付する場合は，「医療費控除の明細書」の記載を簡略化でき，医療費の領収書の保存も不要となります。

医療費
控除

《医療費として認められるもの》
①医師・歯科医師によって診療した医療費
②あんま・マッサージ・はりきゅう師等の費用
③入院中の食事
④通院のためのバス・電車（緊急時はタクシーも可）等交通費
⑤妊娠中の定期健診・検査の費用
⑥不妊症の治療費
⑦薬局での風邪薬・消毒薬・漢方薬等の購入費
⑧成人用おむつ等の購入費（おむつ使用証明書が必要）
⑨人間ドックの費用（異常等が発見され，治療となった場合に限る）
⑩金歯・金冠等を使用した治療費
⑪子どもの歯列矯正費　など

《医療費として認められていないもの》
①入院中のテレビ・冷蔵庫のレンタル費
②入院用の身の回り用品の費用
③歯垢除去の費用

④自家用車で通院した費用
⑤出産時に里帰りする費用
⑥薬局でのビタミン剤・栄養ドリンクなどの購入費
⑦血圧計などの購入費
⑧予防接種注射に係わる費用　など

《介護保険利用料の控除》
(1) 施設サービス：①老人保健施設および療養病棟の1割負担＋食費・居住費，②特別養護老人ホームの（1割負担＋食費・居住費）の各1/2が対象となります。
(2) 居宅サービス：ケアプランに医療系サービス（訪問看護，訪問リハビリ，通所リハビリ，短期入所療養介護，居宅療養管理指導等）のいずれかを含む場合は，（訪問介護のうちの生活援助の費用，福祉用具の貸与・購入，住宅改修費を除く）訪問介護，訪問入浴等を含めたすべての居宅サービス利用料が控除の対象となります。

Scene 184　医療費から差し引く金額

医療費控除額の算出において，医療費から差し引かなくてはいけない金額にはどのようなものがあるか。

A　差し引く金額としては，健康保険から支給される移送費（家族移送費も含む），療養費（家族療養費も含む），高額療養費，出産育児一時金（配偶者出産育児一時金も含む），損害保険会社等から支給された入院給付金，傷害費用保険金などがあります。
　健康保険から支給される傷病手当金，損害保険会社等から支払いを受ける休業補償金，重度傷害保険金，死亡保険金などについては差し引く必要はありません。

Scene 185　領収証の紛失

医療費の領収証の何枚かを紛失した。確定申告を行う際には必ず領収証が必要になるものか。

A　2017年度の税制改正に伴い，医療費の領収書に基づいて必要事項を記載した「医療費控除の明細書」を確定申告書に添付して提出することとされました。医療費の領収書は確定申告期限等から5年間保存する必要があります。「医療費控除の明細書」の記載内容を確認するため，税務署が必要時に医療費の領収書の提出または提示を求めることがあります。

Scene 186　故人の確定申告と医療費控

除　患者さんが亡くなった場合，故人の確定申告はどうなるか。また，故人の医療費について医療費控除はどうなるか。

A　故人の確定申告は，法定相続人が代行して行います。死亡日（相続がわかった日）から4カ月以内に申告を済ませなければならず，故人が死亡した年の1月1日から死亡日までの所得税について確定申告を行います。なお，故人が前年度に確定申告をしないまま死亡した場合には，前年度分も相続人が行わなければなりません。
　また，故人および故人の扶養家族の医療費について死亡日までに支払った分は故人の確定申告からの控除となり，故人の死亡後に支払った医療費は相続税からの控除となります。

Scene 187　単身赴任・下宿の場合

Kさんの長男は大学に通うため家を離れ下宿している。その長男が病院で治療を受けたらしいが，医療費控除を申請できるか。

A　「生計を一にする」とは，同一の家で日常一緒に生活していることを言います。ただし，通勤の都合で単身赴任，修学の都合で下宿，自宅から遠方の療養など，日常一緒に生活をしていなくても，休暇に帰省する場合や，生活費の仕送り，学資金の送金，療養費の送金などが行われている場合は，生計を一にするものとされます。したがっ

てKさんは，長男の医療費について医療費控除を申請することができます。

Scene 188　時効　医療費控除にも時効はあるのか。

A　最大5年前に遡って申請できます。

Scene 189　近視用眼鏡の購入　Bさんが眼科を受診したところ，近視性乱視の診断をされた。眼鏡とコンタクトレンズは医療費控除の対象となるか。

A　近・乱・遠視用の眼鏡，コンタクトレンズの購入費用は，視力を回復させる治療の対価ではなく日常生活に必要とみなされ，医療費控除の対象とはなりません。ただし，斜視・白内障・緑内障等で手術後の機能回復のため短期間装着するものや，幼児の未発達視力を向上させるために装着を要する眼鏡などで，治療のために必要として医師の指示で装着するものの購入費用は，医療費控除の対象となります。

Scene 190　予防接種　インフルエンザの予防接種は医療費控除の対象か。

A　インフルエンザ等の予防接種は医療費控除の対象とはなりません。予防接種でも医療費控除となるケースは，家族がB型肝炎で治療を受けているためにB型肝炎予防ワクチンを接種した場合や，丸山ワクチンを接種した場合等があります。

Scene 191　レーシック手術の費用　視力回復レーザー手術（レーシック手術）の費用は，医療費控除の対象となるか。

A　レーシック手術とは，医学的な方法で眼の機能を正常な状態に回復させる手術であり，それに係る費用は医師の診療または治療の対価と認められますので，医療費控除の対象となります。

Scene 192　にんにく注射　Cさんは，かかりつけの診療所でにんにく注射を打ってもらっている。料金は自費払いだが，医療費控除の対象となるか。

A　病気の治療だけが医療費控除の対象となりますので，健康増進を目的としたにんにく注射は該当しません。

Scene 193　交通費　自家用車で通院する場合のガソリン代や駐車料金は，医療費控除の対象となるか。

A　対象となりません。医療費控除の対象となる通院費は，医師等による診療等を受けるため直接必要なもので，かつ，通常必要なものです。電車賃やバス賃のように人的役務の提供の対価として支出されるものが対象となります。

Scene 194　付添いの交通費　子どもが小さいので母親が通院に付き添っているが，交通費は医療費控除の対象となるか。

A　患者の状態（年齢や病状）から考えて通院させることが危険な場合等，付添いの交通費も必要と認められる場合，その費用は医療費控除の対象となります。

Scene 195　里帰り出産　実家で出産するために帰省する場合，その旅費は医療費控除の対象になるか。

A　交通費で対象となるのは，医師等による診療等を受けるための通院費のうち，その診療等を受けるために直接必要なもので，かつ通常必要なものに限られるため，出産のために実家へ帰省する旅費については医療費控除の対象とはなりません。

Scene 196　おむつ代　寝たきりの患者さんのおむつ代は医療費控除の対象となるか。

A　傷病によりおおむね6カ月以上にわたり寝たきりであり，かつ医師の治療を受けている人のおむつ代は，医療費控除の対象となります。その際には，医師が発行したおむつ使用証明書，領収書，寝たきり状態にあることおよび尿失禁発生の可能性があることを確認できる書類（主治医意見書の写し等）が必要となります。

Scene 197　コンビニのビタミン剤　コンビニで購入した疲労回復のためのビタミン剤も医療費控除の対象となるか。

A　医師の診察を受けずに購入した医薬品は，治療または療養を目的とする場合であれば，医療費控除の対象となります。購入した店がコンビニであっても対象外とはなりません。ただ，この場合は目的が疲労回復なので，医薬品であっても医療費控除の対象とはなりません。

Scene 198　スイッチOTC　スイッチOTC薬控除ができると聞いたが，対象とな

るのはどのような場合か。

A セルフメディケーション税制（特定一般用医薬品等購入費を支払った場合の医療費控除の特例）により，1年間に薬局などで購入した市販薬が12,000円を超えると所得から控除ができます。対象となる市販薬は医療用成分が配合されたスイッチOTCで，胃腸薬の「ガスター10」や鎮痛剤の「ロキソニンS」などが挙げられます。

Scene 199　メタボ健診
特定健康診査に係る費用は医療費控除の対象となるか。

A 特定健康診査の費用は，疾病の治療を伴うものではありませんので，原則として医療費控除の対象とはなりません。

しかし，特定健康診査の結果，高血圧症，脂質異常症または糖尿病と同等の状態であると認められる基準に該当すると診断され，かつ，引き続き特定健康診査を行った医師の指示に基づき特定健康指導が行われた場合には，特定健康診査の費用（自己負担額）も医療費控除の対象となります。

Scene 200　贈物
退院時に担当医に贈物をした場合，購入費用は医療費控除の対象になるか。

A 担当の医師や看護師に対する贈物の購入費用は，医師による診療や看護師による療

養上の世話の対価には当たりませんので，医療費控除の対象になりません。

現在は病院の事情も変わり，医療職員もモラルが問われる時代となりました。多くの医療機関が，患者からのお心づけの品や現金をお断りしています。

Scene 201　海外旅行中のけが
海外旅行中のけがで現地の医師にかかった際の治療代は，医療費控除の対象となるか。

A 外国の医師に対して支払った医療費は医療費控除の対象となります。なお，治療費を外国通貨で支払った場合には，その日における外国為替の電信売相場と電信買相場の仲値(TTM)によって円換算した金額が，医療費控除額となります。

Scene 202　出産費用
出産費用は医療費控除の対象となるか。

A 妊娠と診断されてからの定期健診や検査などの費用，通院費用は医療費控除の対象となります。また，出産で入院する際に電車・バスなどの交通手段によることが困難なためにタクシーを利用した場合，そのタクシー代は医療費控除の対象となります。なお，入院の際に寝巻きや洗面具などの身の回り品を購入した費用は，医療費控除の対象とはなりません。

15　診療報酬請求，レセプト審査・再審査請求

《診療報酬請求》

医療機関が患者に診察・治療等を行った際に，患者ごとに1カ月分の医療費を計算して，患者が自己負担した額を除いて保険者に支払いを請求することです。原則，**診療月の翌月10日までにレセプト（診療報酬明細書）を提出**します。提出方法としては，改正厚生労働省令（2009年11月）の「現在手書きで請求している医療機関」「常勤医がすべて65歳以上で，電子レセプトによる請求ができない医療機関」などでの一部免除を除き，段階的にオンライン請求義務化が進められ，現在では多くの病院・診療所で，インターネット回線を用いるオンライン請求が行われています。

支払い額は，**診療報酬点数表**（以下，点数表）により算出します。点数表は健康保険法等に

基づいて定められており，医科・歯科・調剤の3種類に分かれています。

医療機関は，点数表に基づいてレセプトを作成し，審査・支払機関である**国民健康保険団体連合会（国保連合会）**か**社会保険診療報酬支払基金（支払基金）**に提出します。国保連合会や支払基金，保険者の審査を経て，医療機関に対し診療報酬の支払額が決定します。

審査の結果によっては，査定減点されることもあるため，多くの医療機関では，レセプト提出前に医事課や医師を中心として，提出するレセプト内容に誤りがないかの点検が行われます（p.52）。

《レセプト審査》

医療機関から提出されたレセプトについて，国保連合会や支払基金の審査委員会が請求内

診療
報酬

容に誤りがないか審査をして，診療報酬の支払額を確定することです。

　提出されたレセプトは，まず事務職員が記号番号の誤りや資格喪失など事務上の過誤について点検（事務点検）し，不備があればこの時点で保険医療機関に差し戻されます（**返戻**）。次に審査委員による内容審査が行われ，保険診療のルールからみて妥当でないと判断された場合，請求点数が増減点されます（**査定**）。実際には増点されることはまずなく，ほとんどが減点です。

　査定内容は，**増減点通知書（国保）**や**増減点連絡書（社保）**で医療機関に知らされます。増減点連絡書には，増減点の理由が記号で記されていますが，具体的にどの医療行為に対してどのような不備があったのかまでは記載していないため，原因についてわからないケースも多々あります。

1. **診療内容に関する事由**
   A. 療養担当規則等に照らし，医学的に保険診療上適応と認められないもの
   B. 療養担当規則等に照らし，医学的に保険診療上過剰・重複と認められるもの
   C. 療養担当規則等に照らし，A・B以外で医学的に保険診療上適当でないもの
   D. 告示・通知の算定要件に合致していないと認められるもの
2. **事務上に関するもの**
   F. 固定点数が誤っているもの
   G. 請求点数の集計が誤っているもの
   H. 縦計計算が誤っているもの
   K. その他

《**再審査請求**》

　レセプト審査結果に対する異議申立てのことです。医療機関が減点を不服として行うものと，保険者が査定減点を求めるために行うものがあります。再審査から結果通知までには通常半年ほどかかります。

　再審査の結果は，要求が認められ点数が復活した場合にはその旨が，認められなければ「原審どおり」という通知が「再審査結果連絡書」などによって医療機関に通知されます。また，保険者の再審査請求が審査機関で認められた場合も，「再審査等誤連絡票」（国保）や「再審査等支払調整額通知票」（社保）により医療機関に通知されます。

Scene 203　審査事務の委託　診療報酬明細書等の審査および支払の事務は，どこで行っているのか。

A　従来は，健康保険および船員保険は支払基金（社会保険診療報酬支払基金），国民健康保険は国保連（国民健康保険団体連合会）が，診療報酬明細書等の審査および支払に関する事務を委託されていました。しかし，健康保険法等の改正によって，社保，国保の保険者，後期高齢者医療広域連合は，支払基金または各都道府県の国保連のいずれに対しても委託できることとなり，その具体的な事務手続きを示す通知（平成22年保1228第4号）も発出されました。

Scene 204　審査委員会　審査委員会とはどのようなものか。

A　審査委員会と，38万点以上の超高額レセプト等を審査する特別審査委員会があります。審査委員会は，診療担当者代表，保険者代表および学識経験者の三者で構成され，一定点数以上のレセプトを審査する審査専門部会，保険者および医療機関から請求された再審査レセプトを審査する再審査部会等が設置されています。

Scene 205　審査委員　診療報酬審査委員は誰が務めているのか。

A　診療報酬請求書およびレセプトの審査を行う審査委員会は，社会保険診療報酬支払基金では，診療担当者を代表する委員，保険者を代表する委員，学識経験者の委員で構成され，支部の幹事長が委嘱しています。

　国民健康保険団体連合会では，保険医および保険薬剤師を代表する委員，保険者を代表する委員，公益を代表する委員で構成され，都道府県知事が委嘱しています。

Scene 206　診療実日数ゼロでの請求　患者Aさんは，診察をした7月29日は検査の予約が満員だったため，8月2日に検査のみを行った。ところが8月は検査を行った以外診察をしなかったため，診療実日数が0日となってしまった。Aさんの請求はどのように行えばよいか。

A　「初診又は再診の際，検査，画像診断等の必要を認めたが，一旦帰宅し，後日検査，画像診断等を受けに来た場合」は実日数としては数えない規定があります〔「診療報酬請求書・明細書の記載要領」(18)「診療実日数」欄について〕。しかし，実際，検

診療報酬

査は行ったわけですから，「検査施行のため来院」といったコメントを付け，診療実日数は「0」として保険請求を行います。

Scene 207　事務点検

オンライン化によって事務点検が変わった点はあるか。

A 大きく2つあります。

縦覧点検：一人の患者に対するレセプトについて医療機関単位で複数月に渡って並べて点検を行います。

突合点検：処方せんを発行した医療機関のレセプトと，処方せんを基に調剤を行った薬局のレセプトを患者単位で照合します。

Scene 208　事務点検ASP

オンライン請求の点検に「ASP」が使えると聞いたが，どういったものか。

A ASPとはApplication Service Providerの略で，インターネット上でアプリケーションを提供するサービス事業者のことを言い，提供されるソフトウェアやサービスのことをASPサービスと言います。

事務点検ASPとは，審査機関が提供する受付・点検プログラムのことで，保険医療機関等はこれを利用し，氏名の記入もれ等の事務的な記載誤り等を事前に行うことができます。これにより，従来なら，返戻となっていたレセプトを減らすことができるので，業務処理の効率化が期待できます。

Scene 209　コンピュータチェック

審査機関が行うレセプトのコンピュータチェックとはどのようなものか。

A レセプトオンライン請求によって送られたデータは，国保連合会や社会保険診療報酬支払基金において，診療報酬点数表等に定められた算定ルールの一部が，コンピュータチェックされています。

この段階でエラーの発生したものが返戻もしくは査定に振り分けられます。なお，審査業務の効率化や保険医療機関等からの適正なレセプトの提出等を目的として，コンピュータチェックの内容の一部は審査機関のホームページにて公表されています。

Scene 210　コンピュータチェックとレセプト摘要欄記載

レセプト摘要欄の記載方法はどう変更されたのか。

A 2020年度診療報酬改定により，これまで自由記載だった摘要欄のコメントが，選択式コメントマスタからの選択式記載に変更されました。例えば，腰部脊柱管狭窄の確認のためにMRIを行った場合，「撮影部位（MRI撮影）：腹部」ではなく「撮影部位（MRI撮影）：腰椎・仙骨部」となるなど，大まかな部位ではなく，診療の目的によって詳細な部位をつけることなどが求められるようになりました。

Scene 211　紙媒体でのレセプト請求

今も紙媒体でのレセプト請求はできるか。

A 返戻を含めたレセプト請求は，原則的にオンライン請求です。ただし，手術等で画像データ等の添付が必要な場合は，画像データ等を紙媒体で送付することとなっています。その際には氏名・生年月日・保険情報・診療年月・入外などの必要な情報を記載します。

Scene 212　再審査請求の方法

納得できない査定減点があったのだが，再審査請求にはどのような手段があるのか。

A 再審査請求用紙（支払基金は全国統一の様式，国保連合会は都道府県ごとの様式）に必要事項を記載して提出します。請求書はレセプト1件ごとに作成します。請求理由には，増減点通知書で示された減点理由に対し，具体的な患者さんの状態，経過，症状，検査データなどを示して，その治療が必要だったことを示す内容を記載します。医師による記載や医師の見解が反映された内容であることが望ましいでしょう。

Scene 213　古いレセプトの減点

保険者から1年以上前のレセプトが減点されてくることがある。対処法はないだろうか。

A 再審査請求は原則6カ月以内に申し出ると示されています〔1985年（昭和60年）4月30日保険発第40号〕。ただし，保険者側にはレセプトが手元に到着してから6カ月と理解しているところもあるため，請求時から数えれば9カ月程度前のレセプトが再審査の結果減点されることもあり，実際には1年以上前のレセプトが減点されてくることも少なくありません。そのため，日本医師会はこの取扱いについて支払基金本部に照会し，支払基金本部は各都道府県支部に対して1985年の通知等を徹底するよう指示しました（1999年）。ただし，この通知等の取扱いでは，固定点数などの事

診療
報酬

務上の誤りについては除かれています。

したがって，支払基金から診療内容に限った減点が1年前後経って通知された場合は，この通知等を理由に異議を申し立てることも可能とされています。

Scene 214　レセプトの取下げ

提出したばかりのレセプトで手術料の算定項目を間違えてしまったことに気付いた。このままでは大きな請求もれとなってしまう。審査前に返戻してもらう方法はないか。

A　レセプトを提出後でも，「取下げ願い」（「明細書取下げ願い在中」と朱書きした封筒を使う）を提出すれば取り戻すことが可能です。また，レセプト提出月の一次審査（中旬）までであれば，電話連絡のみでレセプトを取り下げられる可能性もあります。

支払基金への「取下げ願い」には，再審査請求書と兼用の用紙を使用します。「下記理由により…願います」の文中にある「取下げ」に○をつけ，「請求理由」欄に理由（記入に誤りがあったため，請求に誤りがあったため，請求もれ項目があったためなど）を記載します。ただし，「病名もれ」と記載すると取下げ自体に応じてもらえないこともあります。連月で取り下げたい場合でも，レセプト1枚ごとに「取下げ願い」が必要とされています。国保連合会もほぼ同様の手続きを踏みます。

Scene 215　症状詳記

高額レセプト以外に症状詳記が必要になる場合にはどのようなケースが考えられ，またどのような内容を重点的に記載すればよいか。

A　厚生労働省の定めた告示や通知等のルールに則り，守るべきルールがあります。例えば，①検査をしなければ診断することができない病名が記載されている，②食事療養を行っているのにビタミン剤が投与されている，③複数回同一検査が施行されている——等多々あります。①については，唐突に病名が記載されている背景には，会社の健康診断や他病院で診断されたのかもしれません。②については，術後等に診察および検査の結果，食事からのビタミンの摂取が不十分であると診断されたためかもしれません。また，③については重症の状態で検査数値が著しく悪く，複数回の検査が必要だったのかもしれません。しかし，審査員側は紙のみで審査を行うため，患者の

全身状態や過去の治療までは当然のことながらわかりません。

症状詳記は，レセプトだけを見ても知ることができない検査結果や治療の経過などの情報をいかに審査側に伝えるかが重要となるのです。このポイントを念頭に置き記載します。

また，35万点以上のレセプトには「診療日ごとの症状，経過および診療内容を明らかにすることができる資料」の添付が義務付けられています。

1) 患者の主たる疾患（合併症含む）の診断根拠となった臨床症状，その診察・検査所見および実施された主な治療行為（手術，処置，薬物治療等）の必要性，ならびにこれらの経過につき担当医が記載したもの

また，診療報酬明細書の合計点数が100万点以上である場合は，次に掲げる薬剤および処置に係る症状等について，担当医が別に記載したもの

(1) 薬剤関係：①血栓溶解剤，②遺伝子組換え製剤，③人免疫グロブリン製剤，④人血清アルブミン製剤・血漿蛋白製剤，⑤乾燥濃縮人アンチトロンビンⅢ製剤，⑥プロスタグランディン製剤，⑦新鮮凍結人血漿，⑧抗生物質製剤

(2) 処置関係：①血漿交換療法，②吸着血液浄化法，③人工腎臓

2) 所定単位当たりの価格が205円以下の薬剤（投薬・注射に係る20点以下の薬剤）を除くすべての使用薬剤について，別紙様式により，投薬・注射・処置・手術の区分ごとに（該当する項目を丸で囲むこと），各薬剤の日々の使用量を記載した日計表

Scene 216　査定率

査定率の算出方法を教えてほしい。

A　査定率の計算式は，主に

$$\frac{一次審査査定額＋過誤査定額}{（保険）請求額}$$

が使用されます。なお，「過誤査定額」には，保険者や医療機関が申し出た再審査による再査定，復活分を含みます。

Scene 217　査定率0％

自院では査定率0％を目指しているが，なかなか達成できない。他院の査定率はどのくらいか。

A　一般的な病院での査定率は点数ベースで0.4％ほどと言われています。支払基金等で年度別の審査実績が公表されていますの

で，参考にするとよいでしょう。医療事務としては，まず，事務的な誤りによる査定・返戻を減らす努力が大切です。

Scene 218　介護老人保健施設入所者のレセプト
介護老人保健施設に入所中のＵさんが当院の外来を受診。月の途中で施設を退所し，同一月に再度外来受診した。どのようにレセプト請求を行うか。

A 介護老人保健施設入所中と退所後の診療報酬は算定方法が異なります。したがって，それぞれ別にレセプトを作成します。

Scene 219　月の途中の保険者番号変更
患者Ｆさんの保険者番号が月の途中で変更された。レセプト請求の際，どう処理すればよいか。

A 月の途中で保険者番号が変更された場合は，保険者番号ごとにそれぞれ別のレセプトを作成します（保険者番号は変わらず記号・番号のみ変更された場合は1枚のレセプトに新しい記号・番号を記載します）。市町村番号・後期高齢者医療の受給者番号が変更された場合，公費負担医療単独で公費負担者番号・公費負担医療受給者番号が変更された場合も同様に，それぞれ別のレセプトを作成します。

Scene 220　後期高齢者医療の開始日
月の途中で75歳となり，後期高齢者医療の適用となった患者が，誕生日前と誕生日後にそれぞれ受診をした。レセプトはそれぞれ分けて請求しなければならないのか。

A 75歳の誕生日の前日までは，高齢受給者（健康保険）として，誕生日以降は後期高齢者医療制度に移行するため，保険者が異なることとなります。レセプトはそれぞれ作成する必要があります。一部負担金についても，高齢受給者，後期高齢者で別に計算をすることになります。

Scene 221　医療保険と公費併用の場合の公費負担者番号変更
Ｇさんは医療保険と公費負担医療併用の患者さん。住所変更により月途中で公費負担者番号が変わった場合（医療保険の保険者番号の変更はない），どうレセプト請求すればよいか。

A 別のレセプトを作成する必要はありません。1枚のレセプトで，公費負担者番号変更前は第一公費として，変更後は第二公費

として公費負担医療を請求します。

Scene 222　労災と健保
労災診療と持病の疾病に対する診療を同日に行った。診察料をそれぞれ算定することは可能か。

A 診察料は主となる診察が行われた保険で算定します。例えば労災を主として診察料を算定した場合には，健保のレセプトに「診察料は労災保険にて算定済み」などといったコメントを記載してください。

Scene 223　診療報酬請求権
診療報酬請求権の時効は何年か。その起算日はいつか。

A 診療報酬請求権の時効については，2020年4月1日施行の民法改正により，原則5年間とされました。時効の起算日については，保険請求は，社保は診療月の翌月の1日，国保は翌々月の1日，一部負担金については診療日の翌日，請求書を発行する場合は発行日の翌日となります。

Scene 224　オンライン請求と返戻レセプト
オンライン請求システムで返戻レセプトを取得できるか。

A 現在，審査支払機関からの返戻レセプトは，紙レセプトのほか，オンライン請求システムでCSV形式のダウンロードができます。保険者からの再審査請求に係る返戻レセプトも同様となります。

Scene 225　法人代表者
理事長変更に当たっては，どのような手続きが必要か。

A 地方厚生局への届出が必要です。届出受理後，支払基金に通知されます。なお，医療法人の場合，開設者変更に伴い提出する医療機関届の印鑑は，医療法人の代表者としての理事長印となります。また，代表者変更に伴い診療報酬等の振込銀行の名義変更を行った場合は，支払基金に変更届の提出が必要です。

Scene 226　外来管理加算の算定できない検査
外来管理加算の算定できない検査について，後日検査のみで来院する場合は算定は認められますか。

A 検査当日が実日数カウントなしで算定する場合は，検査をすることを決めた日の外来管理加算も算定することはできません。縦覧点検などでチェックされるので注意が

診療報酬

必要です。

Scene 227　支払基金の組織体制の見直し

し　支払基金が組織改革を行ったと聞いた。審査の仕組みも変わってくるのか。

A　社会保険診療報酬支払基金は2022年10月に都道府県支部を廃止し，全国を6つの地域ブロック（東北・関東・中部・近畿・中四国・九州）に分け，14カ所の審査事務センター・分室に再編しました。電子レセプトは審査事務センター・分室でAI審査が行われます。紙レセプトは各都道府県審査委員会事務局で審査を行います。

また，これまで都道府県によって査定ルールに差異があることが問題視されていましたが，今後は地域ブロックそれぞれで算定可否が決められます（ブロック取決）。これにより査定ルールの見える化と差異の縮小が行われていく見通しです。支払基金の各地域ブロックのHPを定期的に確認するとよいでしょう。

16　未収金

近時，未収金は医療機関の経営を圧迫する大きな問題となってきています。四病院団体協議会の調査結果によると，3年間の累積総額は1施設当たり約1,620万円になると報告されています。

未収金の原因として，①悪質滞納者の増加，②生活困窮，保険未加入，③診療上のトラブル，④時間外の受診，⑤第三者行為による支払い方法の未決定，⑥病院の誤算定による追加請求，⑦資格喪失後の受診，⑧患者負担の増加——等が挙げられています。

＊　　　＊　　　＊

未収金防止策としては，①支払い誓約書の作成，患者の連絡先の把握，②公的扶助の適用，③国保の減免・支払猶予の申請案内，④高額療養費制度や医療費助成制度の案内，⑤分割納入，⑥クレジットカードの導入——などがあります。

一方，**未収金が発生したあとの回収方法**としては，①電話・文書・訪問などによる督促，②少額訴訟・通常訴訟・支払督促などの訴訟，③保険者徴収の請求（善管注意），④連帯保証人への請求，⑤債権回収会社への依頼——などがあります。③の保険者徴収については，未収金額が60万円以上の場合に対象とすることを規定した通知が発出されました（平成22年保発0913第2号）。

未収金の時効は民法により2020年3月31日までに発生した医療費であれば3年，同年4月1日以降に発生した医療費は5年とされており，回収不能となった未収金は損金などとして処理することになります。

Scene 228　連帯保証人

未収金担当の職員Jは，入院患者Aさんの未収金が申込時に定めた「極度額」を超えそうになっていることに気づき，対策を考えている。どのような対応が必要か。

A　2020年4月の民法改正により，入院患者が支払わなければならない費用について，連帯保証人の支払保証額は，保証上限額である「極度額」を定めなければ効力を生じないこととされました。そのため，入院受付時に「極度額」の欄に，あらかじめ病院で定めた極度額を記載しておく必要があります。

なお，入院申込書等の「極度額」を超える可能性がある場合は，個別に定期的に締結し直す必要があります。

Scene 229　未収のまま自己破産

入院費未納の患者Aが自己破産になった。医事課の未収金担当はどう対応すべきか。

A　連帯保証人欄に保証人の記載があるかがポイントになります。債権者の患者Aが自己破産した場合には，連帯保証人に請求することができます。

Scene 230　コンビニからの振込み

未収金担当のTさんは，コンビニで医療費を払えるシステムの導入を検討している。どういったことを考慮する必要があるか。

A　コンビニからの振込みができるシステムを導入している医療機関はまだそれほど多くないと思われますが，コンビニ収納代行会社と契約を交わすことで，全国のほとん

どのコンビニから支払いが可能となるので，手軽で効率的と考えられます。

ただし，導入に際してコストがかかること（代行会社との契約料）や，医療機関で手数料を負担しなければならないこと，入金後の領収書や明細書をどのように扱うかを考慮しなければいけないので，支払いの選択肢が増えて患者へのサービスの一環と考えるか，または未収金対策の一つの手段として検討することがよいでしょう。

Scene 231 出産育児一時金の直接支払制度

受付で出産予定のＫさんに概算費用が45万円ほどかかる旨を伝えたところ，一括での支払いが困難な状況であるとの相談を受けたがどのように対応したらよいか。

A 出産育児一時金の直接支払制度を利用することで，医療機関がＫさんに代わって保険者から直接，出産育児一時金の支給を受けとることができるため，Ｋさんの窓口での支払いが不要になります。

出産育児一時金は，被保険者およびその被扶養者が出産されることで1児につき50万円が支給されます（産科医療補償制度に加入されていない医療機関等で出産された場合は48.8万円）。

Scene 232 保険者による未収金徴収代行制度

国保加入のＹ氏。2週間後の退院時，一部負担金を支払う意思がなく，「病院で何とかして」と言う。経済的に困窮している様子はないが，どうすべきか。

A 医療機関が一部負担金未収の患者に対し債権回収の努力をしたにもかかわらず支払いに応じない場合，健康保険法などでは，保険者が医療機関に代わり滞納者から未収金を徴収してもらうことができる旨の定めを設けています（健康保険法第74条第2項と国民健康保険法第42条第2項）。

ただし，保険者側に本制度についての認識が低いため，「前例がない」などの理由で拒否されるケースもありましたが，最近は徐々に保険者の認識も高まり，2010年9月には改正通知が出され，保険者徴収の対象が明記されています。

保険者との交渉の際には，電話や手紙による督促日時，訪問集金，内容証明付郵便の送付など，回収努力をしたことを客観的に示す記録書類を添付します。

また最近は，携帯電話の普及により固定電話のない家庭が増加しているので，複数の連絡先を把握しておく必要があります。

Scene 233 督促の努力と少額訴訟

慢性白血病で定期的に通院しているＨさん。数カ月経った頃から「外来の会計の待ち時間が長い」という理由で，支払いをせずに帰ってしまうようになった。今後も通院は続きそうだが，どう対応したらよいか。

A まずは，一定額の未収金がある患者については再来受付機では受け付けず，直接窓口で対応するような仕組みなどを作り，督促の努力をすべきでしょう。督促方法としては，前出のとおり，「善管注意」や「少額訴訟制度」などがあります。

少額訴訟制度は，60万円以下の「金銭の支払い」を求める訴えについて，少ない費用と時間で紛争を解決する訴訟制度です。この少額訴訟制度は複雑な権利関係が絡む場合には適当ではなく，未払いの事実が証明でき，事実関係を争うことがないときには解決が早いようです。簡易裁判所において裁判が行われ，原則的にその日のうち（平均して1,2時間程度）に審理を終え，判決が出ます。異議の申立てはできません。また少額訴訟が起こせるのは，同一原告が同一簡易裁判所で年10回までです。このような利用回数の制限を設けている理由は，金融業者，取立業者など専門業者関係の事件が大量になってしまうと，一般市民による少額訴訟の利用が阻害される恐れがあるからです。

Scene 234 保険者請求

Ｈさんの入院未収金100万円について「少額訴訟制度」の対象とならないことに悩んでいる。次に，どんな回収方法が考えられるか。

A 「保険者徴収の請求」が挙げられます。通知（平成22年保発0913第2号）では，①未収金額が60万円超，②被保険者の世帯に保険料の滞納処分が実施される状態——のいずれかに該当する場合に，保険者徴収の請求対象となります。

なお，その前提として，医療機関の回収努力も求められ（善管注意義務），下記の条件に関する記録を残しておく必要があります。①月1回以上の支払い督促を行っていること，②療養終了から3カ月以内，6カ月経過後に，内容証明郵便による督促状を送付していること，③療養終了から6カ

クレーム

月経過後に，最低1回は自宅訪問による督促を行っていること。

Scene 235　未収金と応招義務　一部負担金を支払わず帰ってしまうEさんに支払いを促したが，「お金がない」との一点張りで支払いの意思が感じられない。医師に「支払わなければ次回の診察はしません」と言ってもらいたいが，問題はあるか。

A　医師法第19条には，「診療に従事する医師は，診察治療の求めがあった場合には，正当な事由がなければ，これを拒んではならない」という"応招義務"が規定されています。ここでいう正当な事由とは，「医師の不在または病気等により，事実上診療が不可能な場合に限られる」となります。

　昭和24年9月10日厚生省医務局長通知でも「医業報酬が不払いであっても，直ちにこれを理由に診療を拒むことはできない」とあり，Eさんのように一部負担金を支払わないとわかっている患者であっても，それを理由に断ることはできません。

　ここまでの事例で挙げたような，未収金回収策を講じることで対応することをまず検討します。飲食店での無銭飲食とは異なり，医療機関という患者さんの命を預かる立場上，対応は慎重に行う必要があります。

　なお，2019年12月25日発の解釈の改定により，緊急対応が必要な場合を除いて悪意のある不払いを理由に診療を断るのは正当な理由にされることになりました。

Scene 236　債権回収業者　医事課の未収金担当Jさんは，増え続ける未収金の管理を専門の債権回収業者に依頼しようか模索しているが，問題はあるか。

A　債権を回収代行業者に譲渡することは法律上認められていません。しかし，債務者に対して支払案内（集金代行業務）の事務的な業務を委託することは可能です。なお，委託できる債権回収業者は「債権回収業に関する特別措置法」（平成10年10月6日法律第126号）により，法務大臣の許可を得た債権回収業者であって，かつ，医療費債権について兼業の承認を得た業者である必要があります。

Scene 237　時効の中断①　2年前の入院費未払いで連絡が取れなくなっていたWさんが，本日外来を受診していたので，支払うように催促したいが可能か。

A　未収金の時効は2020年4月の民法改正に伴い，診療月の翌月1日から起算して5年（2020年3月以前に発生しているものについては3年）と規定されています。本人に支払う意思があれば5年を超えても請求は可能ですが，支払う意思がない悪質な場合は時効となってしまいます。

　時効を中断させるには，下記のような手段が必要になります。

① 患者に医療費について確認した誓約書を書いてもらう。
② 患者にその医療費の一部を支払ってもらい，残高を確認してもらう。
③ 訴訟を起こし，その医療費を確認してもらう。

　患者側（債務者）から時効消滅を主張させないよう，返済意思の確認がとれる文書をとりつけ，少しでもお金を入金してもらうなど，「時効の中断」に向けた対応が必要となります。

Scene 238　時効の中断②　未収金を担当しているEさんは医事課長に「請求書を定期的に送り続けていれば時効にはならない」と言われているが，本当か。

A　請求書を送るという行為は単なる行為にすぎず，請求書を送るたびに時効の期間が延長するというものではありません。相手側から支払う旨の意思確認が書面になければ時効を止めることはできません。

17　患者クレーム

　医療機関には，口頭，投書箱，電子メールなどの方法によって患者から様々な意見やクレームが寄せられます。「言ったところで改善されない」「二度と診察には来ない」と不満を抱えて帰ってしまう患者もいるなか，あえて意見・苦言を呈する患者は，良い医療機関に

なってほしいという期待をもっていると言っていいでしょう。

クレームの受け方のポイントは，途中で言葉を挟むことなく，できるだけそのまま受け止め，最後にその原因や理由を説明したうえでお詫びの言葉を伝えます。この対応のときに，最初から対抗的な姿勢であったり，言い訳に終止するようであれば，患者にその気持ちが伝わり，新たなクレームにもつながってしまいます。

一方で，一般的にみても理不尽であること，また医療機関側が本来行う必要がないことについてまでクレームが寄せられることもあります。そうした場合，そのクレームに応じられない理由を的確に答えられるようにしておくことが必要です。

Scene 239　治療内容の不満
腰痛症の患者が窓口に来て「1年も通っているのによくならない。今後の治療費は払わない」と言ってきた。どう対応すればいいか。

A　医療機関で医療行為を受ける際には，医療契約が成立し，支払いの義務が発生します。この医療契約の範囲は，けがや病気に対する診療（診断と治療）であり，治癒までは含まれていません。したがって，なかなか治らないからという理由で治療費を免除する必要はありません。

しかし，医師が病状等の説明不足であったことも考えられるので，必ず医師にフィードバックし，患者に対する十分な説明を行うよう促してください。

Scene 240　長時間の診察待ちへの配慮
「前回紹介状を持って来院し3時間待たされた。今回は予約をしたのに，すでに1時間以上待たされている。予約の意味があるのか。患者は病院に来るたびに余計に具合が悪くなる」と患者家族に詰め寄られた。どのような説明と対策が必要か。

A　まずは「長らくお待たせして本当に申し訳ありません」と謝罪することです。そのうえで，時間帯予約枠に何人かの患者さんが予約をしていること，個々の事情でなかなか時間どおりに診療が終わらないことなどを説明します。

患者の体調や症状によっては長時間座って待つことが困難な場合もあるので，受付時に「ご気分がすぐれないようでしたら，お休みいただける場所がありますので，おっしゃってください」と一言伝え，順番が来るまで横になって休める場所を用意するなどの配慮も必要です。また，待ち時間の状況を番号で表示し，先のわからないイライラ感を緩和する，図書室・喫茶室などを設け，順番が近づいたら携帯電話にお知らせするなどの対策を図ることも重要です。

Scene 241　駐車場の混雑
「駐車場がいっぱいで車が入れられず，一般のパーキングに止めてきた。早くしてくれ」と言われた。さらに「駐車場が足りないのは病院の責任だから駐車料金を支払ってくれ」と言う。どう対応すればいいか。

A　診療に関しては順番を守らなければならないので，順番を繰り上げて診察することはできません。また，医療機関が駐車料金を支払う責任もありません。例えば，患者さんが無断駐車で罰金を支払うことになった場合でも，医療機関側が特に駐車場所を指示した事実がない場合はその責任を負う必要はないという判決も出ています。

とはいえ，医療機関側としても，患者さんに極力他の交通機関を利用するようポスターやチラシ等でアナウンスするのはもちろん，できれば駐車場の空きにすばやく待機車を誘導するような人員配置をしたり，予約制を導入して一時期に患者が込み合うことのないようなシステムに変えていくことも必要ではないでしょうか。

Scene 242　モンスターペイシェント
緊急性のない蓄膿症の患者が夜間に救急外来を受診し，緊急CT検査と同日の結果説明を強要してきた。

A　このような，医療従事者や医療機関に対して自己中心的で理不尽な要求や暴言，暴力を繰り返す患者やその家族をモンスターペイシェントと呼び，社会問題化しています。医師法第19条の応召義務が，このような患者に毅然とした対応をとりにくくしており，診療拒否権がないことを盾にとる患者も増加している現状です。対処に追われた職員が疲れ果てて病院から去ってしまうことも医療崩壊の一因ともなり，令元医政発1225第4号通知にて，改めて，どの

ような場合に診療の求めに応じないことが正当化されるかについて示されています。

Scene 243　**段階的対応**　患者Fさんの家族が窓口で，「責任者を呼んでこい」と凄んできた。怖くてすぐに事務長を呼びに行ったら，うまく対応してくれたものの，あとで叱られた。どうすればよかったのか。

A　クレーム対応は担当者と責任者に分けておき，いきなり責任者が対応するのではなく，なるべく担当者が対応するように心掛けましょう。そのあとに責任者に交代すると「特別な対応をしてくれた」と認識されたり，人を入れ替えることで「組織として返答している」ことがわかり，クレームが軟化しやすくなることもあります。

Scene 244　**善意が次回のクレームに繋がる**　患者から「前回来院時は職員がタクシーを呼んで移乗までしてくれたのに，今回してくれない」とクレームがあった。

A　患者の心理として，「一度受けたサービスはやってもらって当然」という認識になるものです。医療機関で決めたルール以上のサービスを行うときは，全職員がほかの患者にも同様のサービスを要求される可能性を認識したうえで，断るべきときはきちんと断りましょう。

Scene 245　**外泊時の負担金**　請求書を見た患者から，外泊のときは何もしていないのに治療費が請求されているが，間違いではないかと問合せがあった。

A　診療報酬のルールに，「入院患者の外泊期間中の入院料等については，入院基本料（療養病棟入院基本料を算定する療養病棟にあっては，外泊前日の入院基本料）の基本点数の15％又は特定入院料の15％を算定するが，精神及び行動の障害の患者について治療のために外泊を行わせる場合は更に15％を算定できる」とあり，外泊期間でも治療費が発生します。

他にも差額ベッドやDPC入院患者の他院外来診療料等の問題も発生する場合がありますので，十分な説明が必要です。

Scene 246　**予約料**　予約をしていた患者から，「予約時間から1時間以上待たされたので返金してほしい」との申出があった。どう対応すればいいか。

A　保険外併用療養費に係る予約診療の届出をしている保険医療機関においては，患者が予約した時刻に診療を適切に受けられるような体制を確保している必要があります。予約時間から一定時間（30分程度）以上患者を待たせた場合，予約料の徴収は認められていないため，その際は予約料の返金に応じる必要があります。

Scene 247　**残薬の返金**　風邪で受診し7日分の薬を処方した患者Eさんから，「3日で治った。残薬を返すので返金してほしい」との申出があった。返金可能か。

A　残薬と新しい医薬品との交換や返金を求められても，応じられません。いったん交付した医薬品の使用期限・有効期限・管理状況が不明であることや，健康保険法上，療養の給付である診察や治療を，遡って「なかったこと」にできないことが理由として挙げられます。

Scene 248　**医療メディエーター**　医療メディエーターとはどのような職種か。

A　医療対話仲介者とも言います。医療事故が発生した場合や，患者と医療者間で意見の相違等が起きた場合に，対話促進等によって問題解決に導く仲介役のことです。

医療従事者と患者との対話を促進するため，医療メディエーター等による相談窓口の設置等，患者の不安の解消に積極的に取り組んでいる医療機関に対する診療報酬の評価として「患者サポート体制充実加算」が設けられています。施設基準にある養成研修は，公益財団法人日本医療機能評価機構等が主催する「医療対話推進者の業務指針及び養成のための研修プログラム作成指針」の内容を満たすものが該当します。

Scene 249　**個室での対応**　受付や待合で大声を出す方に対しては個室で対応するようにしているが，問題はないか。

A　大声などにかかわらず，こちらに非がある個別案件に関しては，基本的に個室対応などで誠意を見せましょう。ただし，その他の場合は，どんな患者に対しても個室対応せずに同じ対応を取るという毅然とした姿勢を貫きましょう。

患者さんは医療機関のルールを守っている方がほとんどであり，特別な対応をするということはルールを無視しても許される

と患者さんに認識されるということです。当然ながら他の来院者にも聞こえますのでルール外の対応は取れませんし，「他の方と同じで特別扱いはできません」とはっきりとまわりに聞こえるように対応することで，対応のしっかりした医療機関と認識してもらえます。

対応が終わった後に「お騒がせして申し訳ございませんでした」と周りに配慮するのも忘れないでください。

Scene 250　診療のお断り　来院患者はどんな場合でも診なければいけないのか。

A　応召義務の解釈が明確にされ，医療機関として正当な理由（時間外対応・専門外治療・暴言・規則を守らない・悪意のある医療費の不払い・医師の提案を聞かず自身の要望のみ主張するなど）が診療録などに残せる場合は，診療自体をお断りしても問題ありません。

医療機関の正当性を主張するために対応記録は残すようにしましょう。

18 インフォームド・コンセントと同意書

《インフォームド・コンセントの必要性》

今日の医療においては，患者さんが自己決定を行い医療従事者と共同して疾患を克服する視点が重視されます。そのためには患者さんに十分な説明をして，患者さんの同意または選択により，医療を行うという「説明と同意」に基づく医療が必要不可欠とされています。

「インフォームド・コンセント」は，患者さんの権利を守るために生まれたものであり，「平等な医療，最善の医療を受ける権利」や「医療における自己決定権」，「説明や報告を受ける権利」等を保証するものです。

このような観点から，1997年の医療法改正により「医師，歯科医師，薬剤師，看護師その他の医療の担い手は，医療を提供するに当たり，適切な説明を行い，医療を受ける者の理解を得るよう努めなければならない」（第1条の4第2項）との規定が盛り込まれました。

《インフォームド・コンセントの実施》

(1)　**医師が説明すべき事柄**

①　病名とその病気の現状
②　実施しようとしている治療の方法
③　その成功の確率，また予想される結果とそれに伴う危険性（副作用など）
④　代替的治療法がある場合はその内容および利害得失
⑤　予後，患者の疾病についての予測

以上を医師が，患者さんの知識に合わせて平易な言葉で，患者・家族に質問の機会を与えながら十分時間をかけて説明し，患者さんの不安を解消してあげます。

(2)　**患者さんの同意**

実施しようとする医療行為について，患者さんが理解・納得して承諾することです。

(3)　**患者さんが意思決定できない場合**

主治医は，患者さんが未成年の場合あるいは心身障害のために判断能力がない場合等で署名が不可能の場合には，患者さんに代わって最も適切な近親者（配偶者・父母・同居の子供など）または後見人や扶養義務者に説明を行い，承諾を得る必要があります。

《説明書および承諾書》

手術・麻酔・検査・輸血・処置・治療などの身体に侵襲を与える行為を行う場合は，説明書および同意書を必ず作成し，診療録に添付します。説明書の内容には，先の説明と同様，次の項目が必要です。

①　現在の診断名，重症度，原因
②　予定している手術，麻酔，検査，処置の名称と方法
③　上記により期待される効果と限界
④　予測される合併症と危険性
⑤　予測できない偶発症の可能性とその対応策
⑥　実施しない場合に予測される症状の推移と可能な他の治療法
⑦　説明方法
⑧　同席者

Scene 251　子どもの同意　学校の授業中に負傷したM君（8歳）に対し，病院で治療をすることになった。治療の同意書へのサインはM君本人でよいか。

A　子どもなど医療行為を理解する力をまだ十分にもっていない患者，または患者が意

識喪失，ショック，思考の混乱，知的障害等の状態にある場合には，親など近親者や後見人等の同意を得なければなりません。

　子どもの同意についてはアメリカ小児学会のガイドラインが参照されており，7歳以上なら同意書にサインをしてもらうように定めています。しかし，本当の意味でのコンセントを得ることは無理なので，7〜14歳の子どもには，医療内容をわかりやすい言葉で説明し了解してもらうアセント（同意と同じような意味ですが，子どもに対しては，決めたことに対する責任までは求めないという意味で，インフォームド・アセントという言い方をします）を得るべきだとし，15歳以上の子どもにはコンセントを得るべきだとしています。日本でもこれを準用しているのが現状です。

　M君についても，保護者が来院するのを待って，サインを依頼することが望ましいといえます。

Scene 252　インフォームド・コンセントが困難な場合

精神疾患の症状（統合失調症やパニック障害）で入院となった患者への説明や同意はどうしたらよいか。

A　①入院や病状，手術，麻酔，処置，検査等の説明を理解できない場合や，②同意を得るのが困難であると判断した場合で，患者本人ではなく家族にきちんと説明をした場合等は，家族の同意を得なくても入院を強制させることができます。

Scene 253　IC レコーダーの持ち込み

手術を目前に控え，医師による手術内容の説明を受けることとなったEさんから，「説明をIC レコーダーに録音して記録に残したい」と希望があった。認めるべきか。

A　インフォームド・コンセント（十分な説明に基づく同意）を強化し，医師と患者の両者の信頼関係を構築するためにもEさんの希望を認めてあげるべきと考えます。医療事故や訴訟が増えるなかで，履歴が残り記録の改ざんがしにくいIC レコーダーには，信憑性があります。患者側も，隠れて録音するのではなく，きちんと相手の許可をとってから合意のうえで持ち込むのがよいでしょう。

　最近では逆に医療機関側でも，医師の説明や患者とのやりとりを録音・保存しておく病院があります。

Scene 254　輸血同意書

脳出血の手術のため患者Fさんに「新鮮凍結血漿-LR」を3日間で6単位施行することとなった。輸血の同意書は必要だろうか。

A　輸血用血液製剤の使用に関しては，「血液製剤の使用指針」（厚生労働省医薬食品局血液対策課）を原則とし，輸血の必要性・輸血のリスクとその効果・輸血の選択肢（同種血か自己血か）について文書による説明を行い，同意書を残すことが必要です。1997年からは，その文書による説明と同意が診療報酬における輸血料の算定要件にもなっています。

　新鮮凍結血漿は，保険請求では「点滴注射および中心静脈注射」に分類されるため，当初は同意書の義務づけから外れていましたが，1998年から輸血用血液製剤の同意書とは別に作成することが義務づけられています。したがって，Fさんからも同意書を貰う必要があります。なお，文書による説明と同意は一連（1週間程度）の輸血につき1回とされています。

Scene 255　セカンドオピニオン①

患者Yさんから，「担当医から脳動脈瘤を切除する手術が必要だと言われた。他院の先生の意見も聞いてみたい」と相談を受けた。どう対応するのが望ましいか。

A　セカンドオピニオンは，主治医に「すべてを任せる」という従来の医師-患者関係を脱して，主治医以外の医師（専門的な知識をもった第三者）の意見を聞くことで，より適した治療法を患者自身が選択していくというものです。

　最近では，徐々にこのような考え方が浸透してきており，診療報酬の診療情報提供料にも，セカンドオピニオンの点数が設定されています。また，セカンドオピニオンを受け入れる医療機関も増えています。

　Yさんには，このような状況を説明し，患者さん自身から，担当医にセカンドオピニオンをとりたい旨を申し出るよう勧めてはいかがでしょうか。

Scene 256　セカンドオピニオン②

Pさんは，他医療機関の医師の意見も参考にしたいとセカンドオピニオンを希望しているが，「相手先では，受診は保険診療外（自費）なのはなぜ」と相談窓口に問い合わせてきた。どのように答えたらよいか。

A　あくまで情報提供書に基づき，主治医の診断や治療方針について別の医師からの意見も聞く，相談をするということであって診療行為（検査・治療）ではないため自費となる――ということを説明します。

　さらに，セカンドオピニオンの費用は，「1時間3万円」「30分1万円」など各医療機関が独自に設定しているなど，病院によって対応が異なるので，まずは相手先の病院に問い合わせて確認してみるようにPさんに勧めるとよいでしょう。

Scene 257　未成年の家族へのインフォームド・コンセント

入院患者のAさん（18歳未満）が，入院を両親に内緒にしてほしいと言う。家族へのインフォームド・コンセントはどうしたらよいか。

A　患者の意思決定が明確であると判断した場合は，患者にとってきわめて不利益になる場合を除いて，たとえ家族であっても第三者と同様に扱うため，伝えないほうがよいとはされます。ただし，実情としてそうも言ってはいられないケースもありますので，最終的には医師に判断を委ねることが望ましいと思われます。

Scene 258　合併症に納得しない患者

虫垂炎で緊急手術となった患者が術後に創部感染の合併症を発症。医師は事前に患者，家族に対し合併症の説明と同意書にサインを受けたが，家族は納得せず治療費は支払わないと言う。どう対応すべきか。

A　合併症は治療に付随して起こるもので，医療機関の過失は問われないとされます。ただ，一方的に話し合いを断ち切られては相手も納得できないと考えられますので，きちんと双方が話し合うことが必要です。今後は同意書にサインをもらう際，「合併症を発生した場合でも患者が負担する」といった説明と同意が必要だと思われます。

Scene 259　室料差額の同意書

救急搬送された患者Yさん。緊急入院となったが空いているのは差額ベッドのみ。看護師は事情を説明して，Yさんから同意書にサインをもらった。退院会計の際，「その部屋しか空いてないと言われ，とりあえず書いた」とのこと。どのように対応すべきか。

A　「特別療養環境室（特別室）」（差額室料を要する病室）は，あくまでも患者みずからが希望した場合に請求でき，「治療上必要」や「ほかにベッドに空きがない」といった理由で特別療養環境室を使用した場合は，差額ベッド代を請求できません。

　Yさんの場合は病院の都合であり，同意書にサインがあっても請求はできません。

Scene 260　保険証コピーの同意

受付窓口で患者本人の保険証をコピーする際，本人から同意を得る必要はあるか。

A　受付で患者に対して，保険証をコピーする旨を丁寧に伝え，了承してもらったうえでコピーすることを推奨します。コピーには日時，対応した者を記載し，個人情報保護に関する院内掲示やホームページにも保険証のコピーについて明記しておくとよいと思われます。

Scene 261　保険証コピーの拒否

受付窓口で患者本人の保険証をコピーする際，本人の同意を得られずコピーを断られた。病院の方針として診療を断ってもいいか。

A　医師の応招義務（医師法第19条）に「正当な事由がなければ診療を拒んではならない」とあります。保険証のコピーを断られたことは「正当な事由」に当たらないため，診療を断ることはできません。日時，担当者を明記のうえ，患者との間で起きた出来事を記しておくとよいでしょう。

Scene 262　家族への説明

患者本人が家族への説明を拒否している場合，家族が病状説明を求めても家族への説明義務は発生しないか。

A　いかなる理由であっても，本人の同意なしでは病状説明はできません。あくまでも「本人の同意を基に」が前提です。

同意

19 個人情報保護・守秘義務

個人
情報

《守秘義務と個人情報保護法》

　医師，薬剤師，看護師等には，**守秘義務が**定められており，「その業務により知り得た人の秘密を漏らしてはならない」とされています（刑法第134条）。

　その一方，2003年5月に「**個人情報保護法**」が制定され，2005年4月から全面施行されました。「個人情報保護法」は刑法等による守秘義務と違い，情報漏洩などのトラブル自体を罰する法律ではなく，個人情報の取扱いに関する体制や管理を適切に行うための法律です。情報漏洩があった場合は，刑法上の守秘義務違反が問われるほか，民法上の損害賠償責任が発生する可能性があります。

《医療機関での個人情報の扱い》

　同法は，所有する個人情報が5000件以上の事業者が対象ですが，厚労省のガイドラインでは，個人情報の取扱いが**5000件以下の医療機関に対しても**遵守する努力を求める旨が規定されています。

　対象となる「個人情報」の範囲は，氏名・生年月日・住所等で個人を特定できるもので，生存する個人の情報（例：診療録，レセプトデータ，処方せん，手術記録，助産録，看護記録，検査所見，X線写真，紹介状，退院時サマリー，調剤録など）が該当します。ただし，死亡した人の個人情報についても，漏洩などの防止のため安全管理措置を講ずるとしています。

　また，対象事業者の義務としては，①個人情報に関する考え方・指針の作成，②個人情報の取扱いに関する規則の作成，③利用者の特定・通知，④安全管理体制の確立，⑤本人および第三者への開示・提供体制の確立——などを示しています。

　医療機関が患者等の個人情報を利用する際は，「**患者本人の同意を得る**」ことが原則ですが，すべてに同意を得るのは現実的ではないので，「患者への医療の提供に必要な場合」などは院内掲示やパンフレットを渡すことで黙示的に患者の同意があったとみなされます。掲示はできるだけ受付の近くにし，初診患者には特に注意を促すなどの対応が必要です。

Scene 263　呼び出し　初診受付では，診察券やカルテを渡す際，マイクを使って患者さんの名前を呼んでいる。ある日，それについて患者Gさんから「やめてほしい」との希望があった。どうすべきか。

A　「本人確認」と「個人情報保護」を比較した場合，医療現場においては本人確認のほうが重要と考えられます。したがって，患者の取り違え防止など，業務を適切に実施するうえで患者氏名を呼ぶことは必要と考えられますが，プライバシー保護の重要性を考慮し，Gさんからの要望にも配慮する必要があります。

　プライバシー保護の観点からいえば，受付番号で呼ぶ方法もあります。名前を呼ぶにしても，必要最小限の範囲にのみ聞こえるようマイクを使わずに肉声で呼ぶなど配慮をしたほうがよいでしょう。

Scene 264　名札の掲示　入院患者Cさんが「病室の名札やベッドネームは個人情報保護の点から問題があるのではないか」と指摘した。どう対応したらよいか。

A　まずCさんには，患者さんの取違い防止の観点や患者さん本人の部屋の所在確認の目的から，業務を適切かつ安全に実施するうえで名札の掲示を必要としていることを説明します。しかし，患者さんの要望に応じて一定の配慮をすることが望ましいでしょう。入院時，申し出があった場合には名札の掲示をしないという意思確認をしておくとよいでしょう。

Scene 265　入院患者への面会　入院患者Aさんのお見舞いに訪れた親類Fさんに，病室を案内することは，個人情報漏洩に当たるか。面会の対応も，入院手続き時にAさんに確認しておく必要があるか。

A　患者が入院しているか否かを軽々しく答えることは，個人情報の漏洩になる可能性があります。厳密には，面会者の応対については，入院受付時に面会・見舞いの希望確認書を提出してもらうことで患者の希望を確認しておくことが望ましいでしょう。

Scene 266　家族への対応　外科のL医

師より「癌であることが判明した場合，今までは先に家族に病状説明を行って，了解を得たうえで本人に告知をしていた。個人情報保護の観点からは，本人に真実を告げて了解を得たうえでないと，家族に病状説明を行えないのか」という質問を受けた。

A　家族も第三者として扱われますので，あらかじめ本人に対して，家族に話してよいか，家族の誰に説明するか，確認をしておくことが勧められます。今後は，患者の同意のもとに行うことが必要となります。

Scene 267　**電話での入院確認**　入院中に死亡した患者の友人と名乗る方から電話があり，「入院中と聞いたが，面会は可能か」との問合せを受けた。どう対応すべきか。

A　まず，入院中の病状や転帰は個人情報なので電話での回答はできない旨を伝える必要があります。それでも対応を求められる場合は，ご家族に確認をとってもらうように伝えるのが望ましいと思われます。

Scene 268　**本人の同意**　W医師に，「今度，症例検討会でKさんのカルテと写真を使用したい。顔写真なので，了解を得ておいてほしい」と頼まれた。個人情報の第三者への提供に関し，本人の同意を得る場合には，文書でなくてはならないか。

A　医療機関等については，本人の同意を得る方法について法令上の規定はありません。そのため，文書による方法のほか，口頭，電話でも認められます。ただ，のちのことを考えた場合，何らかのかたちで確認をとったことの記録を残しておく必要はあるかと思われます。

Scene 269　**実際のレセプトを使った勉強会**　医事課では，実際のカルテとレセプトを使って請求もれに関する勉強会を開いている。院内の勉強会でのカルテ等の使用は，個人情報の利用目的として院内に掲示しており，問題ないとされているが，今回，他院の医事職員が参加を求めてきた。患者から第三者提供の同意が必要か。

A　患者さんに係る識別可能な情報を消去し，個人を特定できない状態で利用するのであれば，「個人情報」に該当しないことから，本人の同意なく使用できます。しかし，情報を載せたまま使用する場合は，患者本人の同意が必要となります。

Scene 270　**広報誌の写真**　広報誌に，院内で行われた音楽祭の写真を掲載しようと思ったが，どの写真にも鑑賞している患者さんの顔が映っている。患者さんに掲載の同意を得る必要はあるのだろうか。

A　写真も，個人を識別できるものであれば，個人情報に該当します。その広報誌が，第三者が閲覧するようなものであれば，本人の同意が必要です。

Scene 271　**防犯カメラ**　病院内に防犯カメラを設置する場合，どのような点に注意が必要か。

A　最近は院内に防犯カメラを設置してあるのをよく見かけます。映像によって特定の個人を識別することが可能であれば，カメラの使用目的を院内に公表する必要があります。ただし，「利用目的が明らかであると認められる場合」には公表する必要がないとされており（個人情報保護法第18条第4項第4号），防犯目的のためにカメラを設置している場合はこれに該当します。

Scene 272　**地域がん登録**　地域がん登録に参加する準備を行っているが，個人情報保護法の扱いはどうなっているか。

A　地域がん登録事業における医療機関からの情報提供に関しては，厚生労働省健康局長通知（平成16年1月8日）で，「個人情報保護法」に規定する「利用目的による制限」および「第三者提供の制限」の第50条「適用除外」に当たるとし，情報収集の際の本人への同意は求めなくてもよいとあります。

　ただし，院内掲示やホームページ等で地域がん登録に参加していることは，患者へ周知しておくとともに理解を得ておく必要はありますが，どうしても拒否するということであれば，たとえデータの整合性が取れないとしても，それを無視してまで登録することはむずかしいと思われます。

　きわめて慎重に取り扱うべき情報のため，安全な管理体制が必要です。

Scene 273　**他医療機関への情報提供**　T病院の夜間当直窓口に，救急指定のM病院の医師から電話で，「そちらに通院しているYさんが当院に運ばれたが，服用中の薬剤を教えてほしい。Yさんは意識がないため，同意を得られない」という。カルテを

個人
情報

確認したところ心筋梗塞の既往歴がある。どう対応したらよいか。

A　既往歴からしても，M病院に救急搬送されたYさんの診療情報を大至急正確に伝えなければならない状況だと推測できますが，この場合に事務員が直接対応することは越権行為に当たる可能性や，情報伝達の誤りの可能性もあります。迅速にT病院の当直医師に電話をつなぎ，対応を依頼するのがよいでしょう（療養担当規則第16条の2参照）。

Scene 274　生命保険会社からの問合せ

生命保険会社に申請するため，退院患者のUさんに入院期間，診断名，症状等を記載した「入院証明書」を発行したが，生保会社から「退院日時を確認したい」と電話があった。どの程度の内容なら答えていいか。

A　「入院証明書」の内容について，提出先から照会があった場合，①記載した内容に限定した範囲であり，②照会元が提出先であることが明らかである場合は，記載事項を補足するものである限り回答は問題ないと思われます。判断に迷うようであれば，本人の了解を得たうえで回答するようにしておけば問題はないでしょう。

　いずれにしろ，電話での問合せは，相手を確認することがむずかしいため，極力，差し控えたほうがよいと思われます。

Scene 275　介護保険の意見書　外来患

者Fさんが要介護認定を受けるための主治医意見書用紙が，役所から届いた。Fさんの同意を得ずに意見書の作成は可能か。

A　介護保険法第27条によって，市町村は要介護認定の申請書が提出されたとき申請に係る主治医に対し「患者の身体上又は精神上の障害の原因である疾病又は負傷の状況等につき意見を求めるもの」とされています。そのため，Fさんの同意を得ずに意見書を作成することは可能と言えます。

Scene 276　学校への情報提供　小学生

のS君が授業中にけがをして病院に搬送された。担任のJ先生が付添で来ているが，両親は不在で連絡がとれない。学校に報告するので，病状を教えてほしいとJ先生が言っている。どう対応したらよいか。

A　学校の教職員等から児童・生徒の病状・健康状態や回復見込み等に関する問合せが

あった場合，患者または親権者の同意が必要です。しかし，事例のような学校での事故等による救急搬送の場合は，「人の生命，身体又は財産の保護のために必要がある場合」の個人情報保護法第23条の除外規定に該当するため，S君の親との連絡がつきにくい場合は，同意がなくともJ先生への情報提供は可能だと考えられます。

Scene 277　大規模災害・事故の場合

近隣で電車事故が発生し，多数の患者が搬送されてきた。患者の家族と称する人から，Lさんが搬送されているかと電話で問合せがあった。相手が家族か十分に確認できないが，存否情報を回答してもよいか。

A　2005年5月，JR西日本福知山線の脱線事故発生時，意識不明の患者が搬送された医療機関に対して家族等が存否確認を求めた際，医療機関が個人情報保護を理由に回答を拒んだケースがありました。

　これを受け，大規模災害や事故等において家族等から患者に関する問合せがあった場合，第三者提供の制限の例外に該当するとされ，本人の同意を得ずに患者の存否情報等を回答することが可能とされました。

　なお，「本人の同意を得ることが困難な場合」については，本人が意識不明である場合のほか，医療機関としての通常の体制と比較して，非常に多数の傷病者が一時に搬送され，家族等からの問合せに迅速に対応するためには本人の同意を得る作業を行うことが著しく不合理と考えられる場合も含まれます。

Scene 278　救急隊からの問合せ　救急

搬送された患者Bさんについて，救急隊のT隊長よりその後の経過に関する問合せがあった。どう対応したらよいか。

A　救急隊のT隊長が，搬送患者に対する情報を求めてきたのは，消防組織法第40条に基づくものです。救急救助業務実施状況調，ウツタイン様式（心肺機能停止症例に関する記録法のガイドライン）等の報告，並びにこれらの報告に資する活動記録票の作成をする場合には，個人情報保護法第23条第1項第4号により本人の同意を得ることになりますが，当該事務の遂行に支障を及ぼすおそれがあるときには本人の同意を要せず，回答することができるとする消防庁救急救助課長名通知があります（平

成17年3月31日消防救第95号)。

　しかし,警察に対する情報提供と同様に,Bさんの同意を得ずに情報提供すると民法による損害賠償請求をされる可能性があります。したがって,患者本人に意識がある場合には承諾をとり,意識のない場合には,意識が戻ってから本人の同意を得た後に情報提供をするのが安全です。

Scene 279　病名等の問合せ　Uクリニックからの紹介で当院を受診し,即日入院となった患者Oさんについて,Uクリニックより電話で問合せがあった。「病名と現在の状態を簡単に聞きたい,わざわざ主治医の先生に取り次いでもらう必要はない」という。電子カルテを開けば病名や状況は記載されているが,伝えてもよいか。

A　紹介状持参の患者については,主治医から紹介元の医師に宛てて,返事や経過報告等の文書が作成されます。事務職員による病名や治療内容の説明は越権行為に当たり,電話で病名等を伝えることは個人情報保護の観点でも好ましくありません。この場合,「主治医からお手紙を書かせていただきます」といった程度にとどめ,院内のルールにしたがって,このような連絡があった旨を主治医に伝えましょう。

Scene 280　警察への情報提供　警察から,患者Mさんの病歴・通院歴・入院歴等の問合せを受けた。どう対応すべきか。

A　令状がある場合(捜索差押許可状,刑事訴訟法第218条)は,全面的に協力しなければなりません。また令状のない場合でも,捜査に必要な照会(捜査関係事項照会書,刑事訴訟法第197条)の協力は任意であるものの,法令上の具体的な根拠に基づいて行われるものであり,回答すべき義務があると考えられるため,本人の同意なく,回答しても違反にはなりません。

　しかし,理論上,民法により損害賠償請求される可能性があり得るので,患者本人の同意を得ないで回答することは,ある程度の危険を伴います。ただ,実際には裁判にまで発展する可能性はそれほど高いとは考えられないので,個々の施設で判断して対応するとよいでしょう。

Scene 281　弁護士への情報提供　弁護士会から交通事故患者Fさんの診療経過に

ついて回答してほしいという通知が届いた。どう対応したらよいか。

A　弁護士会からの照会は,弁護士法第23条の2によりますので,法令に基づく場合に当たり,本人の同意なく回答しても個人情報保護法には違反しません。

　ただし,患者本人からは,自分の同意なく回答したのはプライバシー権の侵害に当たるとして,民法により損害賠償請求される危険がありますので,弁護士会に対しては,「本人の同意書をつけていただければお答えします」と回答するのが安全です。

　そして,本人の同意書が得られない場合は,患者から損害賠償請求される可能性もあるため,弁護士会へ回答をしないほうが安全といえます。

Scene 282　裁判所への情報提供　裁判所から交通事故患者Gさんのカルテ開示請求があり,本人の同意を得ずにカルテを裁判所に送付したところ,Gさんより自分は同意していないとのクレームがあった。Gさんより同意を得る必要があったのか。

A　裁判所は法的判断をする権限を付与されている機関です。ゆえに,裁判所からの要請には,Gさんの同意なく応じて問題ありません。Gさんには,患者さん本人の同意が必要な場合と,そうでない場合を具体的な例を挙げて,説明してあげてください。

Scene 283　ホームページ掲載写真の同意　広報担当のHさんは,ホームページに職員の集合写真を掲載したいのだが,個々に同意を得る必要があるか。

A　個々に同意を得ておくのがよいでしょう。写真を撮る際に事前に掲載する旨を伝えるか,あとから確認を取るにしても説明と同意は必要です。もちろん書面に残しておいたほうがよいでしょう。

　患者さんが写っている写真であればさらに慎重に対処してください。

Scene 284　従業員の個人情報　来院患者が受付で「内科のM先生に診てほしい」と希望したが,M医師はすでに退職していたためその旨を伝えると,「どこの病院に移ったのか」と尋ねられた。M医師の転勤先は把握しているが,伝えてよいか。

A　病院における個人情報保護の対象は患者情報のみならず,従業員の情報も該当しま

す。今回のように退職している場合であっても，病院の従業員の個人情報に触れるようなことは安易には答えず，上長と相談のうえ慎重に対応する必要があります。

Scene 285　実習生への扱い

医療事務の実習生を受け入れるにあたり注意すべきことは何か。また，派遣社員の場合はどうか。

A　職員と同様に，院内で規定される個人情報の取扱いについて説明し理解してもらう必要があります。実習生や派遣社員の就業期間中または期間終了後であっても規定を遵守することを意識してもらうため，受入れに当たっては個人情報の取扱いに関する誓約書を得ておくとよいでしょう。また派遣社員については，派遣会社との契約内容にきちんと明記しておく必要があります。

Scene 286　電話再診

電話再診で，患者本人の確認はどう行うか。

A　まずは本人確認に必要な情報（患者ID，住所，生年月日，電話番号，最終来院日等）を相手から聞き出します。医療機関側の情報と一致していればコールバックして本人からの電話であるかどうかを確認したうえで慎重に対応する必要があります。

Scene 287　FAX での疑義照会

院外薬局と医療機関間で処方箋の記載内容の疑義照会を FAX でやりとりすることについて，患者から同意を得る必要はあるか。

A　処方箋を交付した医師等に疑義照会を行うためにファクスで処方箋を送信することは，個人情報保護法には抵触しないと考えられます。ただし，処方箋には多くの個人情報が記載されているので，送信前に2人以上で確認するなど，誤送信を行わないように気を付けてください。

20　カルテ・レセプトの開示，領収証・明細書の交付

《カルテ開示》

患者等が診療記録の開示を求めた場合には，原則，応じなければなりません。また，開示の際，患者が補足的な説明を求めたときは，できる限り速やかに応じる必要があります。説明は，担当の医師等が行うことが望ましいとされています。

開示を要求できるのは，原則として患者本人です。患者に代わって開示を求めることができるのは，①法定代理人（ただし患者が満15歳未満のみ），②任意後見人，③成人で判断能力に疑義がある場合は現実に世話をしている親族，これに準ずる者——です。医療機関の管理者は，申立人から，**診療記録の開示に要する費用を徴収**することができます。

《レセプト開示》

被保険者が保険者に対しレセプト開示を求めた場合，保険者は開示にあたって，"本人が傷病名等を知っても治療上支障がないか"など，「開示の適否についての意見」を主治医に照会しなくてはなりません。また，遺族から開示請求があった場合も，遺族の同意を得たうえで，保険医療機関等に連絡する旨が通知されています。

2012年4月からは原則として「明細書」を無償交付することが義務付けられました（療担規則第5条の2第2項等）。

また，**2020年4月分からは，公費負担医療により自己負担がない患者についても，患者からの求めがある場合，情報提供の観点から，明細書の無償交付が義務付けられました。**

ただし，自己負担のない患者に対応した，明細書発行機能が付与されていないレセプトコンピュータまたは自動入金機については，改修を必要とする診療所の対応が完了する期間を考慮し，2022年4月1日施行となりました。

Scene 288　セカンド・オピニオンのための情報提供

乳癌の患者Eさんに，担当医が「乳房切除術を選択すべきと思う」と話したところ，「温存療法が可能かセカンド・オピニオンを聞く」と，カルテ開示を求められた。どう対応すべきか。

A　「診療録の開示」とは，診療記録を閲覧させることだけでなく，診療記録の写しを交付することも指しています（「診療情報の提供等に関する指針」）。医療従事者としては，Eさんが自身の診療記録の開示を求めてきているのですから，原則としてこれ

に応じなければなりません。事例のような場合は，規定の手続きに従って診療録のコピーを交付する必要があります。

なお，この開示に要する費用（コピー代等）は，セカンド・オピニオンのための情報提供を評価した B010 診療情報提供料（Ⅱ）に含まれるため，別に請求できません。

Scene 289　診療録は医師の個人情報か

患者 E さんからカルテ開示の要望があり，担当医の W 医師に伝えると，「カルテには私の医師としての判断が書かれている。私自身の個人情報であり，開示したくない」と退けられた。どう対処すべきか。

A　カルテ等に記載されている情報には，患者と医師等双方の個人情報が含まれているという二面性は確かに指摘できます。しかし，そもそも診療録全体が患者の「保有個人データ」（個人情報取扱事業者が，開示・内容訂正・追加・削除・利用停止・消去・第三者への提供停止を行う権限をもつ個人データ）である以上，W 医師の個人情報保護を理由に E さんの求めに応じないということはできません。

Scene 290　カルテを開示できない場合

新規に生命保険へ加入する際，保険会社より過去の通院に関するカルテ開示を求められたという。医療機関としては，カルテ開示に応じるべきか。

A　患者からの求めがあった場合，カルテ開示に応じねばなりません。ただ，カルテの保管期間は，法規上では診療の完結の日より 5 年間と規定されているため，5 年以上の間，一度も受診されていなければ，カルテ自体がなく開示できない場合もありえます。なお，保険会社等の第三者からカルテ開示の求めがあった場合，当該患者の同意書に第三者の身分証明書を添えて申請されれば，開示することは可能です。

Scene 291　小規模医療機関のカルテ開示

クリニックでもカルテは開示しなければならないのか。

A　近年まで，「識別される特定の個人の数の合計が過去 6 カ月以内のいずれの日においても 5000 を超えない事業者」は個人情報保護法上の義務を免除されていました。

しかし，その適用除外は 2015 年の法改正で撤廃され，2017 年 5 月 30 日からどんな小さなクリニックでも，患者からカルテ開示を請求されれば，それに応じる法律上の義務があります。

Scene 292　カルテ開示の費用　カルテ開示にかかる費用は，健康保険扱いなのか。

A　カルテ開示費用や医師の説明料は，健康保険扱いではなく，自費となります。料金は医療機関ごとで異なります。

カルテ開示に必要な費用は，主に診療録のコピー代や医師の説明料，閲覧料などがあり，医師の説明料が 1 時間当たり 1 万～ 1 万 5 千円の病院もあります。コピー代は，白黒で 1 枚 10 円～ 50 円，カラーコピーは 1 枚 40 円～ 200 円と，病院ごとに様々な価格が設定されています。コピー代を定額金額に設定している病院もあります。

Scene 293　レセプト開示　レセプトを開示する場合，どのようなルールがあるか。

A　個人情報保護法に基づき，医療機関は，個人情報保護を担保しつつ診療上の支障がないように配慮をしながら，被保険者へのサービスとしてレセプト開示を行っています。開示請求ができる方の要件としては，開示請求を行うレセプト等に記載されている被保険者および被扶養者本人であり，未成年者または成年被後見人の場合における法定代理人となっています。

Scene 294　レセプト開示 2　健康保険組合にレセプト開示を依頼することは可能か。また，病名まで知ることはできるか。

A　レセプトの開示に当たっては，開示することで本人が傷病名等を知ったとしても，本人の診療上支障が生じないことを事前に保険医療機関等に対して確認することが義務づけられています。

レセプト開示の意見を照会し，レセプトを開示することにより本人の診療上支障が生じない場合については開示，診療上支障が生じる部分を伏して開示する場合については部分開示となります。開示することにより診療上支障が生じる場合については不開示として扱われます。

Scene 295　レセプト開示と個人情報保護　レセプト開示と個人情報保護法の関連性について教えてほしい。

A　個人情報保護法が施行された後，医療機

開示

関等は個人情報の保護に関する法律および厚生労働省が作成した医療・介護関係事業者における個人情報の適切な取扱いのためのガイドラインに沿った対応をしなければならないと定めています。

　患者からレセプトの開示請求が保険者にあった場合，診療上支障がないかを確認したうえで開示するため，レセプト開示の適否を保険者から医療機関に照会することが求められています。主治医に照会して，患者本人へのレセプト開示が診療上支障があるかどうかを確認したうえで，保険者が開示するか否かを判断します。

Scene 296　**カルテ記載のルール**　カルテ開示を依頼したが，カルテを読むに当たり，カルテ記載のルールなどを知りたい。

A　カルテ記載については医師法第24条第1項に，「医師は，診療をしたときは，遅滞なく診療に関する事項を診療録に記載しなければならない」と規定されています。このように，医師は診療した事項をカルテに記載しなければなりません。記載すべきことが記載されていなかったり，後日カルテの記載内容を事実と異なる内容に書き換えたりした場合，虚偽診断書作成罪（刑法第160条）に該当することもあります。

Scene 297　**原本と複写**　診断書や文書を患者に渡すとき，原本と複写のどちらを渡すのか。

A　特に決まりはありませんが，複写を渡すことが多いです。そのほうが患者さんが追記できずにすむためと思われます。この場合，どちらを渡すかは，院内で決めておくとよいでしょう。

21　病院機能評価

　病院機能評価は，第三者の立場で，組織全体の運営管理や提供される医療について評価を行い，病院の位置付けや問題点を明らかにすることにより，病院の更なる改善活動を推進し，病院体制の一層の充実や医療の質の向上を目的としています。

　公益財団法人日本医療機能評価機構（1995年設立）による病院機能評価の認定病院は2,016病院にのぼります（2024年1月4日現在）。全国の病院は8,139施設（厚生労働省「医療施設動態調査（2023年3月末概数)」）ですから，約25%が認定されています。

《機能評価の手順》

　病院は受審申込時に，病院の役割や機能に応じて主たる機能種別（一般病院1・2・3，リハビリテーション病院，慢性期病院，精神科病院，緩和ケア病院）を選択し，それ以外に重要な機能がある場合，複数の機能種別の評価や，より充実した機能を評価する高度・専門機能〔救急医療・災害時の医療，リハビリテーション（回復期）〕の評価を受審できます。

　審査は，「書面審査」と「訪問審査」により行われます。「書面審査」は，病院の機能を事前に把握し，「訪問審査」に活用するため，事前に2種類の調査票（自己評価調査票，現況調査票）を作成し，機構に提出します。

　「訪問審査」は，サーベイヤー（評価調査者（訪問審査を担当する調査者））が病院に赴き，書類確認や面接調査，ケアプロセス調査などから評価を行います。

　評価項目は，機能種別によって異なり，費用は，サーベイヤー体制等を定めた審査体制区分等によって異なります。

　審査後に評価部会での報告書の点検や中間的な結果報告などを経て，病院へ審査結果通知が行われ，認定の場合は認定証が発行されます。なお，改善要望事項が指摘された病院は，再審査や確認審査を受け，改善の確認が必要となります。認定医療機関には認定証，認定シンボルマーク，認定病院ポスターが発行されます。**有効期間は5年で，その後は更新制**となります。

《機能評価の意義》

　機能評価受審による医療機関のメリットとしては，①現状の客観的な把握，②改善のきっかけづくり，③効果的で具体的な改善目標の設定，④職員の自覚と改善意欲の醸成，⑤改善の方向の明示，⑥認定証による患者からの信頼——などがあるようです。

《ISO9001との違い》

　ISO9001は国際標準規格であり，あらゆる業種，形態，規模の組織形態が対象となる品

質マネジメントシステムです。ISO の評価項目が工業ベースとなっているため、医療機関で取得を目指す場合は、評価項目を医療に読み替える必要があります。こうしたことから

も、医療機能評価に比べ、取得している医療機関は少ないようです。

医療機能評価とは違い、内部監査があり、有効期間は 3 年となっています。

機能
評価

Scene 298　認定証の説明　患者 O さんから、「玄関に日本医療機能評価機構の認定証を掲げてあったが、どういう意味か」と質問があった。どう答えたらよいか。

A　病院機能についての体系的な審査を、第三者機関により受けた結果、一定基準をクリアし、認定された点を説明します。

　もっとわかりやすく言うなら、O さんにとって快適な療養環境および医療を提供できる医療機関であると客観的な評価により認められたものであることを伝えます。

Scene 299　サーベイヤー　病院機能評価における「サーベイヤー（評価調査者）」とは、どのような資格の方々なのか。

A　サーベイヤー（評価調査者）とは、医療機関へ実際に訪問し審査を行う調査者のことです。サーベイヤーには、診療管理、看護管理、事務管理の 3 つの専門領域があります。サーベイヤーは、応募・選考後、研修会を経て委嘱され、その応募資格は、医師として病院の院長または副院長の経験者、看護師として病院の看護部長または副看護部長の経験者、事務職として病院の事務部長または事務次長の経験者——などとなっています。

Scene 300　評価機構の審査結果　病院機能評価では、どのような評価をされるか。

A　訪問審査後に、評価機構の審議を経て審査結果が通知されます。報告書は約 90 の項目ごとに、「S：秀でている」「A：適切に行われている」「B：一定の水準に達している」「C：一定の水準に達しているといえない」の 4 段階の評価が総合的に行われ、C 評価は改善要望事項となります。

　例えば、「来院した患者が円滑に診察を受けることができる」の項目について、「患者の病態・緊急性に適切に対応していない」「待ち時間短縮への努力や苦痛軽減への配慮がない」等と判断された際には、C 評価となるようです。

Scene 301　再審査　A 病院では、病院

機能評価の更新を行ったが、「要再審査」との結果が送られてきた。改善して再審査を受けるつもりだが、受審費用は新規申込みと同じなのか。また、再受審まで一定の期間を空けなければならないのか。

A　審査で改善要望事項が指摘された病院は、各事項について改善に取り組み、その部分の再審査を受けることができます。再審査は、原則として A 病院に出向いたサーベイヤーのなかから必要な人数が改めて A 病院を訪問して行います。再審査で改善が確認されれば、認定証が発行されます。

　認定留保の A 病院が再審査を申請する期限は、審査結果報告書の受領後 6 カ月以内です。再審査は繰り返し申請できますが、その期限は初回の審査結果報告書の受領後 2 年までとされています。2 年を超えて認定を受けようとする場合は、その時点で運用されている評価項目体系により新規に受審するものとします。

　受審費用は新規・更新時と再審査時では異なります。新規・更新の場合は、100 床未満規模の病院で 1,485,000 円、特定機能病院では 5,588,000 円等となります。一方、再審査の場合では、書面のみで 99,000 円、サーベイヤー 3 名による訪問が行われると 473,000 円となっています（3rdG：Ver.3.0）。

Scene 302　更新時の審査内容と費用　B 病院では、病院機能評価の更新時期が近づき、更新を行わない道もあると考えたが、更新を辞退し、数年後に受審した場合、更新よりも費用や準備の労力が多く必要となってくるのか心配だ。実際にはどうか。

A　認定証の有効期間は 5 年で、更新申請は有効期限の 1 年半前～6 カ月前の間で行います。更新は義務ではないので、B 病院では、今回の更新を辞退し、また数年後に受審することも可能です。

　更新は、すぐ行った場合でも新規受審と同じく、①書面審査、②訪問審査、③認定証の発行——という流れで行われ、料金も新規受審と同じですから、期間を空けたからといって、手続きの面で不利になるとい

うことはありません。

Scene 303　医療機能評価認定以外の事業とは
日本医療機能評価機構が，病院機能評価以外に行っている事業はあるか。

A　病院機能評価事業のみならず，EBM医療情報事業，認定病院患者安全推進事業，産科医療補償制度運営事業などを行っています。また，医療事故事例や情報を総合的に収集・分析し，結果を医療事故の発生予防や再発防止に役立てるための医療事故情報収集等事業も行っています。

Scene 304　施設基準の要件
医療機能評価が診療報酬や施設基準などの要件となっているものはあるか。

A　A200 総合入院体制加算，A226-2 緩和ケア診療加算，A310 緩和ケア病棟入院料，A200-2 急性期充実体制加算では，「公益財団法人日本医療機能評価機構等が行う医療機能評価を受けている病院若しくはそれに準じる病院であること」と規定されています。また，A234-2 感染対策向上加算1・2・3，A234-3 患者サポート体制充実加算，A308 回復期リハビリテーション入院料1・3では，「公益財団法人日本医療機能評価機構等，第三者の評価を受けていることが望ましい」とされています。

さらに救急体制充実加算の施設基準における救命救急センターの充実段階評価の評価項目として，日本医療機能評価機構・ISOによる医療機能評価において認定を受けている場合は，2点の評価があります。

Scene 305　医療安全情報
公益財団法人日本医療機能評価機構より出される医療安全情報とはどういったものなのか。

A　医療機能評価機構は2006年12月から，医療安全情報として，機構に寄せられた報告情報を集計・分析した定期的な報告書を公表しています。臨床現場で診療や看護，調剤，検査等を行う医療従事者や医療安全管理者などに対して，共有すべき医療事故情報や個別テーマの検討状況として取り上げた事例のなかから，特に周知が必要な情報を提供するものです。院内研修の機会などにこの情報を資料として活用できます。

Scene 306　ケアプロセス調査
訪問審査で行われるケアプロセス調査とは何か。

A　訪問病棟において，典型的な症例である1人の患者について，主治医や看護師，関与した職員（薬剤師，栄養士，療法士など）から，診療録等を参照しながら，来院・外来受診，入院から退院までの一連の経過に沿って提供される医療サービスについて，サーベイヤーが調査します。

Scene 307　3rdG：Ver.3.0
3rdG：Ver.3.0における変更点は何か。

A　2023年4月から3rdG：Ver.3.0の運用が開始されました。新たな評価方法として，全診療科の全退院患者リストからピックアップされたカルテ記載の定常状態を確認するカルテレビューや，「組織」「人材」「経営」「地域・患者支援」といったテーマについて確認を行うテーマ別調査，医療安全・感染対策ラウンド，病院幹部面談などが挙げられます。

22　病院報告

病院報告は，全国の病院，療養病床を有する診療所における患者の利用状況と病院の従事者数を把握し，医療行政の基礎資料を得るために実施されているもので，医療法施行令第4条の8第1項の規定に基づいています。

病院報告は，病院・診療所の管理者が管轄の保健所をとおして厚生労働大臣に提出します。以前は「患者票」と「従事者票」がありましたが，2017年からは「調査票」（旧・患者票）のみとなっています。報告事項と期日は以下のとおりです。

《調査票（別紙様式第一）》

各病床区分ごとに在院患者延数，月末在院患者数，新入院患者数，退院患者数，同一医療機関内の他の種別の病床から移された患者数，外来患者延数等が記入されます。毎月5日までに病院所在地を管轄する保健所長に提出します。

Scene 308　**在院患者延数の数え方**　病院報告の「在院患者延数」の欄には何日から何日までの患者数を合計すればよいか。外泊した患者数は除外してよいか。

A　「在院患者延数」は，①病床の種別ごとに，②毎日 24 時現在に在院していた患者数を，③毎月の 1 日〜末日までで合計する――ことで算出します。外泊中の患者は，その数に含めますが，入院してその日のうちに退院または死亡した患者は含めません。

Scene 309　**外来患者延べ数にワクチン接種は含むか**　外来患者延べ数に，コロナワクチン予防接種者は計上するのか。

A　外来患者延数には，当月の新規，再来患者および往診，巡回診療，健康診断，人間ドック等を行い，診療録の作成または記載の追加を行った患者の延数を記入するので，「診療録の作成又は記載の追加」を行ったコロナワクチン予防接種者は，「外来患者延数」に計上します。

Scene 310　**予診票の写しを診療録とする場合**　予診票の写しを診療録とする場合も，「外来患者延数」とするのか。

A　「外来患者延数」とします（令和 3 年 5 月 28 日付け厚生労働省事務連絡）。

Scene 311　**病床数の変更**　S さんのいる D 病院では，近隣病院との統廃合に伴って，病床数が 50 床増える。現在使用許可を申請中だが，病院報告の「月末病床数」には，新規の病床数を記載すればよいか。

A　申請中の病床については，使用許可があるまで計上しません。なお，実際に病床数の許可が出て許可病床数が変更された月には，備考欄に「○○病床○○床→○○床○年○月○日変更」と記載します。
　複雑な変更（月途中の病床種別または許可病床数の変更）については，提出する前に都道府県の担当者（保健所等）に問い合わせをするとよいでしょう。

Scene 312　**報告書提出前の確認**　S さんは，病院報告の提出前に患者総数の横計算（一般病床と療養病床）を確認したいと思っているのだが，どうしたらよいか。

A　総数の横計算の検算は次のとおりです。
●一般病床の例：前月「月末在院患者数（91名）+ 当月「新入院患者数」（25 名）− 当

月「退院患者数」（28 名）= 当月「月末在院患者数」（88 名）
●療養病床の例：「月末在院患者数」（16 名）+［当月「新入院患者数」（4 名）+ 当月「同一医療機関内の他の病床から移された患者数」（7 名）− 当月「退院患者数」（5 名）− 当月「同一医療機関内の他の病床へ移された患者数」（4 名）］= 月末在院患者数（18 名）

Scene 313　**新入院患者数とは**　新入院患者数には何が含まれるか。

A　新入院患者数は，病床の種別ごとに新たに入院した患者の合計数を表します。そのなかには，入院当日の退院，死亡患者数を含みます。

Scene 314　**病院報告と病床機能報告**　病院報告を提出していれば，病床機能報告を提出する必要はないのではないか。

A　病院報告書と病床機能報告書は別物なので，病院報告書を提出したあとでも，新たに病床機能報告書を指定日までに提出する必要があります。病床機能報告制度は医療法第 30 条の 13 に基づく法律であり，病院報告制度は医療法第 4 条の 8 第 1 項の規定に基づく施行令です。どちらも忘れずに提出してください。

Scene 315　**オンライン報告**　病院報告書はオンラインでの申告も可能か。

A　オンラインでの病院報告ができる都道府県もありますから，省力化のためぜひ都道府県に問い合わせてください。申告内容は紙ベースと同じです。

Scene 316　**新型コロナ患者の感染症病床以外での受入れ①**　当院には感染症病床はなく，新型コロナ患者を一般病床等の感染症病床以外で受け入れている場合，どのように病院報告に記載するか。

A　新型コロナ感染症は，2023 年 5 月 8 日以降は 5 類感染症に分類されたため，実際に入院している病床種別の患者として計上します。

Scene 317　**新型コロナ患者の感染症病床以外での受入れ②**　当院には感染症病床があるが，一般病床等の感染症病床以外で新型コロナ患者を受け入れた場合，どの

病院
報告

ように病院報告を記載すればよいか。

A　新型コロナ感染症は，2023年5月8日以降は5類感染症に分類されたため，実際に入院している病床種別の患者として計上します。

`Scene 318`　**患者数が許可病床数を上**

回った場合　患者数が許可病床数を上回った場合は，どのように病院報告を記載すればよいか。

A　備考欄に理由を記載します。例えば，「感染症病床に新型コロナウイルス患者を受け入れているため患者数が許可病床数を上回っている」といった記載などです。

23　指導・監査

「**指導**」とは，医療保険制度が円滑に運営されるよう，行政が医療機関における保険診療の取扱いや診療報酬請求に関し，健康保険法や療養担当規則などの法律や規則を順守するよう徹底させるために行う行政指導で，保険医療機関，保険医として指定・登録されたすべてが対象となります。一方，「**監査**」は，保険診療の内容や診療報酬請求について，度重なる「指導」によっても改善が見られない場合や，「不正」または著しく「不当」と疑われる医療機関に対し，「行政措置」を前提として行われるものです。

＊　　　＊　　　＊

健康保険法には，「保険医療機関は療養の給付に関し，保険医は健康保険の診療に関し，厚生労働大臣の指導を受けなければならない」（第73条），「厚生労働大臣は，療養の給付に関して保険医療機関等に報告，診療録等の提出・提示を命じ，保険医療機関等に出頭を求め診療録等の検査をさせることができる」（第78条）との定めがあり，指導および監査は，この法に基づき実施されます。

双方の具体的な違いは，「指導」はすべての医療機関を対象にして行う行政指導である点で，行政措置はありません。また，もし請求過分があった場合には，原則過去1年分の自主返還となります。それに対して「監査」は，不正や著しく不当が疑われる医療機関が対象で，行政が強制的に実施するものです。

不正・不当請求があった場合の行政指導は「**注意**」，「**戒告**」，「**取消処分**」があり，不正請求の代表例としては，①架空請求，②付増請求，③振替請求，④二重請求等があり，不正・不当な請求過分に対しては過去5年に遡り返還することになります。さらに，不正については4割増の返還となります。

また，それぞれの実施方法を示すものとして「指導大綱」「監査要綱」（厚生労働省保険局長通知）があります。

＊　　　＊　　　＊

「指導」には，「**集団指導**」，「**集団的個別指導**」，「**個別指導**」があります。

集団指導は新規指定後おおむね1年以内の保険医療機関等や診療報酬改定時，新規登録時の保険医等を一定の場所に集めて講習会形式で実施するものです。

一方，**集団的個別指導**は都道府県平均に比して1件当たりのレセプトが高点数の医療機関を対象に，一定の場所に集めて講習会形式で行われます。

個別指導は，個別面接方式で行われ，新規指定した医療機関を対象としたものと，一定の選定基準——①審査支払機関，保険者，患者等からの情報で個別指導が必要と認められたもの，②個別指導の結果で，「再指導」又は「経過観察」で未改善のもの，③監査で「戒告」または「注意」のもの，④医療法上での立ち入り検査の結果，問題があったもの，⑤検察や警察からの情報があり，必要と認めたもの，⑥他の医療機関等の指導・監査に関連して必要と認めたもの，⑦会計検査院の実地検査の結果，必要と認めたもの，⑧集団的個別指導の結果，指導対象レセプトが著しく濃厚，過剰で適性を欠くもの，⑨正当な理由がなく集団的個別指導を拒否したもの，⑩1件当たりのレセプト点数の高い医療機関等——に該当する医療機関を地方厚生局等に設置された選定委員会で決定した医療機関を対象とするものがあります。

個別指導は実施主体によってさらに，①「**都道府県個別指導**」〔地方厚生（支）局と都道府県が合同で実施〕，②「**共同指導**」〔地方厚生（支）

局と厚生労働省が共同実施〕，③「**特定共同指導**」（特定機能病院等の大規模病院や緊急性を 要する場合などに，都道府県・厚生労働省が共同で実施）に分けられます。

Scene 319 　適時調査　厚生局から届出施設基準等に関する適時調査が入る旨の連絡を受けた。施設基準の書類等以外で，医事課として特に何に気を付ければよいか。

A　適時調査は，厚生局から事務官，保険看護指導官，薬剤技官の担当者が医療機関に来訪して行われます。看護部・リハビリ・検査・画像・栄養等の人員構成や，医師の指示に基づき適正に診療が行われているか――等を，実施記録・診療録等の書類を踏まえて現場に出向き，確認します。よって，一般的には医事課長等が対応を行いますが，直接診療報酬に関連するので幅広く全体を把握しておかなければなりません。

　また，医事課としては特に掲示物（「保険医療機関である旨の表示」「標榜科目・時間」「保険外併用療養費」「特別療養環境室」「おむつ代等実費徴収項目」など）がきちんと掲示されているか，確認が必要です。特に，実費徴収項目である「入院セット」として，どのようなケースで発生するのか，おむつ代は1枚単位で掲示されているか，などの詳細も確認しましょう。さらに，減免申請の流れなど，普段から医事業務の一環として行っていることを確認・把握しておく必要もあります。

Scene 320 　新規個別指導　「新規個別指導」を行う旨の文書が届いた。指導とはどんなものか。

A　「新規個別指導」は，地方厚生（支）局と都道府県が合同で実施する「都道府県個別指導」に当たるものであり，新規に開業しておおむね1年以上を経過した医療機関が原則的に指導を受けます。また，管理者の変更によって開設の手続きを行った医療機関も指導の対象になります。

　指導内容は，事前に指示された書類を提出し，10名分のカルテ1年分の記録等を持参し，厚生局の担当者がレセプト（何月分かは知らされない）とカルテの記載内容が適当かを保険医に確認します。不備があれば指導し，請求分の返還の指示をするなど，保険医が中心の指導となります。

Scene 321 　受付回りのチェック　A病

院の個別指導当日，指導官は1階受付付近を念入りに観察し，自動再来受付機を見たり，患者に話しかけたりしていた。受付回りではどんな点をチェックされるか。

A　受付回りでは，無診察でいきなり薬を投与するといったことがないかなどがチェックされます。窓口の受付箱や自動再来受付機の選択画面に「薬のみ」と表示している医療機関は改めなければなりません。最近は，薬が主目的の患者さん専用の診察を行う医師を置く医療機関もあるようです。

Scene 322 　職員へのチェック　D病院では個別指導当日，病院の医師および他職種の職員自身のカルテも用意するように指示された。医師・職員についてチェックされるのはどんな点か。

A　個別指導では，病院職員自身のカルテもチェックされます。医師については医師自身が自分で自分の診療を行っていないかどうか，その他の職員については窓口で一部負担金をきちんと支払っているかが見られます。日頃から医師に対して自己診療の禁止を徹底し，他の患者同様に職員からも一部負担金の支払いを受け，きちんと記録を残しておく必要があります。

Scene 323 　患者希望の自費請求　個別指導を受けた際に，領収証に患者Aさんの任意希望の自費分が混在していることを指摘された。今後どう対応すべきか。

A　患者さんの任意の希望による自費請求に関しては，承諾文書が取り交わされているかどうかが問題です。Aさんのように，患者側からの希望で保険外負担になる場合には必ず，患者さんに説明をして「保険外費用負担の同意書」を取り，承諾した旨の署名捺印をもらっておくことです。

Scene 324 　薬剤情報提供　大腸ファイバースコープ実施前に渡す薬剤について，薬剤情報提供料を算定していたが，個別指導で指摘された。今後の対応は。

A　薬剤情報提供料は薬剤の名称・用法・用量・効能・効果・副作用・相互作用に関する情報を，当該処方に係るすべての薬剤に

指導
監査

ついて文書により提供した場合に算定できます。薬剤情報提供料を算定した場合は，その旨を診療録に記載することになっていますが，実施前に渡す薬剤に関しては記録していなかったために指摘・返還の対象になってしまったものと思われます。医師に理由を説明して，処方箋発行時は薬剤情報提供に関するコメントを記入してもらうことが必要です。

Scene 325　**自主返還**　個別指導を受けたＣ病院はカルテとレセプトの突き合わせの結果，15項目の不当事項を指摘され，自主返還を求められた。そこで，過去1年分のレセプトを自主点検し，不当事項に該当する箇所と金額を拾い出して総計分を自主返還することにした。その際，職員の業務負担を考えて，15項目中8項目に絞ったのだが，すべて網羅しなくてもよいか。

A　指導（大綱）は，保険診療の取扱い，診療報酬の請求に関する事項について医療機関等に周知させることを主眼としています。そのため，「自主返還」はその言葉どおり法的強制力はなく，納得のいかない場合は医療機関側が返還拒否をすることも可能です。あくまでも医療機関の姿勢を問うものであり，必ずしも指摘された全項目の自主点検をしなければならないということはありません。

Scene 326　**不正請求**　どのようなものが不正請求に該当するのか。

A　不正請求については，厚生労働省では以下のように分類をしています。
架空請求：実際に診察を行わないのに診察したように請求する。
付増請求：診療行為の回数や日数，数量，内容等を実際よりも多く請求する。
振替請求：実際に行った診療内容を他の診療内容に替えて請求する。
二重請求：自費で患者から徴収して，保険でも請求する。
重複請求：すでに請求したにもかかわらず，再度月を変えて請求する。
その他請求：非保険医・非医師の診療，業務上の傷病についての診療，点数表で請求できないとされている診療行為の請求，病名を変えての請求や定数超過入院，標欠等

Scene 327　**職員数の水増し申請**　Ｙ病院で看護師の人数を実際よりも水増し申告していたことが明らかになった。ただちに監査が入り，さらに職員の氏名による架空請求も判明。監査後の措置はどうなるか。

A　監査は，①診療内容または診療報酬の請求に不正または著しい不当があったことを疑うに足る理由があるとき，②度重なる個別指導によっても改善がみられない場合，③正当な理由なく個別指導を拒否したとき――に行われます。

Ｙ病院は従事者の水増しによる不正請求と架空請求を行っていたことが明らかになっており，最も重い場合には保険指定取消処分（健康保険法第80条，第81条），軽い場合でも戒告または注意という行政上の処置が行われることになります。経済上の措置としては，不正・不当が認められた事項について全患者分の診療報酬を過去5年間分，返還することになります。

Scene 328　**自家診療について**　知り合いのＴ診療所が個別指導で自家診療に関して，一部負担金徴収の件で指導されたと聞いた。当院でも自家診療をしていて一部負担金は福利厚生として徴収していないが，何に注意をすればいいか。

A　自家診療では患者が身内であるため，診察もせずに話を聞いただけで安易に薬を投与して，診療録の記載を簡略化するケースが多くみられます。診療録にしっかり診察した旨の記載を徹底することが大事です。また，一部負担金の徴収に関しては，職員なので福利厚生の意味合いで徴収せず，保険請求のみで済ますところがあるかもしれませんが，徴収しないことは療養担当規則5条「一部負担金の受理」に違反することになりますので，いったんは一部負担金を徴収して，後日『福利厚生費』として還付し，職員が立て替えたという根拠を残しておくことが大事です。

Scene 329　**判断の要点の不備**　適時調査が入り，検体検査判断料とエックス線写真診断について，診療録に結果に基づく「判断の要点」「診断の要点」の記載がなく不備であり，改めることと指導された。今後どうすればよいか。

A　検査や画像診断の点数には，実施料とは別に「判断料」「診断料」があるため，診

指導
監査

療録に判断・診断した根拠の記載が必要です。規定文書はありませんが，厚生局は判断料・診断料について上記のような見解をもっています。医師に根拠を示して，「判断・診断の要点」を診療緑に記載してもらうよう徹底したほうがよいでしょう。

Scene 330　B009 診療情報提供料（Ⅰ）の返還

指導・監査において，診療情報提供料（Ⅰ）に紹介先の病院名の記載がないものが数件あり，注意され返還となった。宛先名以外に注意することはあるか。

A 診療情報提供料（Ⅰ）は，医療機関同士の有機的な連携の強化と，保険薬局または保健・福祉相互の情報共有と継続性に視点を置いた診療情報提供機能の評価を目的に設定されたものです。保険医療機関が診療に基づき，別の保険医療機関での診療の必要を認め，これに対して患者の同意を得て診療状況を示す文書を添えて患者の紹介を行った場合に，紹介先保険医療機関ごとに患者1人につき月1回に限り算定できます。

紹介先の医療機関を特定せずに診療状況を示す文書を患者に交付した場合以外で注意すべき点としては，以下があります。

- ●同一月に同一患者について同一の紹介先保険医療機関に診療情報提供書を複数回提供した
- ●紹介元医療機関への受診行動を伴わない患者紹介の返事について算定している
- ●主治医が診療録に提供した文書の写しを添付していない

Scene 331　実施状況

指導・監査等の実施状況についてどうか。

A 令和4年度の保険医療機関等への指導・監査等の実施件数は，全国で，個別指導1,505件，新規個別指導6,742件，適時調査2,303件，監査52件になります。

そのうち，保険医療機関等の指定取消処分は6件，指定取消相当は12件，保険医等の登録取消処分は11人にのぼります。指定取消処分に至る端緒としては，保険者，医療機関従事者，医療費通知に基づく被保険者等からの通報が多いようです。

保険医療機関等から返還を求めた額は，約19億7千万円にのぼっています。

立入
検査

24 立入検査（医療監視）

立入検査（医療監視）とは，医療法第25条第1項の規定に基づき，保健所等が行う医療機関の調査のことです。

原則年に1回，厚生労働大臣，都道府県知事，保健所を設置する市の市長が命じる医療監視員によって，病院，診療所，助産所の開設者や管理者に対して必要な報告を命じたり，病院などに立ち入って，その施設の有する人員，清潔保持の状況，構造設備の状況，診療録，その他の帳票書類に関する検査が行われます。

立入検査は，「立入検査要綱」に基づいて行われ，検査の重点項目は，毎年「令和○年度の医療法第25条第1項の規定に基づく立入検査の実施について」という医政局長通知で示されています。

なお，2000年4月からは地方分権推進法の実施で，医療監視は機関委任事務から地方自治体の自治事務へと変更されました。これにより，一般の病院や診療所には自治体が立入権限をもつようになりました。しかし，特定機能病院にはこれまでどおり厚生労働省も立入検査が実施できます。

《立入検査の実施の手順》

(1) **実施する病院等への通知**

1週間～10日前までに対象医療機関に立入検査を行う旨を通知します。特に必要な場合は予告なしに行われる場合もあります。

(2) **立入検査にあたっての班編成と打合わせ**

対象病院の病院報告や各種届出書類により，問題点の整理などが行われます。

(3) **立入検査の実施**

(4) **検査後の通知と指導**
　①不適合事項の文書での通知
　②重大違反事項への改善指導

Scene 332　準備しておく書類・資料

市からK病院に立入検査の連絡が入った。

準備しておくべき書類，資料は何かあるのか。また，指導・監査との違いは何か。

A　立入検査では，①許可病床，1日平均入院患者数，外来患者数などをまとめた施設表を作成し，②医療従事者の数・患者の定員遵守，診療録の管理・保存，委託の状況などについて判定を行います。準備する書類・資料は概ね次のとおりです。

① 免許証の写し
② 賃金台帳（非常勤職員で賃金台帳の整備されていない場合は，支払調書など内容のわかるもの。また，給与の支払いを口座振込で行っている場合は，銀行からの給与振込報告書を併せて提出する）
③ タイムカードまたは出勤簿（非常勤医師については，勤務した日時のわかるものを用意すること）
④ 健康保険，厚生年金被保険者資格確認標準報酬決定通知書（年金事務所の受付押印済みのもの）
⑤ 雇用保険被保険者資格取得等通知書（職業安定所の受付押印済みのもの）
⑥ 労働者名簿
⑦ 健康診断個人票
⑧ 診療所の日誌（日々の外来患者数のわかるもの）
⑨ 就業規則
⑩ 消防用設備の点検記録，消防計画，避難訓練に関する記録
⑪ 医療廃棄物に関する書類
⑫ 業務委託に係る契約書
⑬ 給食を実施している場合，給食に関する書類（健康管理簿，給食簿等）
⑭ その他

　また，毎年厚労省医政局が示す「医療法第25条第1項の規定に基づく立入検査の実施について」で，その年の重点事項が示されているので参考にしてください。

　指導・監査との違いは，立入検査が医療を提供する場として適切かどうかの検査であるのに対し，指導・監査は保険診療の取扱いと診療報酬請求に関する周知徹底を図り適切な措置を取るものである点です。

Scene 333　立入検査の拒否
立入検査を拒否することはできるのだろうか。

A　立入検査の拒否は重大違反事項とみなされ，施設の使用制限命令や法令に基づく厳重な措置がとられます（医療法第74条第2号）。

Scene 334　常勤医師
M医師は高齢で週に2，3回しか出勤していないが，常勤として扱うことはできるのか。

A　この場合は非常勤医師とされます。常勤医師の定義として，病院で定めた医師の1週間の勤務が32時間未満の場合は，32時間以上勤務している医師を常勤医師とし，その他は非常勤医師と定義しています。病院で出勤日数を定めていなければ1日8時間勤務とすると週4日出勤以上，月にして平均17日以上出勤しなければ常勤医師とはなりません。

Scene 335　常勤換算
時間労働者の常勤換算の求め方は。

A　例）時間労働者（1日7.5時間勤務・週4日出勤）の場合
　常勤労働者の実労働時間が1日7.5時間で1週間5日勤務だとすると，1週間の総労働時間は「7.5時間×5日＝37.5時間」になります。この時間労働者は実労働時間が1日7.5時間で週4日勤務なので，1週間の総労働時間は「7.5時間×4日＝30時間」です。

> 常勤換算＝時間労働者の1週間の総労働時間÷常勤労働者の1週間の総労働時間

　から求められますので，「30時間÷37.5時間＝0.8人」が，この時間労働者の常勤換算となります。

　また，月の労働時間から算出もできます。この例の時間労働者の実労働時間は「7.5時間×4日×4週＝120時間」となり，常勤労働者の1週間の実労働時間は37.5時間なので×4週＝150時間となります。「120時間÷150時間」から常勤換算は0.8人となります。

Scene 336　個人情報の扱い
立入検査で「過去1年間の入院患者の名簿とカルテを見せてほしい」と提出を求められた。個人情報として提出拒否することは可能か。

A　利用目的以外に個人情報を扱う場合は本人の同意が必要ですが，医療法に基づく立入検査など，法令に基づく場合などは，本人に同意を得る必要はありません（個人情報保護法第16条）。むしろ，検査拒否により重大違反事項とみなされ，施設の使用制限命令や法令に基づく厳重な措置が取られる恐れがあります。

Scene 337　不適合事項
立入調査で指

摘されることの多い不適合事項は何か。

A　各都道府県等が実施した立入検査の結果は，厚生労働省から公表されています。そのなかで，適合率の低い項目としては，職員の健康管理，医療機器の保守点検実施，その他の医薬品の管理，調理器具の清潔保守管理，医師数，薬剤師数，診療の諸記録整理保管，感染性廃棄物処理——などが挙げられています。

Scene 338　**院内掲示**　院内掲示をする義務があるものは何か。

A　医療法第14条の2で，院内掲示義務について以下のように定められています。

病院又は診療所の管理者は，厚生労働省令の定めるところにより，当該病院又は診療所に関し次に掲げる事項を当該病院又は診療所内に見やすいよう掲示しなければならない。

1　管理者の名前
2　診療に従事する医師又は歯科医師の名前
3　医師又は歯科医師の診療日及び診療時間
4　前3号に掲げるもののほか，厚生労働省令で定める事項

また，保険医療機関及び保険医療養担当規則による掲示事項として，入院基本料に関する事項，届出事項，保険外負担等があり，他に各適用法規により労災保険等の指定医療機関である旨の院内掲示が義務付けられています。

Scene 339　**麻酔科標榜**　麻酔科を標榜するための規定はあるのか。

A　麻酔科の標榜を申請する医師には，次の基準を満たす必要があります。

「医師免許を受けた後，麻酔の実施に関して十分な修練を行うことのできる病院又は診療所において，2年以上修練をしたこと」，「医師免許を受けた後，2年以上麻酔の業務に従事し，かつ，麻酔の実施を主に担当する医師として気管への挿管による全身麻酔を300症例以上実施した経験を有していること」（医療法第6条の6第1項）。

Scene 340　**診療録**　立入検査の際，診療録では何をチェックされるのか。

A　法定項目を記載しているか，診療医師が最終的に記載事項を確認しているか，保存期間は遵守しているか——等がチェックされます。例えば，実際に医師が勤務しているかを診療録で確認しているようです。

Scene 341　**BCP**　立入検査時に，業務継続計画の整備および研修等の実施状況も聴取されると聞いたが。

A　「災害拠点病院指定要件の一部改正について」（平成29年医政発0331第33号）により，災害拠点病院の指定要件として，業務継続計画の整備を行っていることおよび整備された業務継続計画に基づき，被災した状況を想定した研修および訓練を実施することが追加されました。災害拠点病院の立入検査の際に，業務継続計画の整備および研修等の実施状況等を管理者等に対して聴取するなど，通知等の周知および遵守の徹底を図るよう指導する通知が出ています（平成30年医政発0730第82号）。

Scene 342　**指摘・指導状況**　立入検査の指摘・指導状況はどうか。

A　東京都は2022年度に181病院に対して立入検査を実施しました。このうち「指摘」を行ったのは105病院，「文書指導」は74病院，「口頭指導」は2病院で，いずれも行われなかった病院はありませんでした。

「指摘」が最も多かった項目は「検査精度管理関係」，次いで「病院管理・施設使用・院内掲示等」「診療用放射線に係る安全管理体制」において多く指摘が行われました。「文書指導」が最も多かった項目は「医療安全管理体制の整備」で，次いで「施設・設備管理及び衛生管理」「病棟等管理」「院内感染予防策の体制整備」の順に多く行われました（東京都保健医療局医療政策部医療安全課の定例立入検査の実施状況報告書）。

25　介護保険制度

要支援・要介護状態にある高齢者に対して　　介護サービスを提供する社会保険制度で，

2000 年 4 月から施行されました。

　保険者は市町村と特別区で，65 歳以上の者（第 1 号被保険者）と 40 歳以上 65 歳未満の者（第 2 号被保険者）が被保険者となります。介護サービスを受けられるのは，要支援・要介護認定を受けた第 1 号被保険者と，脳血管疾患などの特定疾病を有する認定を受けた第 2 号被保険者です。原則として**介護サービス費用の 9 割または 8 割（一部 7 割）が公費と保険料からサービス提供事業者に給付され，1 割または 2 割（一部 3 割）が利用者の自己負担**となります。

＊　　　＊　　　＊

　介護給付を希望する人が市町村窓口にその旨を申請すると，市町村職員または介護支援専門員が訪問調査を行います。申請者の主治医の意見書と合わせて介護認定審査会が審査し，要介護認定および要介護区分認定を行い，申請から 30 日以内に審査・判定結果が通知されます。要支援・要介護と認定された申請者は，7 段階（要支援 1，2，要介護 1 ～ 5）の要介護度に応じた給付限度内でケアプランに基づく介護サービスを利用できます。

＊　　　＊　　　＊

　介護サービスは，介護給付と予防給付に分かれます。介護給付は，①居宅サービス，②施設サービス，③居宅介護支援，④地域密着型介護サービス――からなり，予防給付は，①居宅サービス，②介護予防支援，③地域密着型介護予防サービス――からなります。これらのうち，居宅サービスに含まれる居宅療養管理指導，施設サービスに含まれる介護医療院などは，医療機関にも深く関わるものです。そのほかにも，医療機関は指定を受けることで，様々な介護サービス事業者となることができます（p.38）。

Scene 343　介護保険の施設　認知症で介護保険での入院が必要と医師より伝えられた。どのような施設があるのか。

A　2024 年 3 月末までは指定介護療養型医療施設がありましたが，2024 年介護報酬改定により廃止となりました。

　従前の介護療養型医療施設の機能は，介護医療院が担うことになります。

Scene 344　要介護認定の案内　患者の T さんから「介護保険の要介護認定を受けるにはどのような手続きを行えばよいか。またどのようなサービスを受けることができるのか」という質問をされた。

A　介護保険の手続きは，区市町村の役所で行います。T さんには，まず，現住所の区市町村役所の介護保険課などに行って手続きをするよう伝えます。介護認定を受けるためには，訪問調査や医師による介護意見書などが必要となり，審査委員会で要介護認定が決定し，それにより受けられるサービスも決まってくることなども説明してあげましょう。介護保険制度の運営は，各自治体に任されていますが，医師でなければ行えない部分は，当院の主治医に依頼し行うことができることも伝えます。

Scene 345　介護保険での住宅改修　介護認定を受けて住宅の修繕を行う場合には，どのようなサービスが受けられるか。

A　介護保険を利用して住宅改修をする場合では，手すりの取付けなどが多く行われています。玄関付近や廊下，トイレ，浴室などで，転倒予防や移乗動作の補助的な役割のため，手すりを設置します。また，廊下や居室，トイレや浴室などの床の段差を解消する場合も多くあります。生活に支障があると行政が認めた場合に限り，修繕が可能となります。なお，費用は同一家屋に対して 20 万円までで，その 1 ～ 2 割（一部 3 割）負担となります。

Scene 346　他医受診①　介護医療院に入院中の患者 J さんが眼を悪くした。当院には眼科がないため，N 医療機関を受診させたい。どうすればよいか。

A　介護医療院では N 医療機関に対し，診療に必要な情報を文書により提供します。N 医療機関では算定できる項目とできない項目があるので，注意が必要です。なお，診療した N 医療機関は診療録に文書を添付し，診療報酬明細書の「摘要」欄に「当該受診に係る診療科」を記し「他介（受診日数：○日）」と記載します。

Scene 347　他医受診②　介護老人保健施設に入所していることを言わずに，外来を受診した K さん。後日，施設入所者には算定できない検査を算定しているとしてレセプトが返戻され，初めて施設入所がわ

かった。どのように対応したらよいか。

A 介護老人保健施設の入所者を他医療機関に通院させる場合には，施設側では，配置医師が他医療機関に診療情報を提供し，入所者に健康手帳および被保険者証（介護保険法第12条第3項に規定）を携えて受診させることになっています。一方，医療機関側は入所者の健康手帳等により，介護老人保健施設の入所者であることを確認する必要があります。

いずれにしても，注意を怠ったのがKさんを入所させていた施設側であれば，協議のうえ，施設側に返戻分の実費（一般に点数の10倍に相当する費用）を支払ってもらうのが適当と思われます。

Scene 348　介護と医療の併用　在宅で長い間，往診等を行っていた患者Oさんの家族が，介護給付を申請したいと相談してきた。Oさんは「このまま訪問診療も続けてもらえるでしょうか」と不安そうだが，実際，訪問診療は続けられるか。

A 介護サービスを受けることとなるOさんについて在宅医療で算定できなくなるのは，在宅患者訪問看護・指導料（癌末期患者を除く），在宅訪問リハビリテーション指導管理料などで，それ以外は算定可能です。医師が必要と判断すれば，Oさんへの往診や訪問診療などの医療行為を続けて，医療保険で算定することができます。

また，医療保険による訪問診療と，介護保険による訪問介護などが同一日に行われても，別の時間帯に別のサービスとして行われていれば，それぞれ算定できます。

Scene 349　支給限度額を超えた場合の医療保険利用　居宅介護サービスの支給限度額いっぱいにサービスを受けている要介護のRさんが，「もっとリハビリをしたい」と言う。医療保険適用の訪問リハビリテーションを受けることはできるか。

A 医療保険と介護保険では，介護保険が優先されるため（健康保険法第55条第2項），Rさんについて，医療保険の在宅訪問リハビリテーション指導管理料は算定できません。支給限度額を超えたサービスについてはRさんの自己負担となります。

Scene 350　外泊中の介護保険の利用　入院前に居宅サービスを利用していた入院

患者のSさんが外泊することになり，「家で介護保険のリハビリを受けたい」と言う。訪問リハは算定できるのだろうか。

A 介護保険施設および医療機関の入所（入院）者が外泊中に受けた居宅サービスについては，介護保険による算定はできません。

Scene 351　居宅療養管理指導費　P診療所は在宅時医学総合管理料の届出を行っているため，居宅療養管理指導費（Ⅱ）を算定している。しかし，Qさんについて，その月は事情により1回しか患家を訪問しなかった。在宅時医学総合管理料の算定要件を満たさなかった場合でも，居宅療養管理指導費は（Ⅱ）を算定すべきなのか。

A 在宅時医学総合管理料を算定している患者については，原則として居宅療養管理指導費（Ⅱ）を算定します。Qさんのように算定要件を満たさず，在宅時医学総合管理料を算定しなかった場合は，居宅療養管理指導費（Ⅰ）を算定できます。ただし，単位数の変更により一部負担金の額が変わるので，その旨Qさんへの説明が必要です。

Scene 352　介護サービスの利用方法　介護保険制度の各種サービスを利用するためには，どのような手続きを行えばいいのか。また，どのようにして決まるのか。

A 寝たきりや認知症など，サービスを受けられる状態かどうかの認定（要介護認定）を受けることが必要です。

まず，サービスの利用が必要な方は，居住地の各市町村窓口に要介護・要支援認定申請書を提出します。提出されると，介護支援専門員による訪問調査が行われます。訪問調査結果と合わせて，主治医意見書を取り寄せ，認定審査会に諮ります。原則として30日以内に認定結果を通知します。

介護認定審査会は，申請者が介護保険の給付を受けるのが適当かどうか，またその範囲を審査・判定する組織で，訪問調査に基づく一次判定結果，調査時の記述事項，主治医による意見書の内容をもとに慎重に審査を行い，二次判定で最終結果となります。審査会は各分野の専門家を委員として運営され，実際の審査・判定は，委員の合議体で行われています。

Scene 353　地域包括支援センター　地域包括支援センターについて知りたい。

介護

A　介護相談の最初の窓口となるのが地域包括支援センターです。住居のある地域で生活できるように，必要な介護サービスや保健福祉サービス，日常生活支援などの相談に応じています。地域包括支援センターは，市町村に1カ所以上設置することになっており，市町村によっては10カ所以上配置しているところもあります。

　地域包括支援センターが担当する地域を日常生活圏域といい（具体的には中学校区域を指します），各センターには専門職員として社会福祉士・保健師・主任ケアマネジャーが配置されています。主に地域内に住む高齢者の総合相談，介護予防，サービスの連携・調整などの業務を行っています。

Scene 354　介護保険負担限度額
介護保険負担限度額について教えてほしい。

A　介護保険施設に入所や滞在をすると，介護サービス費用の利用者負担分を支払うほか，居住費や滞在費，食費などを支払うことになっています。居住費，滞在費，食費の具体的水準は，利用者と施設間での契約が原則になります。低所得者については負担の上限額（負担限度額）が定められ，一般の方と比べると負担が軽減されます。負担限度額は，利用者負担段階ごとに定められています。

　なお，負担限度額を利用するには，居住地の各市町村窓口に申請書を提出し，「介護保険負担限度額認定証」を交付してもらい，利用する施設に提示してください。

Scene 355　介護医療院
介護医療院と

はどのような施設か。

A　医療療養型施設と介護療養型施設からの転換施設とされており，長期療養を目的として，在宅復帰を主目的としない「住まい」の機能をもった施設です。療養機能強化型のⅠ型と，比較的容体が安定した介護老健施設相当以上のⅡ型に分類されていて，サービス単位，人員配置，設備等が異なります。

Scene 356　介護版データベース「LIFE」
2021年度から運用開始の介護版データベース「LIFE」とは何か。

A　厚労省は，エビデンスに基づく科学的介護の基盤を作り，自立支援・重度化防止の観点から効果的なサービスの展開につなげるため，利用者の状態やサービス内容を広く集めるデータベース「CHASE」の本格的稼働と，リハビリ情報に特化した既存のデータベース「VISIT」との一体的な運用を2021年度から開始し，名称も「LIFE」に統一されます。「LIFE」は，Long-term care Information system For Evidence の頭文字からとられたものです。

　2021年介護報酬改定より「科学的介護推進体制加算」〔通所・居住系：40単位/月，施設系Ⅰ：40単位/月，Ⅱ：60単位/月，（特養：50単位/月）〕が新設され，要件としては，①すべての利用者の心身の基本的な情報（ADL値や栄養状態，口腔機能・嚥下の状態，認知症の状態など）を「LIFE」へ送ること，②「LIFE」からのフィードバックを十分に活用すること——が求められています。

26　障害者総合支援法

　「障害者及び障害児がその有する能力及び適性に応じて，自立した日常生活と社会生活を営むことができる」よう支援することを目的として，障害者自立支援法が2006年4月1日より施行されました。

　公費負担制度で従来から適用されていた，身体障害者福祉法第19条での18歳以上の障害者に適用した「更生医療」，児童福祉法第20・21条に基づき実施していた「育成医療」，精神保健及び精神障害者福祉に関する法律第

32条での「精神通院医療」——に対する福祉サービスや公費負担医療等の医療支援を共通の制度のもとで一元化しました。

　　　　＊　　　＊　　　＊

　2013年4月より名称が変更され，「障害者の日常生活及び社会生活を総合的に支援するための法律」（通称：障害者総合支援法）となりました。「障害児・者」の定義に難病等の130疾病の患者を加えて障害福祉サービスの対象とし，さらに2014年4月より障害者に対する

支援として，①重度訪問介護の対象拡大，②共同生活介護（ケアホーム）の共同生活援助（グループホーム）への一元化，③地域移行支援の対象拡大（保護施設，矯正施設等を退所する障害者など）を施行しました。

その後，障害福祉サービスの対象となる難病が拡大され，2024 年 4 月現在，369 疾病が対象となっています。対象者は障害者手帳（身体障害者手帳・療育手帳・精神障害者保健福祉手帳）を持っていなくても，必要と認められた支援を受けることができます。

障害者総合支援法において，給付対象者は**身体障害者**（18 歳以上の身体障害者手帳所持者），**知的障害者**（18 歳以上の知的障害者），**精神障害者**（18 歳以上の精神障害者），**発達障害者**（発達障害があるために，日常生活や社会生活に制限のある 18 歳以上の者），**障害児**（18 歳未満の身体障害，知的障害，発達障害を含んだ精神障害のある児童および難病等があり一定の障害がある児童）です（p.26）。

「世帯」の区市町村民税（所得割）が年 23 万 5000 円以上の人は，原則として「一定所得以上の世帯」であるとして公費負担対象外になりますが，継続的に医療費の負担が発生する疾病・症状であり，高額な費用の負担が継続する場合は，高額治療継続者として利用者負担が軽減されます（経過的特例措置として見直しがあります）。

Scene 357　精神科デイケアの費用が心配
精神障害があって主治医から精神科デイケアの利用を勧められた患者 T さんが，「毎日通うと費用が高額になるのではないのか心配」と悩んでいた。

A　自立支援医療（精神通院医療）の受給があれば，毎日利用しても薬代，外来診療費，訪問看護費を含めて，月の支払いが自己負担限度額を超えることありません。心配する必要はないと説明してあげてください。

Scene 358　遡って申請できるのか
他院の精神科に通院中の患者さんが「うつ病」と診断されたが，3 カ月ほどして障害者総合支援法を知り，「自分も対象か，遡って申請できるのか」と相談に来た。

A　うつ病は精神保健福祉法第 5 条に定められた精神障害者に該当し，障害者総合支援法の適用の対象になりますが，遡って申請はできず，申請した月からしか認定されません。患者さんの不利益になるケースが起きないよう対策を立てたいものです。

Scene 359　精神通院医療
統合失調症と診断された患者 N さん。「通院治療が相当長くかかることと，薬剤の種類も多く費用がかかると言われた。何かいい手立てはないものか」と相談に来た。

A　統合失調症等の精神的疾患に対しては，障害者総合支援法で自立支援医療（精神通院医療）が実施されています。精神疾患を治療するため医療機関に通院する場合，医療費の自己負担分の一部を公費で負担する制度があること，また，世帯収入と症状（重度かつ継続に該当する）によっては 1 カ月の自己負担上限額があること（0 〜 10,000 円），ただし市町村民税非課税世帯であれば認定の必要はないこと（生活保護は 0 円，2,500 〜 5,000 円）――などを説明し，患者さんを安心させてあげてください。

Scene 360　発達障害の内容
小児科で「多動性障害」と言われた子を持つ母親 A さんが，「障害者自立支援法（障害者総合支援法）の改正で発達障害が対象となったと聞いた。どんな障害が対象になるのか」と聞きに来た。どう答えればよいか。

A　「発達障害」に該当する障害は，自閉症，アスペルガー症候群，注意欠陥・多動性障害，学習障害等であり，お子さんも該当するのですぐに申請手続きをするように話して，A さんを安心させてあげてください。

Scene 361　医療費の支払い
患者 I さんが，「育成医療（自立支援医療）の申請をしたが医療費はいくら支払うことになるのか」と質問してきた。どう答えるか。

A　医療費の支払いは原則 1 割負担ですが，世帯の所得によって自己負担限度額が決められています。

生活保護世帯は 0 円，市町村民税非課税世帯は収入により区分され（低所得 1：2,500円，低所得 2：5,000 円），中間所得層以上は市町村民税を支払う割合ごとにいくつかに区分されているので，申請をして自立支援医療（育成医療）受給証が手元に届いて初めて自己負担限度額がわかります。

一般的な計算例（限度額 2,500 円）を示

障害者

します。例えば，月の医療費が2,950点のケースであれば，自己負担1割に当たる分は2,950円となり，残り9割分が26,550円となります。医療保険給付分は29,500円×0.7＝20,650円となり，26,550円－20,650円＝5,900円が公費負担分となります。また，自己負担1割分の2,950円－2,500円（限度額）＝450円は公費負担となり，患者自己負担分は限度額の2,500円となります。

1割分が自己負担限度額以下の場合には，その金額が自己負担分となります。

Scene 362　公費負担番号の変更

「精神通院医療」を受けている患者Fさんの家族が，「月の途中で転居したため，申請し直した。公費負担番号が変更になったが，負担はどうなるか」と聞いてきた。

A　自己負担限度額の支払いは，公費負担番号ごとに支払うことになっています。よって，Fさんのように，月の途中で住所が変更になり，自立支援医療受給証の公費負担番号に変更があった場合，新旧2つの公費負担番号が発生することになり，それぞれに自己負担限度額を支払うことになります。

Scene 363　制度の振り分け

生活保護を受けるSさんは内科で治療中だったが，人工透析を受けることになった。Sさんに，「生活保護の医療扶助のままではいけないのか」と聞かれたが，どう答えるか。

A　生活保護法には「他法優先の原則」があります。したがって，自立支援医療（更生医療）の対象となる人工透析療法，およびこれに伴う医療については自立支援医療を適用し，自立支援医療の対象とならない医療については生活保護（医療扶助）により支給します。

なお，入院基本料や食事療養費（生活保護受給者等に限る）など自立支援医療の対象か生活保護の対象か切り分けが困難な事項については，主たる診療が自立支援医療の対象である場合は自立支援医療，主たる診療が自立支援医療でない場合は医療扶助により支給します。

Scene 364　難病等の対象になるか

長期にわたり精神科を受診中のMさんのご家族から，「障害者自立支援法が障害者総合支援法に変わり難病等が追加されたと聞いた。息子は長期にわたり精神科の薬を服用

してパーキンソン症候群を発症しているが，該当するのか」と相談を受けた。

A　対象疾患には確かにパーキンソン病とありますが，薬剤性のパーキンソン症候群は残念ながら対象にはならないことを説明してあげてください。

Scene 365　障害福祉サービス等の利用対象

Fさんから「難病の頸椎後縦靱帯骨化症の手術を受けた。日常生活に支障はないが，障害福祉サービス等の利用対象か」と相談があった。

A　2013年より日常生活で介護や家事等のサービス提供を必要とする対象に難病等が追加され，後縦靱帯骨化症も認定されています。同時に障害者総合支援法第4条の「障害者」の定義に，治療方法が確立していない疾病その他の特殊の疾病で，障害の程度が厚労相が定める程度である18歳以上の者――が追加されました。これにより，難病患者等であって「障害者総合支援法における障害者の定義」に該当すれば，障害者手帳を取得できない場合でも，同法に定める全障害福祉サービス等の利用が可能になりました。

Scene 366　訪問診療での対象外の取扱い

訪問診療専門のA診療所で，統合失調症で生保と自立支援医療の併用の患者Cさんについて，自立支援適用以外の疾病でも治療をしたが，併用で請求したところ返戻されたという。なぜか。Cさんは自立支援での定期的な訪問診療のときに，感冒性大腸炎を併発して投薬を受け，さらに症状が回復せずに翌日に往診し，その分も含めて併用で請求したのだが。

A　自立支援は，対象疾病の治療に対しての公費負担です。定期的訪問時であっても投薬分は対象外であり，同じ疾病での往診も対象外です。併用である生保で請求し，レセプト上で点数を第一公費と第二公費とに分けて請求する必要があります。

Scene 367　補装具費支給意見書について

自立支援医療を受けている患者が，『医師から「自立支援でサービスを受けられるので，腰椎に補装具を付けましょう」と言われたが，補装具の作成をするための手続きはどうすればよいか』と窓口に相談に来た。

A　障害者総合支援法によるサービスは，大

きく分けて「自立支援給付」と「地域生活支援事業」があり，自立支援給付はさらに「介護給付費」「訓練等給付費」「自立支援医療費」「補装具費」等に分けられます。補装具費は「身体障害者等の身体機能を補完し，又は代替し，かつ長期間にわたり継続して使用されるもの」となっており，種類は義肢装具（上肢，下肢，体幹，靴型），車いす等が対象になります。

　補装具は，障害者が事業者との契約により，補装具の購入および修理のサービスを受けることになっています。購入する場合の手続きは，市町村に費用支給の申請を行い，申請を受けた市町村は更生相談所等の意見をもとに，補装具費の支給を行うことが適切と判断した場合に補装具費の支給の決定を行います。その際に補装具の種目と金額を決定し，適切な事業者の選定に必要な情報を提供したうえで，補装具製作業者および販売業者と契約して購入や修理の提供を受けることになります。

　利用者は事業者に対して費用を全額支払うとともに，市町村に対して補装具費用の100分の90に相当する額を請求し，市町村が補装具費を支給する仕組みになります。補装具費は償還払いが原則ですが，償還までに時間がかかるために，利用者が100分の10に相当する額を事業者に支払い，市町村が事業者に100分の90に相当する額を支払う「代理受理方式」を受けることもできます。

Scene 368　**高額治療継続者（「重度かつ継続」）の対象**　患者Mさんは自立支

援の対象の疾病で継続的に治療を受けているが，所得が上がったため，来年から「一定所得以上」に該当するかもしれないという。「この先も継続的に治療が必要で医療費もかなりの負担になるので，先々のことを考えると不安だ。所得区分が変わると何か変更があるか」と相談にきた。

A　世帯の市区町村民税所得割が年235,000円以上の方は，原則として「一定所得以上の世帯」であるとして公費負担の対象外です。しかし，継続的に医療費の負担が発生する疾病・症状であり，高額な費用負担が継続するケースの場合に設けられていた，経過的措置は2021年3月31日まででしたが，2024年3月31日まで延長されました。

Scene 369　**育成医療の対象になるか**
心臓疾患で通院している中学1年生のMさんのお母さんが，「自立支援医療があると聞きましたが，どのような制度なのですか」と相談に来た。

A　身体に障害のある18歳未満の児童，または現在の障害もしくは疾患に係る医療を行わないと，将来において障害を残すと認められる児童で，確実な治療（手術等）の効果が期待できる者が対象となります。

　内臓機能の障害は，手術により将来生活能力を維持できる状態となるものに限られ，内科的治療のみのものは対象外です。

　制度を利用するには，「自立支援医療受給者証（育成医療）」の支給認定申請書と指定医療機関の意見書等を，児童の保護者の居住地を管轄する役所に申請します。

公費

---

27 公費負担医療制度

　社会福祉および公衆衛生の向上発展を目的とし，国や地方公共団体が一般財源を基礎に，医療給付を行う制度が**「公費負担医療制度」**です（p.24）。制度は目的に応じて以下のように分類されます。

①**公衆衛生目的**：感染症法（一般医療）（入院勧告）（一・二類感染症）（新感染症），麻薬及び向精神薬取締法（措置入院），精神保健福祉法（措置入院）

②**障害者の更生目的**：障害者総合支援法（更

生医療，精神通院医療，育成医療）

③**難病，慢性疾患の治療研究，経済負担の軽減**：指定難病，小児慢性特定疾病

④**第三者による健康被害の補償**：公害健康被害の補償等に関する法律，戦傷病者特別援護法（更生医療），原子爆弾被爆者援護法，石綿による健康被害の救済制度，予防接種法

⑤**老人，社会的弱者，困窮者の救済**：生活保護法（医療扶助），児童福祉法（育成医療），母子保健法（養育医療），老人医療費助成制

度，心身障害者医療費助成制度，ひとり親家庭医療費助成制度

《公費負担医療の特徴》

公費負担医療には，①**全額国庫負担（患者負担なし）のもの**，②**全額公費負担のもの**，③**医療保険優先で，その自己負担分を公費負担とするもの**——があり，その請求方法，給付内容，取扱いは，制度ごとに異なるため，大変複雑です。

また，レセプトの種類は①公費単独医療，②医療保険と公費負担医療の併用，③公費負担と公費負担の併用などのパターンがあります。また，別に各自治体で定めた独自の請求方法もあります。

さらに，公費負担医療の適用には優先順位が決められており，複数の公費が対象になる患者には，その優先順位に基づいて給付が行われます。

《公費負担医療の取扱い上のポイント》

公費負担の患者さんに対しては，以下のポイントに留意しながら手続きをします。

① 公費負担医療の取扱い上の契約は済んでいるか。また，その内容の確認
② 患者発生の届出の必要性の確認
③ 医療証等受診に係る要件，有効期間等の確認（患者が持参する医療証が有効か）
④ 負担金に関する徴収等およびその内容についての確認（一部負担金が発生するか，発生するならその徴収額はいくらか）
⑤ 診療報酬等の負担区分，請求方法などの確認（レセプトの作成方法，編綴）
⑥ 条例等による助成制度の公費負担要件の確認（各都道府県独自の公費制度）

《指定難病・小児慢性特定疾病》

2014年5月，「難病の患者に対する医療等に関する法律」（難病法）が公布，同月「児童福祉法」（小児慢性特定疾病）が改正され，2015年1月より新しい医療費助成制度が施行されました。新たな医療費助成制度の変更点は，医療費助成の対象疾病の拡大，所得に応じた医療費自己負担の見直し，指定医療機関・指定医制度の導入です。

指定難病の対象疾病

従前の56疾病から，2015年以降段階的に拡大，2024年4月より新たに3疾病が追加され，341疾病となっています。

小児慢性特定疾病の対象疾病

小児慢性特定疾病は，子どもの慢性疾病のうち，小児がんなど特定の疾病を指しており，16疾患群845疾病（2022年4月現在）がその対象として国に認定されています（2024年2月時点で近く13疾患を追加予定）。

指定医療機関・指定医制度の導入

新制度（「指定難病」「小児慢性特定疾病」）では，助成対象となる医療機関等（病院，診療所，薬局，訪問看護ステーション）は都道府県知事が指定した**指定医療機関**に限定されます。原則，指定外の医療機関等で受療した際の医療費については，医療費支給の対象になりません。

新制度では，助成の申請に必要な診断書（臨床調査個人票）を記載することができるのは，都道府県知事が指定した**指定医**に限定されるため，指定医以外が診断・記載した診断書では申請ができません。

自己負担の見直し

指定難病の医療費の自己負担割合は，従来の3割（就学前児童は2割）から2割に引き下げられ，症状が安定せず入退院を繰り返すことを考慮し，入外の区別をせず，世帯の所得に応じた医療費の自己負担上限額（月額）が新たに設定されました。自己負担上限額は，受診した複数の医療機関などの自己負担をすべて合算したうえで適用されます。

公費負担の扱いを受けるため，特定医療費（指定難病）受給者証に記載された指定医療機関を利用したときに，「受給者証」と一緒に「**自己負担限度額管理手帳**」を提示することが必要です。「自己負担限度額管理手帳」とは，同月に利用した医療費（入院・外来・薬代・訪問看護の自己負担）を合算し，その月の自己負担累計額（月額）を把握するための手帳です。自己負担額は，指定医療機関で記入します。

Scene 370　**感染症法：結核の診断確定のための結核菌検査**　結核が疑われるRさんに診断確定のために結核菌検査を行った。その結果，Rさんは結核と診断され，感染症法第37条に基づく公費負担申請を行った。診断確定のための結核菌検査は公費負担の対象となるか。

A　診断確定のための検査は，公費負担の対象とはなりません。ただし，診断確定後であれば，公費負担申請を行う前に行った結核菌検査等については公費負担の対象として認められます。

Scene 371　感染症法：結核の診断確定後の診療

結核が疑われ受診した患者Lさんは、結核との診断が確定した。Lさんの治療費はどうなると説明すればよいか。

A　結核の状態によって外来治療または入院治療となりますが、結核は感染症法に定める二類感染症であるため、治療費については公費負担制度があることをLさんにきちんと説明しておきましょう。

なお、結核以外の二類感染症については、状況に応じて入院治療となります（ただし、日本では現在、結核以外の二類感染症患者はほぼ報告されていません）。入院は知事の入院勧告によりますが、患者が入院勧告に従わない場合は入院措置（72時間以内）がとられます。

入院治療は、都道府県知事が指定する第2種感染症指定医療機関が当たり、法第12条に基づき患者の診断後、ただちに最寄りの保健所に患者情報を届け出ます（患者の氏名・年齢・性別・住所・職業、感染症の名称、病状、診断年月日、感染原因・感染経路・推定される感染地域等）。

患者の医療費は、保健所を経由して都道府県知事に対して申請し、自己負担分が公費負担となります（法第19条）。

Scene 372　感染症法：結核患者の公費負担

結核患者のKさんから自己負担について聞かれた。どのように説明するか。

A　Kさんが、一般の結核患者（法第37条の2）であれば、結核治療に関する医療費の自己負担額が医療費の5％になります（保険給付が70％、一部負担分の30％のうち公費から25％、自己負担はその残り）。なお初診料、再診料、医学管理料、診断書料、協力料は公費の対象になりません。

勧告入院の患者（法第37条）に関しては、医療費の自己負担額を原則全額公費で負担します。ただし、世帯員の総所得税額が150万円を超えている方は、月額2万円を上限として、一部負担があります。

Scene 373　感染症法：結核の入院医療

「結核の疑い」で入院オーダーが出ているが、一般病床に結核患者を入院させることが認められているか。

A　感染症法により入院勧告または入院措置を受けた患者は、感染症（結核）指定医療機関に入院させることと定められています。また、これ以外の結核患者についても感染防止という観点から、疑いであれば、一般病床へ入院させることは適当でないとされています。

Scene 374　感染症法：結核患者の処方料等

結核患者のQさんに抗結核薬を投与したが、処方料・処方箋料・調剤料・調剤技術基本料・薬剤料は公費負担の対象か。また、加算点数の特定疾患処方管理加算、薬剤情報提供料はどうか。

A　「化学療法」が公費負担対象医療とされているので、Qさんの処方料・処方箋料・調剤料・調剤技術基本料・薬剤料は公費負担の対象となります。また、特定疾患処方管理加算も対象となります。

一方、薬剤情報提供料は「医学管理等」であり、対象外となります（初診料・再診料、医学管理等、在宅医療、入院時食事療養費についてはすべて対象外となります）。

Scene 375　感染症法：結核患者の検査判断料・採血料

結核患者のJさんに結核菌検査と赤血球沈降速度測定、エックス線撮影を施行。検査実施料のほかに検査判断料、採血料、エックス線撮影における造影剤注入手技料も公費負担の対象となるか。

A　公費負担の対象となる検査の検査判断料、採血料、造影剤注入手技料も公費負担の対象となります。ただし、赤血球沈降速度測定は法第37条の2により適用対象外となりますので、検査の所定点数および血液学的検査判断料、血液採取料については公費負担の対象となりません。

Scene 376　障害者総合支援法：精神通院医療

統合失調症で精神科に通院しているS君が風邪で受診した。統合失調症に直接関係がない疾患の場合は自立支援（精神通院）の適応にはならないのか。

A　精神疾患と関連のない疾患の受診は対象外です。ただし、精神疾患によって自己管理能力が著しく低下していることが原因であると医師が判断すれば、対象になります。

Scene 377　精神保健福祉法：移送中のけが

精神保健福祉法の対象患者のDさんが措置入院となり、医療機関への移送中に暴れたことでDさん本人が負傷した。そ

公費

の際の医療費の負担はどうなるのか。

A　本例は移送中，精神障害により患者Dさん自身が負傷しており，精神保健福祉法の医療の給付対象となります。

　なお，「措置入院」とは，一般からの申請や警察官などの通報・届出により2人以上の指定医が診察した結果，その者が精神障害者であり，入院させなければその障害のために自傷他害の恐れがあると一致した場合，都道府県知事が強制的に国・都道府県立の精神病院に入院させる制度です。

Scene 378　身体障害者福祉法：出産費用
以前より出産準備のために通院していた全盲の夫婦（障害者1級，障害者手帳所有）で妻のIさんが，自然分娩で出産した。医療費は公費負担で扱ってよいか。

A　身体障害者福祉法の公費対象医療（更生医療）は，手術等により除去または軽減できる肉体的障害に対する医療や，二次的障害の予防，人工透析や中心静脈栄養など身体機能を代償する医療に適用されます。

　妊娠は上記に該当しないため，Iさんの出産費用は健常人と同じく自費となります。また，一般と同じように，出産育児一時金，家族出産育児一時金が支給されます。

Scene 379　障害者総合支援法：自賠責との関係
障害者総合支援法の公費対象患者であるAさん（両足麻痺）が，特別仕様の自動車を運転中，信号無視をして交通事故を起こし，入院した。Aさんは「自分は身体障害者だから医療費はかからない」と主張するが，どう扱うべきか。

A　交通事故による医療費は過失の有無にかかわらず公費負担とならずに，一般の自賠責，任意保険の取扱いと同様になります。

　Aさんのような聴覚障害者や肢体不自由者など身体障害者等への条件付き免許交付数は，約25万件以上にのぼります。民間保険会社によっては，身体障害者を対象とする自動車保険を発売しており，独自のサービスを付与しているようです。

Scene 380　児童福祉法：虐待児の診療
母親の付き添いで来院した知的障害がある児童Zさん（福祉手帳所持）を診察したところ，全身に暴力の跡とみられる傷が見られたほか衰弱もあり，入院となった。明らかに虐待が考えられたが，母親は「階段か

ら落ちた」としか答えない。どう対応すべきか。また，暴力による負傷であるから，医療費は全額患者負担とすべきか。

A　医療者は，虐待を受けた児童を発見もしくは診断した場合，速やかに児童相談所または福祉事務所へ通告しなければなりません。通告は文書でも，口頭（電話）でもよく，文書の書式は特に定められていません。また，親が虐待の事実を認めない場合などでは，児童相談所からカルテの提出を求められることがありますが，それにより，刑法の情報漏洩罪，個人情報保護違反に問われることはありません（児童虐待の防止等に関する法律第6条）。

　Zさんについても，直ちに通告することが必要と思われます。

　児童相談所による一時保護の決定後は，公費負担（法別番号53）となり，一部負担金，入院時食事療養費の標準負担額が公費支給されますが，それまでは通常の医療保険を適用します。

Scene 381　指定難病①　特定疾患治療
研究事業では認められていた，スモン，重症急性膵炎，難治性肝炎のうちの劇症肝炎は，指定難病でどのような扱いとなるか。

A　スモンについては，新たな医療費助成制度の対象となりませんが，従来の制度で助成が続けられます。重症急性膵炎，劇症肝炎は対象外となるため，新規の認定申請は受けられなくなりますが，すでに認定されている場合の助成は継続されます。

Scene 382　指定難病②　外来患者より，
「悪性関節リウマチは指定難病の公費の対象になると言われたが，重症の関節リウマチは対象にならないのか」と問合せがあったが，どう返答すべきか。

A　「悪性関節リウマチ」は，血管炎といわれる病態から起こる様々な合併症を伴っているリウマチ性疾患の一つです。単なる「関節リウマチ」の重症のものは対象外です。

Scene 383　指定難病③　外来患者より，
「膠原病は指定難病の公費対象になると言われたが，対象疾患リストに見当たらない」と問合せがあった。どう返答すべきか。

A　膠原病は1つの疾患ではなく，幾つかの疾患を総称した病名です。難病指定のベーチェット病，全身性エリテマトーデス，サ

公費

ルコイドーシス，全身性強皮症，多発性筋炎・皮膚筋炎，結節性多発動脈炎・顕微鏡的多発血管炎，高安動脈炎，悪性関節リウマチ，多発血管炎性肉芽腫症，混合性結合組織病などは公費の対象になりますが，難病指定外の病名もあるので膠原病のすべてが公費の対象になるわけではありません。確認が必要になります。

Scene 384　指定難病④　難病と診断されたＡさんから，医療費助成について「助成の対象として認定されない場合」を尋ねられたが，どのように回答すべきか。
Ａ　①指定難病の診断基準に達しない場合，②疾病の症状が基準に達しない場合，③医療費が「軽症高額該当」の要件を満たさない場合——があります。
　軽症高額該当とは，支給認定の要件である重症度分類を満たさないが，月ごとの医療費総額が 33,330 円を超える月が，支給認定申請月以前の 12 以内に 3 回以上ある場合に支給認定されるものです。

Scene 385　指定難病⑤　指定難病の受給者証を所持する生活保護受給者が指定医療機関を受診した場合の請求方法はどうなるか。
Ａ　医療行為がすべて指定難病の対象となる場合は難病公費単独の請求となります。また併用の場合は，難病の対象に係る公費欄に給付対象となる点数を記載し，生活保護の公費欄に対象外の点数を記載します。

Scene 386　指定難病⑥　先日，指定難病「パーキンソン病」の診断を受けたＡさんのご家族は，すぐに公費負担の申請を行うよう説明を受けた。治療費は遡って返金されるのか。
Ａ　開始日は市区町村の窓口に申請書を提出した日となります。したがって，初診日や診断日に遡っての返金はできないので，早急に手続きを行うようにお伝えください。

Scene 387　指定難病⑦（高額かつ長期）　指定難病により通院中で特定医療費の受給者であるＯさんから，「同じ病気のＡさんが，今月から自己負担額が半分になったと言っていたが，私も半額にならないか」と尋ねられた。どう説明したらよいか。
Ａ　難病法に係る特定医療費助成制度（法別54）では，所得の階層区分が一般所得Ⅰ以上で，指定難病に係る月ごとの医療費の総額が 5 万円を超える（2 割負担では自己負担額が 1 万円を超える）月が過去 12 月以内に 6 回以上ある場合，申請の翌月から自己負担上限額が軽減されます。自動的に適用されることはなく，患者側で申請する必要があるので，Ｏさんには自己負担上限額管理票や領収証などを確認してもらい，該当する場合は自治体の窓口で手続きするよう案内するとよいでしょう。

Scene 388　小児慢性特定疾病①　外来受診にて主治医Ａ（指定医）が休診の場合，指定医でないＢ医師が代わりに診療を行った場合は公費外となるか。
Ａ　都道府県に認可されている指定小児慢性特定疾病医療機関であれば，指定医でなくても診療を行うことはできます。

Scene 389　小児慢性特定疾病②　医療意見書を作成するＢ医師が複数の都道府県で勤務している場合，それぞれに指定医の認定を受ける必要があるか。
Ａ　勤務先と医療意見書を作成する医療機関の所在するすべての都道府県，政令市，中核市で指定を受ける必要があります。

Scene 390　小児慢性特定疾病③　小児慢性特定疾病の認定指定医のための研修を受講しなくても，指定医の申請は可能か。
Ａ　「指定医」は以下のいずれかの要件を満たす必要があります。
1. 疾病の診断または治療に 5 年以上従事した経験と関係学会の専門医であること。
2. 疾病の診断又は治療に 5 年以上従事した経験と都道府県の実施する研修を修了していること。

Scene 391　小児慢性特定疾病④（対象年齢の上限）　小児慢性特定疾病医療の受給申請をすることになったＴさんの保護者から，「申請は 18 歳未満ということだが，18 歳になると受給資格はなくなるのか」と質問された。どのように回答したらよいか。
Ａ　2022 年 4 月の民法改正で成人年齢が 18 歳に引き下げられたことに伴い，小児慢性特定疾病においても，新規の申請については対象年齢が 20 歳未満から 18 歳未満に変更されました。ただし，18 歳到達後も引

公費

き続き治療が必要と認められる場合には，18歳以上20歳未満（20歳の誕生日の前日まで）は「成年患者」に移行します。

なお，成年患者については更新手続きの際に本人名義になる等の変更点があるため，詳しくは自治体の窓口で相談するよう伝えるとよいでしょう。

Scene 392　公費の適応範囲　指定難病のFさんが，対象疾病への治療薬投与によって発生した副作用に対する診療の支払いを拒んでいる。副作用に対しての請求は，助成対象となるか。

A　Fさんの副作用についての治療は助成対象外です。助成は，あくまでも医療証に記載された難病の治療に限ります。

ただし，B型，C型ウイルス肝炎治療医療費助成では，核酸アナログ製剤治療またはインターフェロンによる軽い副作用が発生したことによる治療の中断を防止するために併用せざるを得ない副作用の治療については，助成の対象です。助成対象については一度，公費負担の所管部署に問合せて確認してみるのもよいでしょう。

Scene 393　介護＋公費＋生活保護　生活保護受給者で介護医療院に入院するFさんが，結核を発症し，同病院の急性期病床に転床してきた。その際の介護保険，医療費の負担関係はどうなるか。

A　介護保険は介護を目的とした施設や病院で適用されるもので，病気やけがなど治療を要する場合は医療保険が適用されます。

Fさんの場合，急性期病床へ転床した時点で介護保険の適用からは外され，結核医療の給付率95％と生活保護から5％の負担となります。（感染症法第37条の2）。

Scene 394　公務災害　県からの要請で災害時派遣の業務を行っていた自衛隊員Gさんが，救難作業中に負傷し，当院に搬送されてきた。この場合の保険請求は，労災か公費負担医療か。また，療養の費用は診療報酬に準じなくてはならないか。

A　自衛隊員であるGさんは，防衛省所管の国家公務員であるため，業務中の災害による傷害は「国家公務員災害補償法」の対象となります。治療に係る療養の費用は原則として自由診療扱いとなりますが，健康保険法あるいは労災診療報酬に準拠する都道府県が多いようです。なお，患者負担はなく，消費税は非課税です。

請求方法は，以下のとおりです。

①指定医療機関の場合：患者Gさんから療養の給付請求書の提出を受けて，療養費請求書で国家（地方）公務員災害基金支部へ療養に係る費用を請求します。

②非指定医療機関で病院が直接請求する場合：患者Gさんから「療養費の受領委任」を受けるため，療養補償請求書の所定欄に記入のうえ，国家（地方）公務員災害基金本部へ請求します。

③患者Gさんが医療機関に支払う場合：医療費全額を窓口で請求し，Gさんは医師の証明を受けて，後日，療養費補償請求書により払い戻しを受けます。

Scene 395　水俣病被害者手帳　O病院（歯科標榜）に定期的に通院中のAさんは水俣病の医療手帳を持っている。普段受診している神経内科や循環器科では公費の適用により自己負担はない。う歯の治療で歯科を受診した場合も公費適用でよいか。

A　水俣病被害者の救済及び水俣病問題の解決に関する特別措置法において，歯科，交通事故等の診療は助成対象外とされているため，Aさんの歯科診療は公費適用外です。

Scene 396　犯罪被害者給付制度　精神科専門病院に通院中で心神喪失状態の患者Aさんが，通行人Bさんに暴行し，けがを負わせた。Bさんの入院は16日にも及び，Aさんに医療費負担を求めたが支払われないままだった。救済策はないか。

A　加害者から損害賠償が得られない場合，「犯罪被害者給付金支給法」を利用する方法があります。刑法で罰則規定のない「心神喪失者の行為（刑法第39条第1項）」で，死亡・重症・傷害を負った場合，被害者への重傷病給付金が支給されます。Bさんのように「加療1月以上かつ入院14日以上」を要する負傷・疾病を負った被害者には，負傷後3カ月間の保険診療による医療費の自己負担分が支給されます。

Scene 397　麻薬取締法による入院措置　精神保健指定医のいるS病院に救急搬送された患者Eさんは，慢性のソセゴン中毒で入院を要すると診断された。国保の資格はあるが，一部負担金を支払う能力がまった

くない。どう対応すべきか。

A　都道府県知事は，麻薬中毒者またはその疑いのある者について，必要があると認めるときは，精神保健指定医に診察させることができます。その診察の結果，受診者が麻薬中毒者であり，入院させなければ，麻薬，大麻またはアヘンの使用を繰り返すおそれがあると認めたときは，「麻薬中毒者医療施設」に入院させて必要な医療を行うことができるようになっています。

　　この場合の医療に要する費用は，扶養義務者の負担能力に応じて徴収されるほか，公費負担によって支払われます。

　　Eさんについても，この場合に該当するため，扶養義務者の有無等を確認のうえ，所定の手続を取ることになります。

Scene 398　**外国人の公費負担**　外国人が公費の申請手続きに来た。対象となるか。

A　対象になります。ただし，正当な理由がなく保険の加入手続きを行っていない場合は，外国人に限らず対象になりません。

Scene 399　**他都道府県の医療証**　病院の所在する県（神奈川県横浜市）に他都道府県（東京都）の発行する公費の医療証を持った患者が受診した。この場合，他都道府県の医療証を使用できるか。

A　医療証を発効する県・市と病院が契約医療機関であれば使用はできますが，締結していなければ使用できません。締結していない場合は，主保険の負担分を窓口でお支払いいただき，後日役所に申請して返還を受けることとなります。

Scene 400　**上限管理票を忘れた場合**　患者が難病医療費助成制度（法別番号「54」）の上限管理票を忘れた場合，医療機関はどう対応すればよいか。

A　管理票を忘れた患者から受給者証の提示があった場合，総額の2割と自己負担上限額のうち低いほうの額（1割負担の場合は，総額の1割と自己負担上限額のうち低いほうの額）の支払いになります。管理票も受給者証も未提示の場合は総額の3割（1割または2割負担の場合は総額の1割または2割）の支払いです。

　　後日患者が管理票を提示したら，医療費総額と自己負担額を記入します。医療費の返金申請をする際に必要となります。

　　他院や調剤薬局等ですでに上限に達している場合もありますので，後日持参の管理表に記入する場合は注意が必要です。

Scene 401　**地単とは**　自治体が発行した公費はどんな種類があるか。

A　地方単独医療費助成制度（地単）には乳幼児医療・ひとり親家庭医療・重度心身障害者医療があります。自治体によって負担限度など個別に取り決められています（こども医療なども追加している自治体もあります）。自治体の条件によって併用レセプトで請求できない助成制度もあるので注意が必要です。

28　労災保険制度

労災

　仕事が原因（**業務災害**）または通勤が原因（**通勤災害**）の疾病，負傷，障害，死亡について，被災労働者または遺族に必要な給付を行うのが，「**労働者災害補償保険**（以下，**労災保険**）」です。財源は事業主が納付する保険料によって賄われ，政府（厚生労働省）が保険者です。

　　　　　＊　　　＊　　　＊

　給付の種類は，①疾病やけがの治療にかかる療養の現物（労災指定病院の場合）または費用（労災指定機関以外の場合）のほか，②休業補償給付，③障害補償給付，④介護補償給付，⑤傷病補償年金，⑥葬祭料，⑦遺族補償給付，さらに⑧予防的な役割を担うものとして二次健康診断等給付——などがあります。また，⑨症状固定（治癒）後に後遺障状・後遺障害に関する疾病が発症（再発）した場合，対象疾患に該当し，以前治療を受けていた疾病との因果関係が認められれば，再度労災保険での療養の給付を受けられる制度（アフターケア制度）もあります。

　負傷等の原因が業務中・通勤途上（請負業務やインターシップ等，形式的には労働者でない者も含む）にある場合は，健康保険ではなく，原則として労災保険を使用することが

義務づけられています。

＊　　　＊　　　＊

保険請求に当たっては，基本的に健康保険の診療報酬点数に準じますが，1点12円での請求（非課税医療機関は11.5円）となります。

項目（初・再診料，四肢の傷病に係る処置・手術・リハビリなど）によっては労災保険独自の特例点数も設けられており，労災保険の非指定医療機関であっても，労災保険診療費で計算することが求められています。

Scene 402　アルバイト職員は対象か

夜間受付アルバイト職員のAさんが，カルテ搬送中に足を滑らせて階段から落ちて骨折した。労災保険の扱いとなるか。

A　アルバイト職員であっても，労災保険の対象となります。そのほか，パート職員，派遣職員，自営業者なども同様です。

Scene 403　認定基準

風邪で受診したOさんは，非常に寒い屋外現場での作業によるもので，労災で取り扱って欲しいと主張している。認定基準に該当するか。

A　業務上の疾病と認定されるには，その疾病が業務に起因することが必要です。この場合，業務遂行性と起因性をはっきりと断定することは不可能であり，労災と認められるケースはほぼありません。

Scene 404　1人事業者の労災加入

労災保険は個人（1人事業者）でも加入できるのか。また，事故後に加入しても，遡って労災保険が適用されるのか。

A　一般的に労災保険は，個人事業主や会社役員は加入できないとされていますが，建設現場でのリスクは個人事業主にとっても同じなので，建設現場で働く一人親方のような個人事業主でも補償される任意保険として，「一人親方労災保険の特別加入制度」が設けられています。これは国が行う公的保険制度です。「にほん労災」などのホームページで確認してください。

また，事故後加入による遡りは，労災制度に準拠しますので，適用されません。

Scene 405　出張先の飲酒

会社員Mさんは，2泊3日の出張中，仕事の後に1人で居酒屋に行った。深酒をしすぎたMさんは，店から出たところで転んで大けがをした。この場合は労災扱いとなるか。

A　出張中は全過程が事業主の支配下にあると考えられており，往復の交通や宿泊なども，すべてが業務遂行と認められ，その間の災害は業務起因性が認められます。

ただし，今回のMさんのケースのように，通常の業務の順路から大きく外れている場合や泥酔などの私的行為については業務遂行が中断しているものとみなされ，業務災害とは認められず，労災で扱うことはできません。

Scene 406　通勤労災の適用

いつもより少し早く家を出た会社員Yさんは通勤途中に，駅の階段で左足の靱帯を損傷した。この場合，通勤労災になるか。

A　「通勤に伴う危険の具体化」という労災事項があり，この例の場合，Yさんに，過去に靱帯損傷の経験があるのかどうかという点や，通常より早めの出勤を会社から求められていたかどうか，などで判断が異なります。

前者は，過去に経験があり，それが労災扱いされたものならば，今回も労災になる可能性があります。逆に，そのとき健康保険扱いであったならば，労災になる可能性は低くなります。

後者は，Yさんの早出が会社の要請であれば，通常とは違う状態を強いられての損傷なので，労災扱いとなる可能性が大きくなります。いずれにしても，医療機関側で労災請求をした際に，労働基準監督署から意見書の提出依頼があれば，主治医を通じて速やかに回答することが必要です。

なお，労災請求の内容が悪質で労働基準監督署が手を焼くケース（終身労災等）では，地方労働局の監査委員が介入し，そのケースが労災として妥当かどうかを審査することがあります。

Scene 407　同日の通勤災害と業務災害

オートバイ通勤をしている会社員Pさんが転倒して，右腕を骨折した。さらに後日，社内の階段でバランスを崩して倒れ，左手首を捻挫した。2度ともY病院で治療を受けたが，いずれも労災扱いとしてよいか。

A　それぞれに傷病の原因が異なるので，オートバイ通勤中の骨折は通勤災害（様式

16号の3）として，社内での捻挫は業務災害（様式5号）として，Pさんのケースは，2つの労災保険扱いになります。なお，レセプト請求する際は，診察料は主たる疾病のほうで請求することになります。

Scene 408　災害時の給付①　Tさんは仕事中に東北地方太平洋沖地震に遭い，けがをした。労災保険は適用されるか。

A　仕事中に地震や津波に遭い，けがを（または死亡）した場合には，通常，業務災害として労災保険給付を受けることができます。ただし，仕事以外の私的行為をしていた場合を除きます。

Scene 409　災害時の給付②　Rさんは，会社を出て帰宅中と思われる時間帯に東北地方太平洋沖地震に遭い，津波により亡くなった。労災の通勤災害の取扱いか。

A　被災の詳細な状況がわからない場合であっても，明らかに通勤とは別の行為を行っているということでなければ通勤災害として認定されます。さらに，本人で判断がつかない場合も請求を受け付け調査するとの通達が出ています。

Scene 410　災害時の給付③　都内に住む会社員のKさんは仙台に出張中に東北地方太平洋沖地震に遭い，けがをした。この場合，労災保険が適用されるか。

A　出張は，開始から終了まで業務遂行性（業務命令に服している状態）があるとされているので，この間に地震や津波などの災害に遭った場合には，私的行為中などを除いて労災保険の適用となります。

Scene 411　症状固定後の再発　労災で通院していたCさんは，昨年，医師から症状固定と告げられた。しかし半年後，再び同じ疾病の症状を訴え来院してきた。今回も労災扱いとできるか。

A　医師が，Cさんの疾病について，旧傷病との間に医学的な因果関係があると認め，かつ半年前に症状固定と診断されたときよりも状態が悪化しており，治療を行うことで効果が得られると判断された場合には，再び労災として扱うことができます。

　ただし，このような場合，まずは最寄りの労働基準監督署に相談したほうがよいと思われます。

Scene 412　労災隠し　患者Bさんは，指の切断でC病院を受診。仕事中のけがであったため，労災保険が適用となること，職場にて労災様式第5号を用意してほしいことを告げたが，Bさんは「会社から健康保険を使うよう言われている」と言って，労災扱いを拒否。どう対応すべきか。

A　業務上の災害は，負傷の軽重にかかわらず労災保険の対象となります。本事例のように会社側が労災診療を敬遠するケースがあります。その理由としては，労災事故の多発で対外的な信用が落ちる，保険料率が上がる，また事業主が労災保険の「保険関係成立届」を行っておらず労災診療が行えない——ことなどが考えられます。

　しかし，こうした「労災隠し」は労働安全衛生法に違反しており，判明した場合，事業主は処罰されます。一方，労災事故と知りながら診療した場合，医師は注意義務違反に問われます。また，保険者のレセプト審査で「労災隠し」が判明した場合は，患者本人が保険者から保険診療部分の医療費の返還を求められることになります。

　Bさんには，これらの内容を説明し，理解してもらうようにします。場合によっては，C病院が勤め先の担当者と直接やりとりをする必要が発生することもあります。

Scene 413　労災病院の指定　労災保険で診療を受けているSさんが「病院が労働基準監督署に医療費を請求すべきだ。以前の病院では払わなくて済んだのに，今回はどうして私が立て替えないといけないのか」と言う。どう説明すべきか。

A　労災指定病院でない医療機関では，いったん治療費の全額を患者さんに支払ってもらい，患者自身が後日その還付を労働基準監督署に請求すること（療養費払い）になります。Sさんには，労災指定病院と非指定病院では治療費の精算方法が違うこと，以前通院していた病院が労災（指定）病院であったと思われること，療養費の支給申請をすれば治療費が戻ってくること——等を説明し，理解を得ましょう。

Scene 414　労災の文書料　労災患者のTさんに対し，医師が診断書（休業補償給付請求書）を出したが，その文書料は窓口で実費徴収できるか。

A　休業補償給付請求書の料金は2,000円と

決められていて,「療養費払い」となります。Tさんには,書類代金の領収証等をもって所轄の労働基準監督署で手続きすれば,払い戻しが受けられる旨,説明しましょう。

Scene 415　意見書作成義務　P病院(労災指定医療機関)のB医師は労災患者Uさんの担当医として意見書を作成して提出したが,その後,労働基準局からUさんの労災に関してB医師の意見書がほしいと連絡が来た。B医師は「一度送ったのにこれ以上何を書けというんだ。二度は書かない」と言うが,提出を拒否できるのか。

A　医師法第19条第2項では,第1項の診療治療の求めと同様,患者から診断書等の交付の求めがあった場合,医師は「正当な事由がなければ,これを拒んではならない」と規定しています。また,都道府県労働基準局と労災指定医療機関の間には「労災保険指定医療機関療養担当規程」があり,そこでも,診断書の提出には協力しなくてはならない旨が明記されています。

　つまり,証明書や意見書等の交付は医療機関の責務であり,B医師は求めに応じて対応しなくてはなりません。

　なお,本事例のように何度も意見書を求められるのは,記載内容が質問事項を十分満たしていないためと思われます。最初に必要十分な内容を回答していれば,再度依頼を受けることは少なくなるでしょう。

Scene 416　不支給通知　労災として診療していたが,数カ月後に労働基準監督署から不支給の通知が来た。どうしたらよいか。

A　実際に不支給になった場合の対応は,下記のとおりです。
　①健康保険扱いとするか,事業主に自費で支払ってもらうかどうかを確認します。
　②健康保険で扱う場合,労災レセプトは返却されません。よって,新規の健康保険レセプトを作成し提出します。
　③本人(事業主)に医療費を請求します。
　なお,不支給通知が届くまでの間に,監督署から主治医宛てに意見書や診断書の依頼がある場合や,調査中という通知が届く場合などがあるため,事前に不支給の場合に備えた準備を考えることもできます。

Scene 417　労災の再審査請求　Uさんの労災保険を労働局宛に請求したところ,リハビリについて査定を受けた。再審査請求したいが可能だろうか。

A　再審査請求は可能です。査定を受けた傷病者であるUさんの名前,傷病名,査定内容,再審査請求の理由を明記し,労働基準監督署に提出します。再審査請求の様式は特に定められていません。健保の用紙を宛名を変えて準用することも可能です。

Scene 418　社内規定と労災　自動車での通勤が禁止されている会社に所属する社員が,自家用車での通勤途中に怪我をした。自動車での通勤が禁止されていることから,労災扱いにすることはできないのか。

A　通勤する経路が一般的に通常用いられる交通方法(合理的な方法)である場合は,たとえ社内規定で自家用車での通勤が禁止されていても,その秩序違反は社内の問題であるため,労災保険給付にはなんら影響はありません。ただし,運転者が酒気帯び,無免許等での状態の運転は合理的な方法とは認められません。

Scene 419　移動中の労災　Mさんは,A支店からB支店への移動途中で事故に遭遇した。どちらの労災として処理することになるか。

A　A支店での就業後,B支店での仕事をするために,必要があって移動していた最中の事故と考えれば,B支店への通勤労災として扱われます。

Scene 420　精神障害の労災認定　Sさんは職場でセクシャルハラスメントを受けて精神障害を発症し,現在も精神科に通院している。精神障害は労災認定されるか。

A　この場合の心理的負荷による精神障害は,業務起因性があるかどうかが客観的に判断されなければなりません。そのときに用いられるのが,精神障害認定基準表の「業務による心理的負荷評価表」にある項目に基づくストレス評価です。心理的負荷の強弱,発症前6カ月間の具体的出来事の平均的な心理的負荷の強弱,極度の長時間労働——などの明示が評価の対象となります。加えて,業務以外の心理的負荷や本人の性質等を総合的に判断した結果,発病が業務に起因すると判断された場合は,業務上災害として認定されます。

労災

Scene 421 石綿による労災適応疾患

石綿による労災適応疾患には何があるか。

A 石綿との関連が明らかな疾病には，石綿肺，中皮腫，肺癌，良性石綿胸水，びまん性胸膜肥厚の5つがあります。この5疾病を発症し，その原因が労働者として石綿ばく露作業に従事していたことである（業務上疾病）と認められた場合に，労災保険給付または特別遺族給付金が支給されます。

Scene 422 遺族補償給付の請求期限

石綿が原因で死亡した場合，労災保険の遺族補償給付の請求期限はどのくらいか。

A 労働者が死亡した日の翌日から5年間有効です。なお，特別遺族給付金は，石綿による疾病で死亡した労働者の遺族がその原因や制度等を知らなかった，または気づかなかったために遺族補償給付の請求権を時効で失った場合でも請求できます。

　請求の期限は2022年6月に施行された石綿健康被害救済法の改正により，2032年3月27日まで延長され，その支給対象が，2026年3月26日までに亡くなった労働者へと拡大されました。

Scene 423 過去の石綿ばく露作業従事

過去に1年間，石綿含有断熱材を扱う作業に従事した。その後は石綿ばく露作業に従事しなかったが，最近になって病理診断とエックス線診断により「中皮腫」と診断された。この場合労災認定されるか。

A 病理組織検査の結果，「悪性胸膜中皮腫」と診断されたこと，また石綿ばく露作業従事期間が1年以上であり，作業が石綿にさらされる環境だったと考えられることから，労災の疾病として認定されます。

Scene 424 脳・心疾患の労災認定　脳

や心臓疾患でも労災認定されるのか。

A 労災認定される場合はあります。認定基準は，仕事が特に過重であり，血管病変等が著しく増悪した結果，脳・心臓疾患が発症した場合です。脳血管疾患であれば脳内出血（脳出血），くも膜下出血，脳梗塞，高血圧性脳症が，虚血性心疾患では心筋梗塞，狭心症，心停止（心臓性突然死を含む），解離性大動脈瘤が対象疾病になります。

Scene 425 脳・心疾患の認定要件　業

務による明らかな過重負荷で発症した脳・心臓疾患が，業務上の疾病として取り扱われる認定要件は下記のようなものか。

A 認定要件は下記の3つです。

認定要件1「異常な出来事」：発症直前から前日までの間，発生状態を時間的および場所的に明確にし得る異常な出来事に遭遇したことがあるか。

認定要件2「短期間的な過重業務」：発症前のおおむね1週間において，特に過重な業務に就労したことがあるか。

認定要件3「長時間の過重業務」：発症前の長期間（おおむね6カ月間）にわたって，著しい疲労の蓄積をもたらす特に過重な業務に就労したことがあるか。

Scene 426 過重負荷の有無の判断とは

労災認定にあたり，認定要件1の「異常な出来事」の項目にある「過重負荷の有無の判断」とはどのようなことか。

A 過重負荷の有無は次の2つの基準で判断します。

①通常の業務遂行過程においては遭遇することがまれな事故または災害等で，その程度が甚大であったか。

②気温の上昇または低下等の作業環境の変化が急激で著しいものであったか。

　①や②等について検討し，これらの出来事による身体的，精神的負荷が著しいと認められるか否かという観点から，客観的かつ総合的に判断されます。

Scene 427 いじめ等が原因の精神障害

職場でのいじめや暴力が原因で精神障害を発症した場合，労災の対象になるのか。

A 心理的負荷による精神障害の認定基準があります。以下の①～③の要件を満たす場合は業務上として労災認定がされます。

①認定基準の対象となる精神障害を発病していること。この場合の精神障害とは，国際疾病分類第10回修正版（ICD-10）第Ⅴ章「精神及び行動の障害」に分類される精神障害。ただし認知症や頭部外傷などによるものは含まれない。

②精神障害の発病の概ね6カ月前に，業務による強い心理的負荷が認められること。業務による強い心理的負荷とは，客観的に精神障害を発病させる恐れのある強い心理的負荷のこと。

③業務以外の心理的負荷や個体側要因により精神障害を発病したとは認められないこと。

労災

私的な出来事，精神障害の既往歴やアルコール依存症などの個体側要因がある場合は，その発症原因が検証される。

Scene 428　医師や放射線技師，介護職員の新型コロナ感染

医師が新型コロナウイルスに感染した。感染経路は特定されなかったが，多数の新型コロナ感染が疑われる患者に対する診療業務に従事していたことが明らかに認められる場合，労災保険給付の対象となるのか。

また同様に，業務中に多数の新型コロナ感染が疑われる患者に対する MRI 撮影等に従事していた診療放射線技師や，複数の感染が疑われる介護利用者に対する介護業務に従事していた介護職員が感染した場合は，労災保険給付の対象となるか。

A　業務外で感染したことが明らかな場合を除き，原則労災保険給付の対象となります。

新型コロナ感染症が5類感染症に位置づけられたあとも変更はありません。

Scene 429　病院清掃員の新型コロナ感染

院内で新型コロナ感染のクラスターが発生し，清掃業務に従事していた清掃員が感染した。労災保険給付の対象となるか。

A　感染源が業務に内在しているこが明らか

な場合は，原則労災保険給付の対象です。

新型コロナ感染症が5類感染症に位置づけられたあとも変更はありません。

Scene 430　販売店員の新型コロナ感染

販売店員が新型コロナウイルスに感染した。日々数十人に接客するなど感染リスクが相対的に高い労働環境下にあった。労災保険給付の対象となるか。

A　感染経路が特定されない場合であっても，感染リスクが相対的に高いと考えられる業務（複数の感染者が確認された労働環境下での業務や顧客等の近接や接触機会が多い労働環境下での業務）に従事し，業務により感染した蓋然性が高いと認められる場合は，労災保険給付の対象となります。

新型コロナ感染症が5類感染症に位置づけられたあとも変更はありません。

Scene 431　新型コロナ感染者の労災給付

労働者が新型コロナウイルスに感染した場合，労災保険給付の対象になるか。

A　業務に起因して感染したものであると認められる場合には，労災保険給付の対象となります。

新型コロナ感染症が5類感染症に位置づけられたあとも変更はありません。

29　自賠責保険制度

自動車の運行に伴って起きる傷害・死亡などの人身事故（＝人的損害）を補償するため，自動車損害賠償法ではすべての自動車〔原動機付自転車（原付）を含む〕に対し，**強制的に保険に加入する**ことを義務づけています。これが「**自動車損害賠償責任保険（以下，自賠責保険）**」です。

*　　　*　　　*

自賠責保険は，交通事故の被害者を救済するため，加害者が負うべき経済的な負担を補填することで，基本的な対人賠償を確保することを目的としています。①人身事故による損害について支給され，物損事故は対象外，②支払限度額は被害者1人につき定められている，③被害者は加害者の保険会社等に直接，保険金を請求できる，④治療費等，当座の出

費に充てるため被害者に対する「仮渡し制度」がある，⑤交通事故で被害者に重大な過失があった場合のみ減額される──などの特徴があります。

*　　　*　　　*

自賠責保険では，例えば傷害事故の場合は補償上限が120万円（死亡は3000万円）などと定められていますが，実際には，治療費だけで120万円を超えるケースも少なくありません。自賠責保険しか加入していない場合，超過分は加害者本人が自己負担することになります。そうした事態に備え，自賠責保険を補うのが各種の任意保険です。任意保険は，被害者の怪我，死亡は基より財物の損害（物・車）や自身の怪我，死亡，車の損害が含まれており，自賠責保険の上乗せ保険と言えます。

Scene 432　労災と自賠責の関係

Yさんはバイクで会社通勤中，路地から飛び出してきたIさんの運転する自動車と衝突し，病院に運ばれた。Yさんの入院治療費は，Iさんの加入する任意保険が一括で支払うと申し出たが，Yさんは「労災扱いにして」と希望した。どうしたらよいか。

A　交通事故患者を健康保険や労災保険で扱ってはいけないという法的規定はありません。事例のようにYさん本人から労災保険で治療をしてほしいと申出があった場合，医療機関はこれを断ることはできないので，労災扱いとします。

しかし，事例のように先に労災給付を受けた場合でも，結局は労災保険の保険者（政府）が第三者（自賠責保険）に対して求償を行うことになるため，行政指導としては，自賠責保険を優先するよう指示しているようです。また，一般的に医療機関では交通事故の医療費（自費診療）を健保より高く設定している関係もあり，医療機関としては，自賠責保険による治療を優先させたほうが有利であるともいえます。

Scene 433　健康保険を使用すると保険者に迷惑がかかる

「交通事故の治療について，保険会社から健康保険を使用してほしいと依頼されたが，自分の保険を使用すれば保険者に迷惑をかけるし使用したくない。どうしたものか」と相談された。

A　交通事故の場合，自賠責とするか健康保険とするかは患者さんの申出しだいですが，通常は自賠責保険の適用が多く見られます。健康保険使用の場合には「第三者の行為による傷病届」を保険者に提出する必要があります。その届出により保険者は，健康保険法第57条「事故が第三者の行為により生じた場合において保険給付をした時は被害者に代わって第三者に対しての損害賠償請求の権利を取得」し，病院からの診療報酬請求の7割分に対しては保険会社に請求します。したがって，保険者は立替払いをしたに過ぎず，金銭的に迷惑をかけることはありません。

患者さんには，簡単な図を描いて説明すれば納得してもらえるはずです。

Scene 434　健康保険の使用

交通事故で左腕を骨折したRさんは3人の子どもの父親。「治療は適当に切り上げてくれ。子どものためにも働かなくてはいけないし，相手からできるだけ多く慰謝料をもらわなくては」という。どんな対応が可能か。

A　任意保険会社のなかには，治療後の慰謝料等に割く金額を多く確保するため治療費部分を少しでも抑えようとして，健康保険で治療を受けるよう勧めるところがあります。被害者本人が希望すれば健康保険を使用することができるので，Rさんのように補償の多くを慰謝料に充てたいという場合，「一つの方法として健康保険を使用することもできますよ」と医療関係者のほうから提案するのもよいでしょう。なお，その際は，加入している保険者に「第三者の行為による傷病届」を提出する必要があります。

Scene 435　仮渡し金と医療機関の委任請求

Gさんは，Lさんの自動車にはねられて入院した。両者の損害賠償の交渉はもつれ，Gさんは「交渉が長引いて支払いのめどが立たない。給料日はまだだし，当面の支払いができない」という。何か対策はないか。

A　自賠責保険には，加害者本人が被害者に支払うための賠償額を請求する「加害者請求」のほか，被害者が治療を継続するために当面の費用を受け取る「被害者請求」があります。被害者請求できるもののうち「仮渡し金」は，被害者が死亡またはけがなどによって11日間以上の治療が必要であって，加害者から損害賠償の支払いを受けていない場合，当座の医療費・生活費・葬儀費などに充てるため，被害者からの請求で支払われるものです。Gさんの場合，入院期間が16日なので請求が可能です。また，Gさんの委任状があれば，医療機関が代わりに請求（委任請求）することもできます。

Scene 436　「一括払い」の取扱い

Kさんが事故で受診した。加害者はごく親しい知人であり，けがはたいしたことはないと思い，病院でかかった費用はKさんが立替払いとした。その後，長期ではないが，しばらく通院しなければならないことがわかった。費用をそのつど支払うのは大変だが，相手が知人なので言いづらい，どうしたらよいかと窓口に相談に来た。

A　事故の原因はいろいろですが，被害者の治療費を病院が保険会社に請求することができます。加害者が加入している保険会社

自賠責

の担当者から病院の事故担当者に連絡をしてもらい，Ｋさんの治療費の一括払いの連絡と請求用紙一式を郵送してもらえれば手続きは完了します。Ｋさんが病院に立て替えて支払った費用が返金されることになります。なお，Ｋさんが直接保険会社に請求することもできます（前項「仮渡し金と医療機関の委任請求」中の被害者請求）。

Scene 437　加害者不明　自動車にはねられて重傷を負ったＢさんが運ばれた。加害者は逃走して不明。どのように扱うべきか。

Ａ　加害者が不明の場合，一般的には被害者が「第三者の行為による傷病届」を保険者に提出して健康保険で取り扱うことになります。ひき逃げ事故等の被害者に対しては，「政府の保障事業」により救済が図られており，自賠責が利用できる例もあるようです。

Scene 438　第三者行為による傷病届の提出について　交通事故の被害者になり健康保険で受診することになったが，受付で『保険者に「第三者行為による傷病届」を必ず提出してください』と言われた。何のために提出するのか。

Ａ　交通事故やケンカによる怪我等の治療費は，本来加害者（相手）側が負担するのが原則で，業務上や通勤災害によるものでなければ健康保険を使用して治療を受けることができます。

　このケースの場合は，加害者（相手）が本来支払うべき治療費を保険者が支払うことになります。保険者は後日，加害者に対して保険給付をした費用を請求します。そのためには，被害者が保険者に対して「第三者行為による傷病届」を提出する必要があります。病院が診療報酬を請求する際に

は，レセプトの「特記事項欄」に「10・第三」と記入するように義務付けられています。

Scene 439　通勤途上での事故　Ｎさんは通勤途上に自転車で横断歩道を渡っている最中，トラックに撥ねられて右足を骨折し，入院することになった。この場合の保険はどうなるのかと相談された。

Ａ　通常業務中，または通勤途上での交通事故の場合には健康保険が使用できず，労災保険か自賠責保険のどちらかの適用になります。通常は自賠責を優先し，自賠責終了後に労災保険を適用することになっているので，自賠責を使用する旨を話してあげてください。被害者の過失割合が非常に高い場合等，事情によっては労災保険を最初から適用することも可能です。

Scene 440　義肢装具製作時の費用の手続き　交通事故（損害保険会社に請求）で受診中のＡさんが，「義肢を作製する方向で」と医師から言われたが，支払や手続き面をどのようにすればいいかと相談に来た。

Ａ　自動車事故などの第三者行為災害によるケースは公的制度の対象ではありませんが，医師から義肢装具製作所に処方が出され，患者に対しては装具の必要性を証明するための診断書が発行され，その後に義肢の製作をします。その過程で仮合わせをし，医師の適合チェックを経て納品されます。Ａさんは義肢の費用をいったん義肢製作事業所に支払い，領収書と内訳書（費用内訳に関する明細書）を受け取り，加害者側の損害保険会社に医師の診断書および領収書と内訳書を添付して，払い戻しを受けることになります。Ａさんに図を書いて流れを説明すれば納得するはずです。

㉚　生活保護法

　日本では，社会保障の充実を図るために，年金や健康保険を中心とした社会保険，児童福祉，母子福祉，高齢者福祉，障害者福祉等の制度が運用されています。しかし国民がなんらかの理由によって，前述の各種制度，個人の資産，業務を行う能力，家族や親族の援助等を活用しても，最低生活が維持できない

といった場合，生活保護制度が適用となります。また，この適用を受け，早期自立することが生活保護受給者の義務となっています。

《給付の種類》

　生活保護の給付の種類は次に記載する扶助となっており，原則として①医療扶助と②介護扶助が現物給付で，それ以外の扶助は金銭

給付となっています。
①**医療扶助**：医療機関で受診した費用を現物給付（例外で金銭給付がある）
②**介護扶助**：要介護者・要支援者を対象に介護サービスを現物給付
③**生活扶助**：食費・光熱費等の日常生活に必要な費用を支給
④**住宅扶助**：住宅に係わる家賃等を支給
⑤**教育扶助**：義務教育に必要なもの（教科書・給食費等）を支給
⑥**生業扶助**：生業に必要な資金，技能修得にかかる費用等を支給
⑦**出産扶助**：出産に必要な経費を支給
⑧**葬祭扶助**：被保護者が死亡した時に，その葬祭を行う者に対して費用を支給

　今般，生活保護の見直しを求める世論が高まったことなどを受け，「医師が後発医薬品の使用が可能であると判断した（一般名処方を含む）場合は，後発医薬品を原則として使用する」等，制度の見直しが行われました。

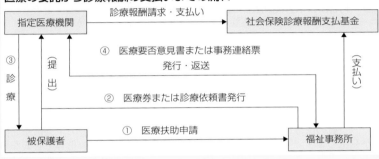

医療の委託から診療報酬の支払いまでの流れ

Scene 441　生活保護法指定医療機関
生活保護受給者に対しては，どこの医療機関も診療できるのか。

A　医療機関が被保護者に対して生活保護法による医療の給付を行うには，生活保護法による医療扶助のための医療を担当する機関として指定を受ける必要があります。「生活保護法指定医療機関等指定申請書」を所在地の福祉事務所を経由して都道府県知事に提出します。指定後の効力は全国に及ぶので，他県へ申請する必要はありません。

Scene 442　生活保護の対象者　路上生活者や「ネットカフェ難民」は生活保護を受けることはできるか。

A　基本的に生活保護は，住所（住民票）と認められる場所がないと受けることはできません。しかし，橋の下などに，ダンボールやブルーシートなどで小屋を建てて生活をしている人たちはそこが住所となるために，生活保護を申請することができます。ただし申請しても健康であったり，働く気がないだけといった理由等が該当すれば，生活保護を受給することはできません。また，ネットカフェは，居住を目的とした施設ではないため，住まいがなくそこで寝泊まりする者は申請できません。

Scene 443　生活保護の申請　「生活保護の申請をしたい」と患者が相談に来た。調べると，昨日の外来受診の治療代が未納である。期間を遡って申請できるのか。

A　生活保護は申請した日からの適用となっているため，期間を遡って医療券が発行されることはありません。したがって，生活が困窮しており，生活保護を受けたいという人が相談に来た場合には，1日も早く申請を行うように勧めることが大切です。

Scene 444　受給決定　生活保護の申請をしてから，受給できるかわかるまではどのくらいかかるか。

A　生活状況の調査や資産調査等が行われたうえで，申請された日から原則14日以内（調査に日時を要する特別な理由がある場合は最長30日）に生活保護を受給できるか回答があります。また，申請してから開始されるまでの当座の生活費がない場合，社会福祉協議会の臨時特例つなぎ資金貸付を利用できる場合もあります。

生活
保護法

Scene 445　社会保険の被保険者で生活保護とは

けがをして初診で来院した患者が社会保険（被保険者）の被保険者証を提示したが，生活保護を受けていると申出があった。働いているのに生活保護になるケースがあるのか。

A 生活保護は，最低生活が維持できない人が対象となりますので，たとえ働いており，社会保険に加入していたとしても，その収入が最低生活費に満たない場合には生活保護の適用となります。

Scene 446　行旅病人等取扱法か生活保護か

ホームレスのAIDS患者が入院した。被保険者証は所持していない。本人に支払い能力のない場合，患者の医療費負担はどのようになるのか。

A 感染症法の一，二類感染症，新感染症には公費負担がありますが，三，四，五類感染症には公費負担がありません。AIDS は五類感染症（全数届出）であるため，公費負担はなく，一般の医療保険と同様に患者一部負担が発生します。

本例のように患者に支払い能力のない場合，「行旅病人及行旅死亡人取扱法」が優先して適用されますが，適用が困難なことが多いため，生活保護法が適用されることが多いようです。

生活保護の給付は，生活保護申請中の場合には福祉事務所に相談のうえ，医療扶助として扱い，患者から負担金は徴収しません。医療扶助の受給者となれば，申請書が受理されたときに遡り受給できます。

Scene 447　検診命令

生活保護で受診中の患者が検診命令書を持ってきた。何の目的で発行され，どう処理するのか。

A 検診命令は，①生活保護の要否またはその程度の決定にあたって稼働能力の有無について疑いがある人，②障害者加算等の認定に関し検診が必要と認められた人，③医療扶助の決定をしようとする場合に保護を要する人の病状に疑いのあるとき，④現に医療扶助による給付を受けている人に対して当該給付の継続の必要性について疑いがある人──等に対して健康状態等の確認をすることが目的とされています。

検診の流れとしては，検診を行う医師・歯科医師は公的医療機関に勤務する医師，嘱託医等であり，要保護者の疾患について正確・適切な診断を行い得ると判断されるもののなかから指定されます。その指定対象の医師等に対して，検診すべき要保護者の氏名・期日・場所等の連絡をあらかじめ行い，了解が得られた時点で，検診書と検診料請求書を発行して交付します。

これによって，検診を受けるべき人に検診命令書の発行が行われます。

医療機関の検診料の請求はレセプトで行うのではなく検診料請求書にて行います。その料金は，原則として法による診療方針や診療報酬の例によって算出されますが，検診結果を施行細則に定める様式以外の書面によって作成が必要と認められた場合は，特別基準の設定として 5,000 円前後の別途費用の徴収が認められます。

Scene 448　病状調査

福祉事務所より，入院中の生活保護の患者に病状調査をしたいと連絡があった。どのような調査か。

A 福祉事務所のケースワーカーが，医療扶助を受給中の患者の主治医を訪問し，患者およびその家族の指導上必要な事項について，状況を把握して適切な生活指導等を行うため調査に来ます。内容は概ね次のとおりです。

① 患者の病状，治癒の見込み期間（入院の場合は退院の見込みおよび退院後の医療の要否）
② 現に行っている療養上の指示および患者の受療態度
③ 患者および家族に関して，福祉事務所に対する意見・要望
④ 外来患者にあっては，就労の可能性およびその程度
⑤ 精神病院入院患者日用品費の状況

これらの事項等について問題がある場合は，主治医と十分協議のうえ，患者およびその家族に必要な指導・援助・措置を行うことになります。

Scene 449　180 日を超えた入院

生活保護で入院中の患者が 180 日を超えて選定療養の扱いとなった。患者から特別の料金を自費で徴収しなければいけないか。

A やむを得ず 180 日を超えても入院が必要となる場合には，手続きを経たうえで，自費分の患者負担金が公費で給付されます。

Scene 450　一部負担金以内のレセプト

Tさんは生活保護を受けているが，収入があるため，外来受診の際は一部負担金が月10,000円を上限に発生する。先月までは1,000点を超えており，レセプトにて差額分の請求を行っていたが，今月は890点に留まり，すでにTさんから一部負担金8,900円を受領してある。レセプト請求をしても，入金は0円である。一部負担金で治療費が賄えてしまう場合は，レセプト請求を行わなくてもよいだろうか。

A　生活保護のレセプトは，最終的に所轄の福祉事務所に辿り着き，そこで患者の受診状況などのチェックが行われます。したがって，このような場合でもレセプト提出をしなければなりません。

Scene 451　保険外部分　生活保護受給者でも，保険外部分は自己負担となるのか。

A　病気やけがを治療するのに必要な材料として義眼や義肢，松葉杖，眼鏡，ストーマ用装具等は支給されます。

Scene 452　療養要否意見書　生活保護で受診中の患者が，療養要否意見書の記入を依頼してきた。文書代を請求できるか。

A　請求できません。生活保護法では，第50条第1項の規定により，指定医療機関医療担当規程が定められており，その第6条において「指定医療機関は，その診療中の患者及び保護の実施機関から生活保護法による保護につき，必要な証明書又は意見書等の交付を求められたときは，無償でこれを交付しなければならない」と規定されています。

ただし，「法第87条第1項の規定による療養費（柔道整復を除く施術に係るものに限る）」「法第99条第1項の規定による傷病手当金」「法第101条の規定による出産育児一時金」「法第102条の規定による出産手当金」「法第114条の規定による家族出産育児一時金」に係る証明書又は意見書については，この限りではありません。

Scene 453　個人単位での生活保護　患者Eさんから，「家族と同居しているが，生活保護の受給は可能か」と質問された。

A　生活保護は原則として，世帯単位で保護が必要かどうかを判断します。世帯収入や資産が生活保護の受給基準を満たしている場合には，家族全員を一世帯として生活保護を受けることができます。

個別に生活保護を受ける場合は，別の住宅に転居したり，生計が別であると証明する必要があります。

Scene 454　交通費　生活保護を受けていると，病院への交通費は支給されるのか。

A　病状から必要な医療機関の受診時等，適切な理由が認められた際に支給となります。福祉事務所で相談し，要否意見書などで手続きを行ってください。

なお，『「生活保護法による医療扶助運営要領について」の一部改正について』（平成22年3月12日　社援発0312第1号）で，以下のように通知されています。

「移送の給付については，個別にその内容を審査し，次に掲げる範囲の移送について給付を行うものとする。

また，給付については，療養に必要な最小限度の日数に限り，傷病等の状態に応じて経済的かつ合理的な経路及び交通手段によって行うものであること。

経済的かつ合理的な経路及び交通手段についての判断に当たっては，同一の病態にある当該地域の他の患者との均衡を失しないようにすること」

Scene 455　予防接種　生活保護受給者へのインフルエンザ予防接種は給付対象か。

A　高齢者を対象とした定期のインフルエンザ予防接種は，全額給付または一部助成を行っている自治体が多くあります。そのほか，肺炎球菌感染症予防接種などについても各市町村に確認が必要でしょう。

Scene 456　自動車の保有　自動車を持っているが，生活保護を受給できるか。

A　生活保護制度は，資産や能力等すべてを活用してもなお生活に困窮する方に対し，困窮の程度に応じて必要な保護を行い，健康で文化的な最低限度の生活を保障し，その自立を助長する制度です。自動車は資産となりますので，原則として処分し，生活の維持のために活用することになります。ただし，障害をお持ちの方の通勤，通院等に必要な場合には自動車の保有が認められることがありますので，福祉事務所に相談が必要です。

Scene 457　後発医薬品　生活保護受給者は，先発医薬品の調剤は不可なのか。

生活
保護法

A　生活保護法の改正（2018年10月1日施行）により，生活保護受給者である患者について，医師または歯科医師が医学的知見に基づいて後発医薬品を使用することができると認めた場合は，原則として後発医薬品が給付されることになりました。

Scene 458　外国人の生活保護

外国人は生活保護の対象となるか。

A　外国籍の方においては，
・「永住者」「定住者」「永住者の配偶者等」「日本人の配偶者等」のいずれかの在留資格を有する者
・特別永住者
・入管法による難民認定を受けた方
であれば生活保護を利用できます。その際の申請は在留カードまたは特別永住証明書に記載された住居地を管轄する福祉事務所に行います。

Scene 459　生活保護受給者のオン資

生活保護受給者のオンライン資格確認（オン資）は可能か。

A　国は生活保護の医療扶助について，生活保護受給者の利便性を高めることや医療扶助制度の適正かつ効率的な運営を促進することなどを目的として，2024年3月にマイナンバーカードを利用したオンライン資格確認を導入する予定です。
　　また，医療機関等でオンライン資格確認の設備が整っていない場合など，マイナンバーカードでの資格確認ができない場合については，現在，紙で発行している医療券を併用し，受診に支障がないようになる見込みです。

31　特定健康診査・特定保健指導

　特定健康診査（特定健診）とは，医療保険者（国保・被用者保険）が加入者（**被保険者・被扶養者**）**を対象**として，毎年度，計画的に（特定健康診査等実施計画に定めた内容に基づき）実施する健康診査のことです。2008年4月から施行されました。**メタボリックシンドローム**（内臓脂肪型肥満に起因する高血圧，高血糖などの症状）を見つけだすことを目的とすることから，**メタボ健診**とも呼ばれます。
　対象者は医療保険加入者（年度を通じて加入している者）のうち，特定健康診査の実施年度中に40〜74歳となる者です。
　　　　＊　　　＊　　　＊
　同じく2008年4月から，特定健康診査の結果により健康の保持に努める必要がある者に対して，特定保健指導として，「**動機付け支援**」と「**積極的支援**」が実施されます。
　具体的な対象者は，特定健康診査の結果，腹囲が85cm以上（男性）・90cm以上（女性）の者，または腹囲が85cm未満（男性）・90cm未満（女性）の者でBMIが25kg/m²以上の者のうち，血糖（空腹時血糖が100mg/dL以上，またはHbA1c（NGSP値）が5.6%以上）・脂質（中性脂肪150mg/dL以上，またはHDLコレステロール40mg/dL未満）・血圧（収縮期130mmHg以上，または拡張期85mmHg以上）・喫煙歴の有無に該当する者（糖尿病，高血圧症または脂質異常症の治療に係る薬剤を服用している者を除く）です。
　上記リスクの多少と喫煙歴の有無により，動機付け支援の対象者になるのか，積極的支援の対象者になるのかが異なってきます。

Scene 460　特定健診の対象外の年齢層

通院中の76歳の患者Aさんから，自分はメタボ健診を受ける必要があるのかと聞かれた。対象者以外の特定健診への対応はどうしたらよいか。

A　特定健診の対象とならない39歳以下と75歳以上の健診は，各市町村（後期高齢者医療広域連合等）の判断により，努力義務として実施されます。

Scene 461　特定健診対象者

患者Fさんに，「特定健診ではメタボリックシンドロームに重きがおかれ，その他の人が外れるのでは」と質問された。どう答えるか。

A　生活習慣病対策として，ポピュレーションアプローチとハイリスクアプローチを組み合わせて行うことが重要であるとされています。ポピュレーションアプローチとして，すべての年齢を対象として各年齢層に

特定
健診

応じた健康づくりに関する普及啓発行動を行うとともに，ハイリスクアプローチとして，メタボリックシンドロームの該当者・予備軍等が増加する40歳以上の者に対して特定健診・特定保健指導を実施することは，生活習慣病の予防を行ううえで効果的であると考えられています。

　なお，40歳未満に対して任意に健診・保健指導を行うことは，40歳以上における生活習慣病の発症を予防するうえで有効であると考えられています。

Scene 462　保険料未納者の扱い
保険料未納の患者Bさんがいる。未納者は特定健診の対象となるのか。
A　保険料未納者であっても，被保険者ではないとはいえないので対象となります。

Scene 463　人間ドック受診者の扱い
人間ドック受診者のCさんが，自分は特定健診を受ける必要はないという。ドック受診者は特定健診受診者とみなしてよいか。
A　人間ドックのような特定健診に相当する検査を受け，その結果を証明する書面の提出があった場合には，特定健診を受診したものとみなします。

Scene 464　がんのスクリーニング
特定健康診査では，がんのスクリーニングはやらないのでしょうか。
A　特定健康診査は，血圧・血糖・脂質を中心に生活習慣病の予防のための健康診査なので，がんのスクリーニングはやりません。

Scene 465　特定健診の医療機関
医師国民健康組合の特定健診・特定保健指導について，組合員である医師の経営する医療機関において，当該本人と家族への特定健診・特定保健指導を実施してもよいか。
A　当該医師国保組合において，組合員である医師の経営する医療機関であっても，特定健診・特定保健指導の実施基準および委託基準を満たしていれば当該機関と契約を結び，組合員本人およびその家族に対し実施することは可能です。なお，その場合に，医師が自分で自分の健診・保健指導を行うことはできないとされています。

Scene 466　特定保健指導
健診センターに勤務しているKさんは，「特定保健指導の内容がよくわからない」「特定保健指導とは，健診後の再検査なのか」といった質問を受ける。どう説明したらよいか。
A　特定保健指導とは，"特定健診後の再検査"などと勘違いしている方をよく見かけますが，そうではなく，生活習慣病を改善するために保健師や管理栄養士が中心となり，食事や運動などの目標プランを考え支援するものです。

　特定健康診査の結果から，腹囲測定（男性85cm，女性90cm）が基準を超過し，血圧，脂質，血糖の2項目以上が基準値以上の方が特定保健指導の該当者となります。二つのコースに分かれ，中程度の方は「動機付け支援」，必要度が高い方は「積極的支援」の指導を受けます。

　「動機付け支援」は，初回面接で計測した後に，毎日実施できる運動目標や食事目標を計画します。最終面接（6カ月後に再来）では，計測を行いその成果を評価・確認します。「積極的支援」は，動機付け支援に加え，途中2回ほど面接を実施し，月1回程度の手紙や電話のやり取り等で，途中経過や達成状況の確認等を行います。

　本来の目的としては，40〜50歳代の方を中心に実施したいところですが，60歳代の方への実施も多く見られます。

Scene 467　集合契約
集合契約A，Bとは何か。
A　集合契約とは，全国各地に居住する被扶養者および被保険者が，利便よく居住地または勤務先の近くで受診できるような健診機会を確保することと，通常個別に行う「保険者」と「健診医療機関」との特定健康診査・特定保健指導実施に係る契約等の事務簡素化を図ることを目的とした契約を一括して行うことです。

　集合契約Aとは，「健康保険連合会」と「代表健診機関団体」との集合契約，集合契約Bとは，「都道府県代表被保険者」と「各県の市町村国保の契約している健診機関等」との集合契約のことです。

Scene 468　HbA1c検査結果の報告
当院の当該健診システムの検査機器では，HbA1c検査の結果がいまだにNGSP値以外で出力されている。これでも保険者へ提出することは可能か。
A　特定健診に係るHbA1c検査の結果報告

においては，2013 年度以降，保険者のシステム上 NGSP 値以外に基づいた結果を受領することができません。原則として NGSP 値での結果報告が必要です。

Scene 469　**血糖検査**　定期健康診断等の血糖検査の取扱いが変更されたのか。

A　血糖検査は空腹時血糖または随時血糖が原則ですが，ヘモグロビン A1c 検査を行った場合についても血糖検査を実施したものとされました（令 2 基発 1223 第 7 号）。

Scene 470　**緊急事態宣言下の特定健診等**　新型コロナウイルス感染症に係る緊急事態宣言が発令された場合，特定健康診査・特定保健指導はどのように行うべきか。

A　特定健康診査等については，少なくとも緊急事態宣言の期間は実施を控えることとされています。ただし，電話や電子メール等による特定保健指導はこの限りではありません（令 2 保発 0417 第 4 号）。

Scene 471　**障害者等の特定健診・保健指導**　在宅の障害者，精神障害者，知的障害者については，特定健診・保健指導の対象者という理解でよいか。

A　在宅の障害者，精神障害者，知的障害者については，特定健診・保健指導の対象者となります〔「特定健康診査及び特定保健指導の実施に関する基準」第 1 条第 1 項の規定に基づき厚生労働大臣が定める者において規定していないため〕。

Scene 472　**特定健診・保健指導の訪問健診**　特定健診・保健指導の対象者が健診保健指導機関に来られない場合は，訪問健診等の方法で実施することは可能か。

A　受診対象者が何らかの理由により実施機関に行くことができない場合，各保険者の判断で訪問健診等を行うことは可能です。

Scene 473　**生活保護世帯の特定健診・保健指導**　生活保護世帯に係る特定健診・保健指導はどうなるか。

A　健康増進法に基づき市町村が実施します。このため費用は一般会計で負担することになり，生活保護受給者（被用者保険加入者は除く）の支払いはありません。

Scene 474　**特定健診・保健指導のあと**特定健診・保健指導を受けた後どうなるか。

A　約 1 〜 2 カ月後に，本人に健診結果とそれに合った生活習慣の改善に関する情報が実施機関から届きます。なお，健診結果データは医療保険者にも送付されます。医療保険者では，受け取った健診結果データから，特定保健指導の対象者を抽出し利用券などを案内することになり，特定保健指導の場合は，指導結果データが医療保険者に送付されます。

Scene 475　**メタボリックシンドローム該当者の保険料**　メタボリックシンドロームの基準に該当し特定保健指導の対象になった人は保険料が上がりますか。

A　メタボの基準に該当し，特定保健指導の対象になったことが理由でご自身の保険料が上がることはありません。しかし，ご自身の生活習慣を見直すよい機会となります。また，企業によっては業務の効率低下または職員の発病をまねくおそれがあるため，積極的に保健指導を利用することが増えています。

Scene 476　**面接等の都合が合わない**特定保健指導の面接等について，利用券に記載された日程では参加できない場合，どうすればよいか。

A　日程が合わない，面接会場が遠いといった場合には，利用券に記載されたほかの方法を確認してください。一般的な利用方法には①オンライン型，②訪問型，③会場型，④個別型，⑤会社（学校訪問）型があります。①は個人の PC やスマホ等を利用して指導を受けられます。②は個人の申出により，専門機関の指導員が指定場所へ訪問します。いずれも原則自己負担はありません。

Scene 477　**保険証廃止後の資格確認方法**　保険証廃止後の 2024 年 12 月以降に，特定健診・特定保健指導に係る資格情報を確認する方法を教えてほしい。

A　受診券・利用券に記載された資格条件を確認する方法は，①マイナポータルのお知らせを受診者に提示してもらう，②マイナ保険証と資格情報のお知らせを受診者に提示してもらう——の 2 つがあります。

詳しくは 2024 年 1 月 31 日付の事務連絡「特定健診・保健指導に係るオンライン資格確認（資格確認限定型）の導入等につい

特定
健診

て」の「(参考3) 医療機関等向け総合ポー　タルサイト」を参照してください。

㉜ 後発医薬品

　医薬品は特許権に守られています。これは1つの医薬品を研究・開発し，何層もの治験を経て製品とするまでに，多額の費用と年月がかかることによります。よって開発会社は，一定期間，独占的にその医薬品を製造販売することが認められています。これが先発医薬品と言われます。

　　　＊　　　＊　　　＊

　特許期間は，原則20年，特に延長が認められた場合25年とされるために，その期限が切れた後には，他のメーカーも同じ成分，同じ効果の医薬品を，さほどの研究開発費をかけずに，製造できるようになります。これが**後発医薬品（ジェネリック医薬品）**です。保険収載に当たってその薬価基準の価格は，新薬に比べて2〜8割に設定されています。

　このため国の医療費抑制政策のもとでは，後発医薬品の使用が推奨されています。2008年度診療報酬改定では，処方箋の様式を改め，

医師が特にサインしない場合は，後発品に変更することが認められるようになり，医師・薬剤師の療養担当規則で後発医薬品の使用を念頭におくことが義務付けられました。

　さらに2012年度診療報酬改定でも処方箋様式の見直しが行われ，従来の「後発医薬品への変更がすべて不可の場合の署名」欄を廃止し，**個別医薬品ごとの変更不可欄**が設けられました。また，後発医薬品のある医薬品について一般名で処方箋を発行した場合に算定できる**一般名処方加算（F400処方箋料）**が新設され，**A243後発医薬品使用体制加算の要件見直し**なども行われました。

　さらに2018年10月1日からは，生活保護受給者に対して後発医薬品処方の原則化が始まりました。医師または歯科医師により後発医薬品の使用が可能であると判断された場合が条件となります。

Scene 478　**リフィル処方箋**　リフィル処方箋とは何か。

A　患者さんが医師の再診を受けることなく処方箋1枚で繰り返し薬局で薬を受け取ることができる処方箋のことです。多くの場合，病状が安定した患者さんに医師が期限を決めて処方箋を書き，その期限内であれば薬剤師のモニタリングの元に，そのつど繰り返し調剤が行われます。

　ただし，新薬や麻薬，向精神薬，湿布薬など一部の薬は処方できません。

Scene 479　**先発品と後発品の価格差**　病院からの処方箋によって新しい薬局で処方される際，先発医薬品と後発医薬品の選択を求められた。薬の価格について，どのような違いがあるのか。

A　先発医薬品は，開発に9〜20年の年月と，約500億円以上もの投資が必要とされています。臨床試験などの様々な試験の後も，数々の審査や承認申請するための手続きがあり，大変な費用と時間がかかっています。しかし，後発医薬品は，安定性や新薬との

同等性を証明する試験を行い，市場調査や分析を行ったことで，厚生労働省の承認を得て発売されます。開発期間は通常3〜5年，開発コストも大幅に抑えられるため，薬価が安く設定されます。

Scene 480　**後発医薬品の有無**　慢性疾患のため，毎月10種類以上の薬の処方を何年も受ける患者Bさんが「すべての薬を後発医薬品に変えたい」と言う。

A　医薬品については，特許権が満了していなければ，後発医薬品を製造販売することはできません。そのため，疾患に対して投与しているすべての薬について後発医薬品があるとは限りません。

　よって，Bさんの処方医薬品1つひとつについて，対象となる後発品があるかどうか確認することが必要となります。そのうえで，対応を検討しなければなりません。

Scene 481　**後発医薬品お願いカード**「後発医薬品お願いカードとは，どのようなものか」と患者さんから聞かれた。

A　医師や薬剤師へ，先発医薬品ではなく後発医薬品の処方を希望するということを伝えるために患者さんが提示するカードで，日本ジェネリック研究会で制作しているものです。保険者が配布している場合があるほか，日本後発医薬品学会のホームページから，その書式例もダウンロードできます。ただし，薬によっては，必ずしも後発医薬品へ変更できない場合もあります——などと説明しておくとよいでしょう。

Scene 482　後発医薬品利用促進通知
後発医薬品利用促進差額通知とはどのようなものか。

A　現在服用中の薬について，後発医薬品があるのか，後発医薬品に切り替えた場合にはどれくらい自己負担額を軽減できるのかなどを患者に知らせる通知書のことです。一般的には，保険者（または保険者から委託された外部事業者）が被保険者に同通知を送付します。

近年，厚生労働省も後発医薬品の利用促進を健康保険組合などに対して指導しており，後発医薬品への切替えを推進させる方策の一つとして行われています。

Scene 483　オレンジブック
「オレンジブック」とはどのようなものか。

A　オレンジブックとは『医療用医薬品品質情報集』の通称です。後発医薬品の品質再評価結果を取りまとめたもので，本の表紙がオレンジ色であるところから，オレンジブックと呼ばれています。元々アメリカのFDA（食品医薬品局）が，先発品との生物学的同等性を有する後発医薬品を載せたものをオレンジブックとして出したことに倣ったものです。後発医薬品の品質と先発品との同等性について，検査を実施して品質保証の得られたものを掲載し，その普及を図ることを目的としています。

発行主体である独立行政法人医薬品医療機器総合機構は，1979年に「医薬品副作用被害救済基金」として設立したものが前身となり，87年に医薬品副作用被害救済・研究振興調査機構として改組され，今日に至ったものです。

Scene 484　後発医薬品の品質
「後発医薬品の原薬は，海外の粗悪なものを使っているのか」と患者Nさんから聞かれた。

A　後発医薬品の原薬は，国の規制により先発医薬品と同じ品質基準が求められています。たとえ原薬が海外で製造されたものであっても，品質が劣る粗悪な原薬を用いた製剤が，後発医薬品として承認・販売されることはありません。

Scene 485　後発医薬品の安全性
後発医薬品は先発医薬品より安価であるが，薬の効き目や安全性に問題はないのか。

A　後発医薬品にはいろいろな適応試験が行われており，効き目や安全性が確認されています。有効成分については，特許期間が満了するまでの間に多くの患者さんに使用されており，その成分の有効性や安全性が確認されています。長い間実際に使われてきた先発医薬品と同等の品質が確保されており，効き目や安全性については十分に検証されています。

また，厚生労働大臣による承認を受けなければ製造販売することはできませんので，開発段階で厚生労働省が定めた様々な試験を行い，効き目や安全性が先発医薬品と同等であることが証明されなければなりません。現在，製造販売されている後発医薬品は国の厳格な審査を受け，先発医薬品と効き目や安全性が同等であると承認されたものです。医薬品は薬事法により様々な規制が定められており，後発医薬品も先発医薬品と同じ薬事法の品質基準に基づいて製造されます。

Scene 486　ジェネリック医薬品推奨マーク
薬局で「ジェネリック医薬品推奨マーク」を見かけたが，このマークは何を意味しているのか。

A　後発医薬品が普及しない要因として，調剤薬局などで後発医薬品が備蓄されていないことや，扱いがないことなどが挙げられます。そこで後発医薬品推奨のために，備蓄を行っている薬局などにマークを表示することで，推進活動を行っています。

マークにはGoldマークとSilverマークの2種類があります。Goldマークは，後発医薬品について積極的に取り組み，一定の後発医薬品の品揃えを達成していると学会が認めた医療機関，薬局に配布します。Silverマークは，300規格以上の備蓄対応が条件となっています。

Scene 487 後発医薬品の添付文書　先発医薬品と同一成分である後発医薬品では，添付文書中の適応症も同じなのか。

A　同一成分なのに添付文書の適応症が違う場合があります。それは，当初同じ適応症だったのが，先発品メーカーが新たに臨床試験を実施し，適応症を追加するケースがあるためです。後発品メーカーは追加される前の特許の切れた適応症で製造承認を受けているので，すぐには追従できず，長期間にわたって先発医薬品と後発医薬品に適応症の差が生まれてしまいます。2017年12月現在，約30種類の成分の医薬品で適応症に違いがあります。

Scene 488 後発医薬品の種類　オーソライズドジェネリックは，通常の後発医薬品とどのような違いがあるのか。

A　普通の後発医薬品（ジェネリック医薬品）は有効成分，効能・効果，用法・用量などは原則的に先発医薬品と同一であり，同等の臨床効果が得られますが，製造方法や添加物などは同一ではありません。それに対して，オーソライズドジェネリックとは，特許が切れる前に先発医薬品メーカーから後発品メーカーが特許の使用権を買い取るため，添加物なども含めて先発医薬品とまったく同一のものが製造されるのです。

オーソライズドジェネリックがある先発医薬品には，アレグラ錠（サノフィ），エカード配合錠（武田薬品工業），クラビット錠，クラビット細粒（第一三共），パキシル錠（グラクソ・スミスクライン）などがあります。

Scene 489 調剤薬局からの疑義照会　調剤薬局で採用していない薬を処方した場合や，日数変更の依頼がある場合などはどうすればいいか。

A　医師の発行した処方箋に対して，薬局が「処方薬の採用がないためほかの薬に変更できるか」「処方日数の変更はできるか」等を医師に確認することを疑義照会と言います。疑義照会を受けた医師は変更した旨をカルテ記載する必要があります。また，変更内容によっては診療報酬請求も変更となることがあるため注意が必要です。

33 地域包括ケア・地域医療構想

地域包括ケアとは，高齢者の尊厳の保持と自立生活の支援を目的として，医療・介護等のサービス提供体制を住み慣れた地域で実現することを目指して立案されたシステムです。

医療・介護サービスの統合ともいえるこの概念を具現化するための手段の一つとして，2014年度診療報酬改定で導入されたのが，**A308-3 地域包括ケア病棟入院料・地域包括ケア入院医療管理料**です。病棟単位，病室単位（許可病床数200床未満のみ可），地域性により施設基準が異なります。算定に当たって注視すべきポイントは，「**在院日数**」「**医療・看護必要度**」「**在宅復帰率**」の3つです。入院基本料等の算定で最も注視すべきポイントである「平均在院日数」が除外されているのが特徴の一つです。また，急性期病床からの受け皿機能として，急性期病床の"在宅復帰率"に寄与するのも大きな特徴と言えます。

地域医療構想とは，2025年の医療需要と病床の必要量について，都道府県別に**高度急性期，急性期，回復期，慢性期**の4機能ごとの医療需要を推計し，それに基づいて地域の需要に適した病院機能を配分するものです。都道府県が必要な医療需要を明確にすることで，重複する医療機能（病床群）が整理されて効率化が図られ，必要な医療を適正に患者に提供できるとされています。

ただし，高齢人口の増加，人口の都市部への流入と地方からの流失，医療資源の偏りなどの課題があるなかで，既存の病院単位を軸に構想を設計すると，医療従事者の分布が偏り，患者の物理的な移動距離が伸びたり，受診が頻回になる可能性があります。フリーアクセスが崩れる可能性も否定できません。

現在，地方公共団体，医師会，公益団体や医療機関などが策定を行っています。独立した法人の選択意思により病院運営が行われている現制度下で，この構想の具現化には，関連制度や法律等の大幅な見直し，規制緩和あるいは規制の強化が必要なのかもしれません。

Scene 490　**在宅復帰率の堅持**　在宅復帰率７割以上の要件はどのように堅持していけばよいか。

A　当然ながら，自宅や居住系介護施設等への退院促進しかありません。2018年度改定では，在宅復帰率の分子に介護老人保健施設（在宅復帰・在宅療養支援機能加算の算定施設）や療養病棟入院基本料１（在宅復帰機能強化加算の算定施設）が含まれなくなりました。ただし，介護医療院（旧・介護療養型医療施設）や有床診療所（介護サービスを提供している医療機関のみ）が在宅復帰に寄与するようになります。

Scene 491　**A308-3の運用について**
高齢患者の転院先として，これまで回復期リハビリテーション病棟を選択することが多かったが，今後はますます地域包括ケア病棟を選択することが多くなっていくか。

A　地域包括ケア病棟への転院対象は，内科系の患者のみとは限りません。これまでは，大腿骨頸部骨折の手術後に回復期リハ病院（棟）に転院（棟）する流れが一般的だったかもしれませんが，今後は，特に高齢患者の場合，地域包括ケア病棟入院料を算定する病棟へ転院するか，回復期病棟へ転院するか──などの選択肢を検討するようになると思います。患者のリハ計画を立てる際，１日平均２単位程度が妥当なのか，６単位以上が可能なのかを適切に判断して方針決定するルールを設けている病院が増えています。

　注意すべき点は，両病棟の施設基準要件である「１日平均２単位以上」の分母が365日であることです。土日・祝日をリハビリ提供日から外している病院等では，平日に１日４単位程度のリハビリ提供がないと，１日平均２単位には到達しないこともありますので注意してください。

Scene 492　**地域包括ケア病棟の入院診療計画書**　地域包括ケア病棟に患者を受け入れる際の入院診療計画書の作成時，注意すべき点は何か。

A　自院内での病棟移動であれば，すでに作成・交付されている入院診療計画書に変更がなければ，在宅復帰支援に関わる文書のみの交付でよいとされています。自院内に一般病棟入院基本料等を算定する病棟をもっている病院では，地域包括ケア病棟入院料を運用する前に，この点を織り込んだ入院診療計画書を作成し，運用するのが便利です。

Scene 493　**地域医療構想の未来**　地域医療構想は今後どうなっていくのか。自院は将来に備えて何をすべきか。

A　地域医療構想にとって，効率的な医療資源の配置・配分が絶対的な視点です。その視点から地域における自院の役割，ポジショニングを見きわめていくことが求められてきます。

　自院の将来構想には，この地域医療構想による変化はもちろん，在宅医療，IT，AIなどの社会構造上の変化を織り込む必要があります。2018年の医療介護同時改定では，一部条件付きながら，ICTを用いた診療が遠隔地以外でも認められました。効率的な診療提供についていっそう検討していく必要があります。

Scene 494　**レスパイトケア**　レスパイトケアとはどのような取組みか。

A　地域包括ケアが広まったなかで同時にレスパイトケアという言葉をよく聞くようになりました。レスパイト＝「休息」「息抜き」などの意味があり，医療分野では患者家族側のケアを意味しています。

　急性期一般入院料や療養病棟入院料では医療管理のみの入院は返戻・査定または病院の損失となるため受け入れることができませんでした。そのような患者を地域包括ケアで受け入れることができるようになりました。短期間でも入院を受け入れることで患者家族を介護などから一時的に切り離すことによって，肉体的・精神的負担を減らす取組みです。

　自宅等からの入棟患者割合も入院料にかかわってくるため，一定数のレスパイト入院患者の確保が重要になります。

日本病院事務研究会

　東京を中心とする 90 の医療機関等（会員 150 名）が参加して行っている勉強会。「医事のみならず，医療機関の現場の職員が日常業務でわからないことや疑問に思っていることについて，皆で話し合い答えを見つけるための勉強会」として 1996 年 8 月に発足した。現在は，月 1 回都内で開催している。

会長　中林　梓

◆執　筆◆（五十音順）
日本病院事務研究会
　大内俊一（医療法人財団正明会 山田記念病院 医事会計課 課長補佐）
　小林健一（医療法人ヘブロン会 大宮中央総合病院 経営企画部医事部門 課長）
　並木洋（株式会社チームアップ）
　藤田勝弘
　皆川進
　渡辺元三（国際医療福祉大学 医療福祉・マネジメント学科 准教授）

Q&Aでわかる
【医療事務】実践対応ハンドブック
2024 年版

※　定価は裏表紙に
　　表示してあります

2008 年 10 月 31 日　　第 1 版第 1 刷発行
2024 年 5 月 24 日　　第 16 版第 1 刷発行

著　者　　日本病院事務研究会
発行者　　小　野　　章
発行所　　医 学 通 信 社

〒 101-0051　東京都千代田区神田神保町 2-6 十歩ビル
電話　03-3512-0251（代表）
FAX　03-3512-0250

https://www.igakutushin.co.jp
※　弊社発行書籍の内容に関する追加情
　　報・訂正等を掲載しています。

装丁デザイン：荒井美樹
印刷／製本・教文堂

落丁，乱丁本はお取り替えいたします。
ISBN　978-4-87058-947-6

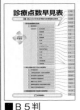

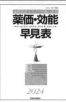

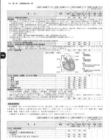
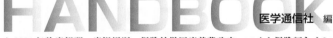

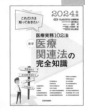
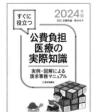

101-8795

718

（受取人）
東京都千代田区神田神保町2-6
（十歩ビル）

医 学 通 信 社　行

TEL. 03-3512-0251　FAX. 03-3512-0250

‖‖‖·‖·‖·‖·‖·‖·‖‖‖·‖‖·‖‖·‖‖·‖

【ご注文方法】

①裏面に注文冊数，氏名等をご記入の上，弊社宛にFAXして下さい。
　　このハガキをそのまま投函もできます。
②電話（03-3512-0251），HPでのご注文も承っております。
　→振込用紙同封で書籍をお送りします。(書籍代と，別途送料がかかります。)
③または全国の書店にて，ご注文下さい。
　（今後お知らせいただいたご住所宛に，弊社書籍の新刊·改訂のご案内をお送りい
　　たします。）

※今後，発行してほしい書籍・CD-ROMのご要望，あるいは既存書籍へのご意見
　がありましたら，ご自由にお書きください。

注 文 書

2024.5

※この面を弊社宛にFAXして下さい。あるいはこのハガキをそのままご投函下さい。

医学通信社・直通 FAX → 03-3512-0250

お客様コード									（わかる場合のみで結構です）		

ご住所〔ご自宅又は医療機関・会社等の住所〕		電話番号	
お名前〔ご本人又は医療機関等の名称・部署名〕	（フリガナ）	ご担当者	（法人・団体でご注文の場合）

〔送料〕1～9冊：100円×冊数，10冊以上何冊でも1,000円（消費税別）

書　籍	ご注文部数		ご注文部数
診療点数早見表 2024年度版 〔2024年5月刊〕		医療事務【BASIC】問題集 2024 〔2024年5月刊〕	
DPC点数早見表 2024年度版 〔2024年5月刊〕		医療事務100問100答 2024年版 〔2024年4月刊〕	
薬価・効能早見表 2024年4月版 〔2024年4月刊〕		入門・診療報酬の請求 2024-25年版 〔2024年7月刊予定〕	
診療報酬BASIC点数表 2024 〔2024年3月刊〕		レセプト請求の全技術 2024-25年版 〔2024年6月刊予定〕	
受験対策と予想問題集 2024年版 〔2024年7月刊予定〕		"保険診療＆請求"ガイドライン 2024-25年版 〔2024年7月刊予定〕	
診療報酬・完全攻略マニュアル 2024-25年版 〔2024年6月刊予定〕		介護報酬早見表 2024-26年版 〔2024年6月刊予定〕	
医療事務【実践対応】ハンドブック 2024年版 〔2024年5月刊〕		介護報酬パーフェクトガイド 2024-26年版 〔2024年6月刊予定〕	
窓口事務【必携】ハンドブック 2024年版 〔2024年5月刊〕		介護報酬サービスコード表 2024-26年版 〔2024年5月刊〕	
最新・医療事務入門 2024年版 〔2024年4月刊〕		特定保険医療材料ガイドブック 2024年度版 〔2024年7月刊予定〕	
公費負担医療の実際知識 2024年版 〔2024年4月刊〕		標準・傷病名事典 Ver.4.0 〔2024年2月刊〕	
医療関連法の完全知識 2024年版 〔2024年6月刊予定〕		外保連試案 2024 〔2023年12月刊〕	
最新 検査・画像診断事典 2024-25年版 〔2024年5月刊〕		診察情報管理パーフェクトガイド 2023年改定新版 〔2023年9月刊〕	
手術術式の完全解説 2024-25年版 〔2024年6月刊予定〕		診療報酬Q&A 2023年版 〔2022年12月刊〕	
臨床手技の完全解説 2024-25年版 〔2024年6月刊予定〕		【電子カルテ版】診療記録監査の手引き 〔2020年10月刊〕	
医学管理の完全解説 2024-25年版 〔2024年6月刊予定〕		"リアル"なクリニック経営—300の鉄則 〔2020年1月刊〕	
在宅医療の完全解説 2024-25年版 〔2024年7月刊予定〕		医業経営を"最適化"させる38メソッド 2021年新版 〔2021年4月刊〕	
レセプト総点検マニュアル 2024年版 〔2024年6月刊予定〕		リーダー心得＆チームマネジメント術 〔2021年9月刊〕	
診療報酬・完全マスタードリル 2024-25年版 〔2024年5月刊〕		デジタル"医業"プロフェッショナル 〔2023年8月刊〕	
		（その他ご注文書籍）	

電子辞書BOX『GiGi-Brain』申込み	※折返し，契約・ダウンロードのご案内をお送りいたします
□ 『GiGi-Brain』を申し込む （□欄に∨を入れてください）	
メールアドレス（必須）	

『月刊／保険診療』申込み（番号・文字を○で囲んで下さい）	※割引特典は支払い手続き時に選択できます
① 定期購読を申し込む〔　　　〕年〔　　　〕月号から〔 1年 or 半年 〕	
② 単品注文する（　　年　　月号　　冊）	③ 『月刊／保険診療』見本誌を希望する（無料）